EL CEREBRO

ASÍ FUNCIONA NUESTRA ASOMBROSA MÁQUINA DE PENSAR

EL CEREBRO

ASÍ FUNCIONA NUESTRA ASOMBROSA MÁQUINA DE PENSAR

COORDINACIÓN

ENRIQUE COPERÍAS

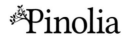
Pinolia

© Editorial Pinolia, S.L, 2022

© Textos: sus autores, 2022

Primera edición: enero de 2022

www.editorialpinolia.es
info@editorialpinolia.es

Diseño y maquetación: Samuel Paniagua

Diseño Cubierta: Samuel Paniagua

Depósito Legal: M 13038-2021
ISBN: 978-84-12336-55-9

Impresión y Encuadernación: Lidergraf Sustainable Printing

Printed in Portugal. - Impreso en Portugal

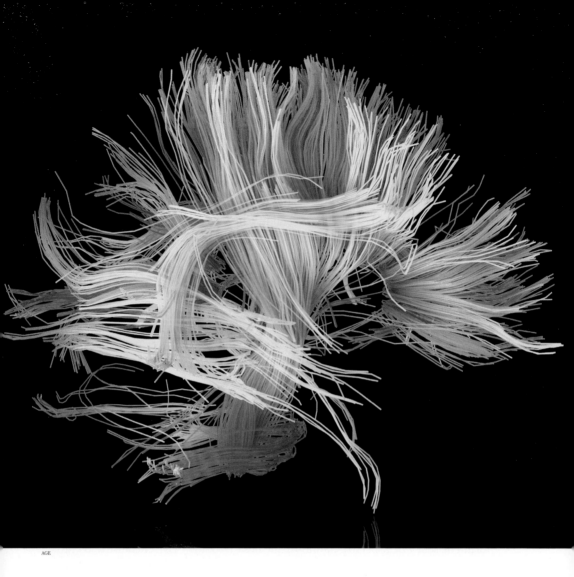

En el cóctel posterior a la entrega del Premio Boehringer Ingelheim 1990, donde fui galardonado por un reportaje sobre los últimos avances en anticuerpos monoclonales publicado en la revista *Muy Interesante,* el científico y Premio Nobel de Fisiología o Medicina Severo Ochoa se me acercó, acompañado de dos señoras emperejiladas y divertidas que sujetaban con sonrisa alegre unas copas de cava, para felicitarme por el artículo. Durante la conversación salió a relucir la inteligencia y las diferentes formas de manifestarse y cómo los límites del cerebro humano traspasaban las paredes que lo contienen para formar una red neuronal entre todos los individuos que compartían aquel salón de mullidas moquetas del hoy rebautizado como Hotel Mandarín Oriental Ritz. «Nuestro cerebro es una maravillosa coctelera que contiene agua, grasas, proteínas y algún que otro ingrediente en las proporciones precisas, y que el barman de la genética agita con sabiduría para conseguir el cóctel perfecto, irrepetible e inimitable para el ser humano», aseveró el profesor Ochoa.

Este bioquímico y biólogo molecular español, nacionalizado estadounidense, sabía de lo que hablaba, pues gran parte de su vida la dedicó a estudiar el mecanismo de la síntesis biológica del ácido ribonucleico (ARN) y del ácido desoxirribonucleico (ADN). No cabe duda de que los genes nos han acompañado en nuestra trayectoria vital, han modelado nuestro encéfalo a lo largo de la evolución y han allanado el camino hacia el florecimiento de la mente simbólica, de la cultura y de las conductas y habilidades que nos diferencian del resto de los modernos primates y de nuestros ancestros autralopitecos y parientes neandertales. Recordemos que al menos un tercio de los aproximadamente veinte mil genes diferentes que componen el genoma humano están activos –léase, expresados– principalmente en el cerebro.

Es más, el tamaño de nuestra sesera excede con creces a la de nuestros parientes antropomorfos actuales: el cerebro humano tiene un volumen aproximado de 1350 cm^3, tres veces superior al del chimpancé y orangután, que está en torno a los 400 cm^3, y al del gorila, que, aunque es algo mayor, ronda los 470 cm^3 [contar con cerebros muy voluminosos no implica poseer una inteligencia superior, como ya ha demostrado la biología: por ejemplo, el cerebro del elefante supera los 400 cm^3 y el de un cachalote, los 9000 cm^3, y ninguno de estos dos animales dan muestras de que sean poseedores de una inteligencia superior a la del *Homo sapiens*].

Hablamos, en el caso del ser humano, de un órgano de color gris rosáceo, con forma de seta y de aspecto gelatinoso, que pesa 1,5 kilos y vive enclaustrado entre ocho paredes de hueso, suspendido en un líquido protector llamado cefalorraquídeo y aislado de cualquier peligro que le pueda llegar a través de la sangre por la casi inexpugnable barrera hematoencefálica. Un órgano con el tamaño de un racimo de uvas cuya estructura y funcionamiento magníficos lo convierten en la máquina más compleja del universo conocido. Una pequeña cavidad capaz de conducir la electricidad, la forma de energía con la que se comunica con el mundo exterior a través de los sentidos, que controla el pensamiento, como ya adivinó Hipócrates hacia el 430 a. C. «Los hombres deberían saber que del cerebro y nada más que del cerebro vienen las alegrías, el placer, la risa, el ocio, las penas, el dolor, el abatimiento y las lamentaciones», aseveró el médico griego. Una afirmación con la que Aristóteles no estaba en sintonía, ya que para el filósofo de Estagira el corazón era la sede de la sensación y de las emociones, concepto que prevaleció en la Antigüedad, pasando por la Edad Media hasta el siglo XVI. Para

Aristóteles, el cerebro era un mero aparato de refrigeración, y la consciencia residía en la bomba vital, conclusión a la que llegó tras observar a unos pollos que, tras decapitarlos, seguían corriendo como almas que lleva el diablo. «La mente tiene razones que el corazón no comprende, porque este no tiene capacidad de pensar», dijo el filósofo, matemático y físico francés René Descartes siglos más tarde. «Pienso, luego existo», sentenció en su obra *Discurso del método* (1637).

El cerebro humano, kilo y medio de materia organizada en un bioordenador capaz de escribir el *Quijote*, de componer la *Heroica*, de levantar la basílica papal de San Pedro, de fisionar y fusionar los átomos, de explorar el universo, de meditar sobre el origen del tiempo o el entrelazamiento cuántico, de creer en dioses y fantasmas o de diseñar inteligencias artificiales. También de amar, odiar, empatizar, imaginar, soñar, memorizar, recordar y autoaniquilarse... Y de fallar, de enfermar, de crear realidades alternativas y de perder los estribos. Son muchas las cosas que conocemos sobre nuestros sesos, fruto de una evolución de millones de años, y sus cien mil millones de neuronas, casi las mismas que aún investiga la neurociencia, como podrás constatar en este libro dedicado a lo que algunos denominan el cénit de la creación y que, en esencia, persigue trasladar al lector los sueños y retos de la neurociencia moderna, como ya apuntó con gran acierto David Hunter Hubel (1926-2013), neurofisiólogo canadiense de la Universidad de Harvard y Premio Nobel de Fisiología o Medicina en 1981, en un artículo que escribió para la revista *Scientific American* en 1979: «Si Copérnico señaló que la Tierra no es el centro del universo y Galileo observó estrellas y planetas, pero no ángeles en el cielo, si Darwin demostró que el ser humano está emparentado con todos los demás seres vivos, si Einstein introdujo nuevos concepto de tiempo y espacio y de masa y energía, y si Watson y Crick demostraron que la herencia biológica puede explicarse en términos físicos y químicos, en esta secuencia de eliminaciones de los sobrenatural, la principal cosa que parece haberle quedado a la ciencia es el cerebro y el saber si se trata o no de algo más que una máquina de enorme y magnífica complejidad».

ENRIQUE COPERÍAS

Índice

EL CEREBRO

ASÍ FUNCIONA NUESTRA
ASOMBROSA MÁQUINA DE PENSAR

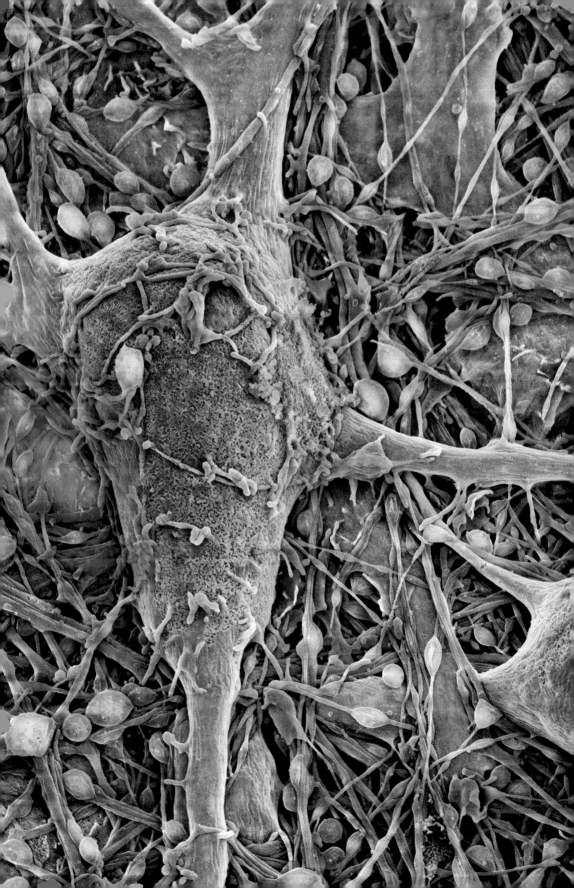

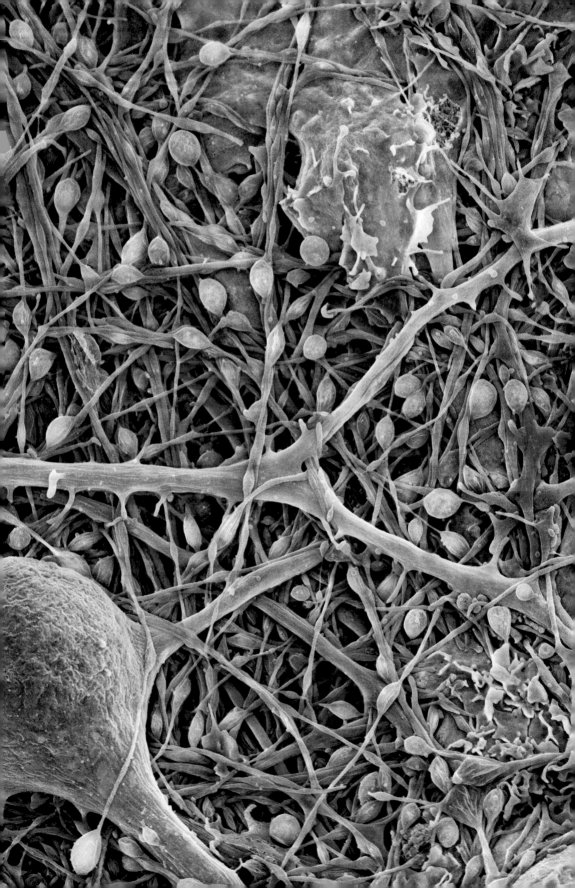

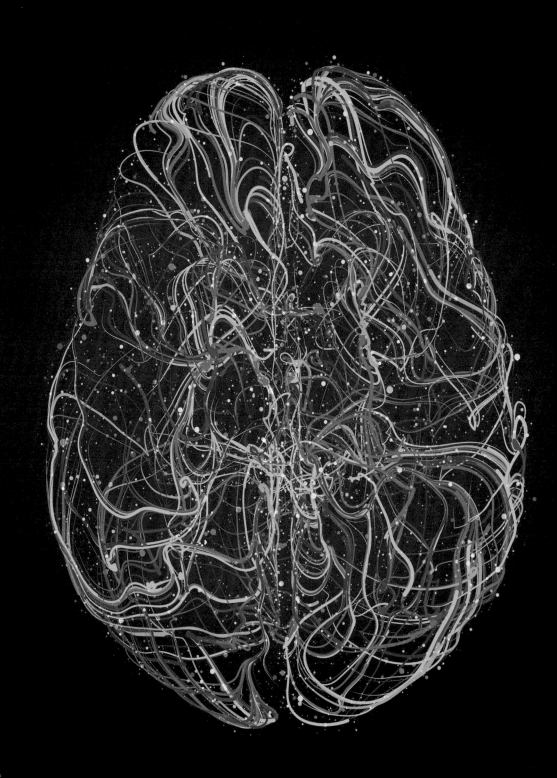

La máquina
de los prodigios

JOSÉ RAMÓN ALONSO

CATEDRÁTICO DE BIOLOGÍA CELULAR

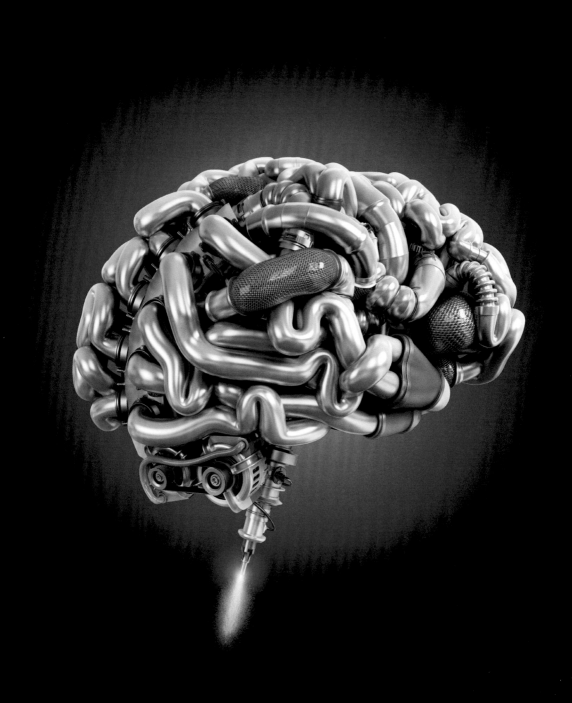

Hipócrates decía «de él y nada más que de él, vienen las alegrías, el placer, la risa, y también la tristeza, el dolor, la pena y el miedo». Es el cerebro humano. Una masa gelatinosa, con la consistencia de un flan; con un peso de entre 1200 y 1400 gramos; compuesta en un 75 %-80 % por agua y el resto por proteínas y grasas, a partes iguales; y con una superficie plegada que fue descrita hace más de 3500 años en un papiro egipcio «como el cobre fundiéndose en un crisol». Es para muchos la máquina perfecta, capaz de reconstruirse en pleno vuelo, capaz de adaptarse y responder a situaciones desconocidas, responsable de la creación de las cosas más sublimes y delicadas: la música, el amor, la pintura y la poesía. Para otros es una estructura limitada, frágil, con una escasa capacidad de reparación, víctima de cientos de enfermedades, capaz de recordar menos números que el pendrive más barato y cuyas alteraciones nos dejan a menudo fuera de juego: el daño cerebral es la pérdida de uno mismo, el naufragio más absoluto.

Quizá, si buscamos un punto intermedio, podemos acordar que el encéfalo humano es una estructura que tiene una complejidad extrema, a menudo se dice que es la estructura más compleja del universo. 86 000 millones de neuronas, cada una con entre 5000 y 15 000 conexiones, comunicadas a través de millón y medio de kilómetros de cables biológicos, en colaboración con al menos otras tantas células gliales, organizadas en una estructura capaz de aprender, capaz de recordar, capaz de crear.

Los neurocientíficos saben cómo funcionan muchas piezas de nuestro
órgano pensante, pero queda mucho por saber sobre su funcionamiento integral.

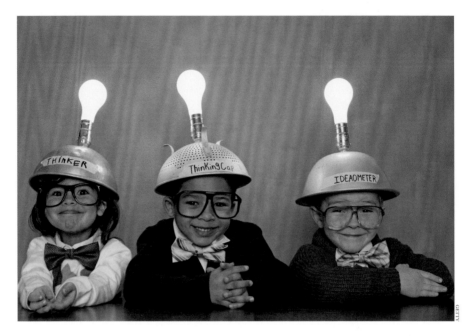

Gracias a su neuroplasticidad, los niños consolidan sus funciones cognitivas a través de las experiencias y la educación.

Somos grandes y con manos ágiles, podemos correr durante varias horas sin detenernos, en un trote constante y letal para muchas de nuestras presas, pero lo que de verdad nos define no son los huesos o los músculos, está dentro del cráneo. Somos nuestro cerebro. Somos hábiles fabricantes de herramientas: del bifaz hemos pasado en unos pocos miles de años a poner naves fuera del Sistema Solar, y hemos inventado las azuelas, las vacunas e internet. Somos divertidos: nos encanta reír, las bromas, los chistes, los juegos. Somos sexuales: no tenemos periodos de celo, sino que estamos siempre dispuestos a hacer el amor; usamos pornografía, pero tenemos pudor y nos escondemos para realizar el acto sexual donde no nos puedan ver. Nos vuelve locos la belleza, nos encanta el arte, decoramos los objetos más insulsos y prácticos: una cesta, un recipiente para llevar agua, el mango de un cuchillo: Y también decoramos nuestra piel: nos gustan los collares, las pulseras, los tatuajes... Somos sociales, nos apasiona estar en grupo, nos abrazamos, nos besamos, nos juntamos muchos adultos en espacios reducidos para oír una sinfonía o para ver jugar a Messi, y castigamos a los malos con el aislamiento, la cárcel, el exilio. Somos imaginativos: constantemente estamos pensando escenarios posibles, anticipando futuros, pensando cómo reaccionaríamos si sucediera esto u lo otro, si me tocase la lotería, si aquel hombre me sacase una navaja, si ella mujer me dijera que sí, si tuviera el dinero que tiene Amancio Ortega. Quizá ese soñar despiertos nos prepara para lo inesperado, nos hace que además de lo esperable hayamos pensado muchas cosas imaginables, futuros improbables pero quizá posibles, tal vez aquella mujer me dio un sí u Ortega me pidió que le ayudara a dejar huella en el planeta.

También somos grandes profesores: educamos a nuestras crías durante años, les transmitimos conocimientos, usos y costumbres, les enseñamos nuestros valores; algo que va mucho más allá de la supervivencia. Queremos que nos superen, que sean mejores que nosotros, que nos hagan sentirnos orgullosos. Nadie lo ha explicado mejor que Natalia Ginzburg, la escritora italiana. Ella dice que a nuestros hijos debemos enseñarles las grandes virtudes, no las pequeñas: «No el ahorro, sino la generosidad y la indiferencia ante el dinero; no la prudencia, sino el coraje y el desprecio por el peligro; no la astucia, sino la franqueza y el amor por la verdad; no la diplomacia, sino el amor al prójimo y la abnegación; no el deseo de éxito, sino el deseo de ser y de saber». Eso es nuestro cerebro: el órgano de ser y de saber.

Somos también lenguaraces, parlanchines, verborreicos. No callamos, nos encanta preguntar, «¿por qué?», «¿por qué?», hablamos hasta con nosotros mismos, nos fascinan las historias. Contar historias es quizá la forma más antigua de enseñar; sumamos nuestra experiencia con la de los demás, ponemos ideas en el mundo y algunas de esas historias aparecen por todas las culturas: un ser creador que de la nada hizo estrellas y aves, árboles y océanos, y también el arcoíris y los seres humanos. Otra de nuestras historias favoritas, presente por todas las culturas, es lo que se ha llamado el *monomito*, un héroe que pasa dificultades en un largo viaje, problemas que supera con inteligencia, con honestidad, con astucia, con lealtad, con suerte. Un héroe que se aleja de los suyos que reta a la muerte, que es tentado por el placer, que se reconcilia consigo mismo. Es Ulises, pero también Simbad y Moisés y Osiris y Eneas y Buda y Viracocha y Luke Skywalker.

Somos curiosos, queremos saber cómo funcionan las cosas, queremos saber qué hay detrás de aquella montaña en el horizonte. Nos encanta la música; en todas las culturas cantamos y bailamos. Y también tenemos dioses. Nuestro cerebro construye, pero no solo la realidad, sino también sueños. Nuestras neuronas nos llevan a descubrir bacterias y virus, pero además crea unicornios y árboles que avanzan, los ents de la Tierra Media, de J. R. R. Tolkien, y el bosque de Birnam, en *Macbeth*. Es también parte de esa obra cerebral que construimos en los cuentos de hadas y que asimismo forma parte de esa gran herramienta que hemos construido basada en la plasticidad neuronal: la educación. Como dijo el escritor y periodista británico G. K. Chesterton, «no hablamos a nuestros hijos de dragones porque existan, sino para que sepan que se los puede vencer». La verdad es que el cerebro crea mundos. Nos hace creer que el cielo es azul y la hierba es verde, pero ni los fotones tienen color, ni las ondas sonoras tienen sonido ni lo odorante huele. Es un gran ilusionista.

Tiene en sus células los mismos genes con el mismo código genético, utiliza rutas metabólicas similares y está sujeto a las mismas posibilidades y limitaciones que permite la evolución. El encéfalo de cualquier mamífero es enormemente parecido, y para entender el nuestro han sido fundamentales los *gusanos elegantes* (*Caenorhabditis elegans*), las moscas de la fruta, los calamares y un molusco enorme llamado liebre de mar. Aun así también tiene peculiaridades. Sus células difieren de las del hígado, el corazón o prácticamente cualquier otro órgano. Mientras que un hepatocito o un cardiomiocito es enormemente parecido a otro hepatocito u otro cardiomiocito, las neuronas son enormemente diversas entre sí. Como ya vio Santiago Ramón y Cajal (1852-1934), difieren en su tamaño, en su forma, en su localización; en la disposición y ramificación de sus dendritas; en la longitud, terminales y colaterales de su axón; o en las células con las que contactan.

En las décadas siguientes fuimos viendo que también diferían en su actividad eléctrica, en el neurotransmisor que utilizaban, en su fecha de nacimiento, etcétera. En prácticamente cualquier factor que podamos definir, las neuronas no son una población única, esto es, estamos ante una comunidad enormemente diversa. Uno de los retos de nuestra comprensión del ser humano es cómo con solo 46 831 genes codificantes de ARN, de los que menos de la mitad terminan dando una proteína, podemos generar la inmensa complejidad del cerebro humano y dar carta de naturaleza, propiedades distintivas, a miles de millones de neuronas. Y aun así, somos genética y experiencia, un programa de construcción cerebral modelado por el día a día.

Además, cada neurona es más compleja que nuestros ordenadores más potentes, codifica cientos de rutas metabólicas y miles de proteínas para hacer en teoría algo muy sencillo: generar y transportar pequeñas corrientes eléctricas. Los cables biológicos son los citados axones, y transmiten información en forma de pulsos electroquímicos llamados potenciales de acción. Duran menos de un milisegundo, pero ahí tiene que estar codificada tu personalidad, tus

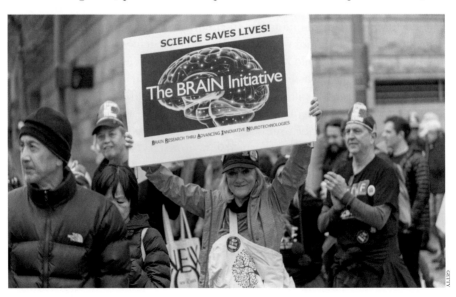

Manifestación en Portland (EE. UU.), en 2018, a favor de que el Gobierno siguiera apoyando la iniciativa BRAIN, que consiste en estudiar la actividad de cada neurona humana.

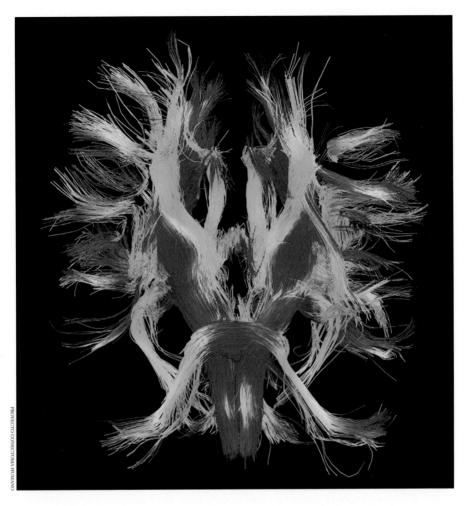

PROYECTO CONECTOMA HUMANO

Distribución de las conexiones neuronales de la materia gris. La imagen fue confeccionada mediante una técnica 3D llamada imágenes de espectro de difusión (DSI) por científicos del proyecto Conectoma Humano.

recuerdos de la infancia, tus proyectos de futuro, tus deseos... Algunas neuronas emiten potenciales de acción de forma continua, normalmente variando su frecuencia, mientras que otras neuronas están en reposo la mayor parte del tiempo, y solo en ocasiones se ponen a soltar trenes de descargas. Es su momento. Creemos que una neurona sola no hace nada, sino que funciona como parte de circuitos, pequeñas redes que están conectadas por sinapsis, esto es, puntos de comunicación entre dos células nerviosas donde existe proximidad, pero no continuidad. Los circuitos codifican palabras, imágenes u olores, pero apenas conocemos cómo lo hacen. Sí sabemos que una misma neurona puede formar parte de varios circuitos, y por eso recordamos y aprendemos por asociación, porque un recuerdo estimula otros recuerdos, un dato arrastra otros datos, un circuito activa otros circuitos.

El estudio de las conexiones del cerebro es lo que se conoce como conectoma. Hoy hay en marcha varios proyectos del conectoma humano, una tarea más compleja que la operación Genoma Humano. Su objetivo es cartografiar las conexiones que tienen que ser la base de la función cerebral. Entender esos patrones de cableado, tanto los que son comunes a todas las personas como los que son específicos de cada individuo, nos puede ayudar a dar ese salto –que hasta ahora hemos sido incapaces de conseguir– para pasar de señales eléctricas a pensamientos, sentimientos y comportamientos.

Los primeros estudios del conectoma han divergido. Al principio se estudiaba el cerebro de voluntarios de entre 22 y 35 años. El Lifespan Connectome ha ampliado a nuevos grupos de cero a cinco años, de cinco a veintiuno, y de treinta a más de noventa. Es necesario porque nuestros sesos no para de cambiar. Nuevos mapas intentan ver los cambios en personas con la enfermedad de Alzheimer, con pérdida de visión, con epilepsia, con ansiedad y depresión, con psicosis temprana, con demencia, con degeneración frontotemporal. Otra vez creemos que para entender estas enfermedades necesitamos saber qué ha pasado con las neuronas, qué ha pasado sobre todo con las conexiones cerebrales. Ahí también estudiamos la conciencia, el sueño, la inteligencia o la percepción; intentamos entender cómo el cerebro realiza sus funciones y construye sus productos, cómo nos ayuda, como decía Hipócrates, a interpretar el mundo.

Pero una de las dificultades es que esas conexiones no son estables, no son fijas. Nuestro cerebro genera nuevas células todos los días de nuestra vida, y esas células se conectan con otras preexistentes. Cajal vio que la transmisión de la información neuronal no discurría en todas direcciones, sino que era unidireccional. Las dendritas actuaban como antenas que recibían los contactos de otras neuronas, y el cuerpo celular procesaba toda esa información y emitía una respuesta única que discurría a lo largo del axón. La electricidad viajaba a una velocidad relativamente rápida, de entre diez y cien metros por segundo, dependiendo del diámetro del axón, pero al llegar al extremo, el salto se producía por la liberación de sustancias químicas, algo mucho más lento. Y esas conexiones están en cambio continuo, modeladas por la experiencia, por el aprendizaje, por las hormonas, en definitiva, por la vida. En la corteza cerebral del ratón se calcula que el recambio de conexiones es del 7 % cada semana; es decir, cientos de miles de sinapsis desaparecen y otras nuevas se crean cada día. Un proceso sometido a las hormonas, y, por lo tanto, cambiante a lo largo del ciclo menstrual. Es ahí, en nuestro cerebro, donde están nuestras creencias religiosas, nuestras preferencias sexuales, nuestras opiniones políticas, todo aquello que nos define e identifica. Sí, tú eres tu cerebro.

Muchas de las cosas que hace este órgano nos parecen un derroche absoluto. Generar miles de millones de neuronas para luego ordenar que la mayoría se destruyan por apoptosis. Fabricar un millón de conexiones por segundo y luego dejar que la microglía devore aquellas que sean poco activas, una tarea que también se hace por millones. El cerebro es energéticamente caro. Pesa aproximadamente el 2 % de nuestro cuerpo, pero gasta el 20 % de nuestra energía, aunque su calcula que su potencia total apenas alcanza los veinte vatios. Eso en los adultos, porque en un niño de dos o tres años, el 60% de las calorías que ha ingerido se van a formar cerebro. Por eso duermen tanto, porque los tiene exhaustos y por eso nos asombran los avances de cada semana que logra el cerebro infantil: agarrar cosas, reconocer gente, ampliar su vocabulario, juzgar situaciones, buscar explicaciones, expresar sentimientos, sumar, imaginar que una caja es un camión y un plátano una pistola. De nuevo el cerebro creando mundos, yendo de la realidad a la imaginación y vuelta, previendo constantemente cómo va a ser el mundo que vendrá. Y eso lo hace un sistema nervioso que no para de cambiar.

El cerebro es también contradictorio. Es nuestro vigía del mundo que nos rodea y, sin embargo, vive encerrado en un mundo oscuro y estable, envuelto en sucesivas capas de protección: cuero cabelludo, cráneo, meninges, líquido cefalorraquídeo. Nos habla de las plumas de las aves, del olor de los perfumes, del tacto de una piel. Y lo único que ha recibido realmente son pequeñas descargas eléctricas procedentes de otras células. Controla una sensación poderosa como el dolor, pero no lo siente, no tiene receptores para esta sensación. Es el cuartel general de la defensa, pero también la única zona donde no hay rechazo; podrían trasplantarnos neuronas de otra especie y el cerebro las asumiría, probablemente porque las inmunoglobulinas no atraviesan la barrera hematoencefálica. Es el lugar de lo diminuto y lo enorme. Un milímetro cúbico de corteza cerebral puede almacenar 2000 terabytes de información, suficiente para guardar todas las películas hechas en la historia del cine. Todo el cerebro, pero un único cerebro, podría almacenar unos doscientos exabytes de información, comparable a todo el contenido digital del mundo actual.

Trabaja veinticuatro horas al día, pero durante un tercio de la vida nos deja *tirados*, tumbados en una cama o en el suelo, indefensos, mientras ejecuta labores de mantenimiento, limpia los restos de la actividad cotidiana, clasifica las experiencias y se prepara para el día siguiente. Dormir es más necesario para nuestro cuerpo que beber o comer, porque el cerebro es exigente. Es quien nos informa de peligros y oportunidades y, al mismo tiempo, nos engaña continuamente. Incorpora memorias que nunca sucedieron; lo usamos para obtener información pero nos priva de la mayor parte. Es necesario: los ojos le mandan cien mil millones de imágenes por segundo y el oído, el olfato, los receptores de la piel... Ninguna máquina soportaría tal avalancha de datos ni la sabría filtrar con tanta calidad, tanta rapidez y tanta eficacia.

Otra cosa sorprendente del cerebro humano es su capacidad plástica. Durante mucho tiempo pensamos que sumar neuronas solo podía suceder en la infancia, pero ahora sabemos que ocurre también en la vida adulta; de hecho, hasta el último día de nuestra existencia. Al principio los cambios son explosivos: un niño de dos años tiene 200 000 millones de neuronas, casi el triple que un adulto, pero muchas de ellas serán destruidas por no haber formado conexiones apropiadas. Se cree que no podemos recordar nada de nuestros primeros años porque el cerebro está en constante reorganización. Brote y poda continua de células, de prolongaciones y de conexiones. A lo largo de la vida las experiencias cambian nuestra estructura cerebral. Un estudio realizado por científicos alemanes en la India vio que al enseñar a leer y a escribir a personas de entre cuarenta y sesenta años las conexiones encefálicas de estas cambiaban de manera llamativa. Por tanto, incluso el cerebro adulto es capaz de una potente reorganización tras un nuevo aprendizaje, con algo tan maravilloso como es salir del

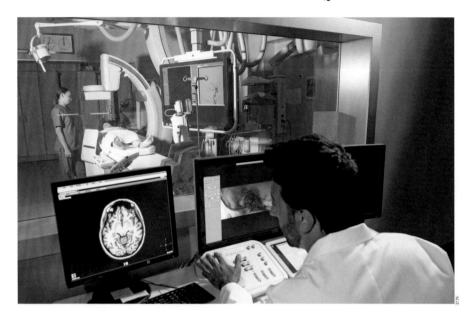

El tomógrafo axial computerizado (TAC) explora los órganos desde distintos ángulos mediante rayos X, y se emplean habitualmente para diagnosticar enfermedades o lesiones cerebrales. A la derecha, TAC coloreado donde se puede observar el clip que se ha insertado a un paciente con aneurisma. Su finalidad es evitar que se rompa el vaso sanguíneo y produzca una hemorragia con consecuencias fatales.

analfabetismo. Y esos cambios, más graduales, nos afectan en nuestra cotidianidad. Todos nosotros somos conscientes de que hemos cambiado mucho a lo largo de la vida, aunque nuestro error más común es pensar que la versión actual, ese yo que ahora lee estas líneas, es la definitiva. Para bien y para mal, no es así, y seguiremos cambiando, modificando nuestro cerebro, convirtiéndonos en otros, que también seremos nosotros.

Nos queda mucho por estudiar. Hemos analizado mucho y bien los componentes cerebrales. Sabemos de sus moléculas, hemos aprendido que los transmisores eran mucho más numerosos y variados de lo que pensábamos. No solo pequeñas aminas o aminoácidos o péptidos, también vimos que gases, como el óxido nítrico y el monóxido de carbono, permitían la difusión de la información, que esta atraviese libremente las membranas y se mueva de la neurona postsináptica a la presináptica. Identificamos los receptores y vimos que una misma molécula podía generar diferentes efectos al interactuar con distintas proteínas. También entendimos cómo funcionaban las drogas al interactuar con estos receptores y generar efectos cerebrales de una intensidad inusitada. Pero dicho de una forma clara: sabemos cuáles son los componentes de la máquina, pero no cómo funciona.

Una parte del esfuerzo para entender el cerebro tendrá que ser desterrar los errores, algunos de los cuáles están tan instalados entre nosotros que parecen verdades demostradas. Parte de estos neuromitos son de todos conocidos: decir que solo usamos el 10% del cerebro, que un mayor desarrollo del hemisferio derecho se corresponde con personas más creativas, que el embarazo produce una especie de daño cerebral o que los niños encajan en diferentes estilos de aprendizaje. Otros neuromitos comunes sugieren que tenemos una neurona que dispara cuando pensamos en alguien famoso –Jennifer Anniston fue el primer ejemplo–, que los zurdos son más creativos o más introvertidos, que tenemos cinco sentidos o que percibimos el mundo como realmente es. El estudio de estas ideas falsas constituyen, por un lado, una cura de humildad, porque todos creemos en unas cuantas y, por otro, nos hacen sentir que la neurociencia real es mucho más fascinante. ¿No es más sugerente que repetir los cinco sentidos propuestos por Aristóteles que la ciencia moderna nos diga que más probablemente sean entre quince y treinta, incluidas modalidades sensoriales específicas para el equilibrio, el calor, el dolor o el paso del tiempo?

Al mismo tiempo, lo *neuro* se ha puesto de moda. Hay centros, revistas y másteres especializados en neuroeducación, neuroeconomía, neurojusticia, neuropolítica o neurohistoria. No solo eso: hay cursos también sobre neurosexo o neurofútbol, dos temas que generan pasión y dinero. Algunos piensan que el prefijo *neuro* es solo una herramienta de marketing, una estrategia comercial como fueron los productos *eco* o *bio*. Otros, por el contrario, creen que el estudio del encéfalo nos permitirá un salto cualitativo hacia adelante en nuestra comprensión del mundo, en cómo aprender mejor, en entender por qué compramos un automóvil y de una marca determinada o votamos a un candidato y no a otro, en por qué algunas personas tienen una tendencia hacia el crimen y otros hacia la fe o la gratitud. ¡Y si llega a haber profesionales del neurofútbol, lo que es seguro es que estarán bien pagados!

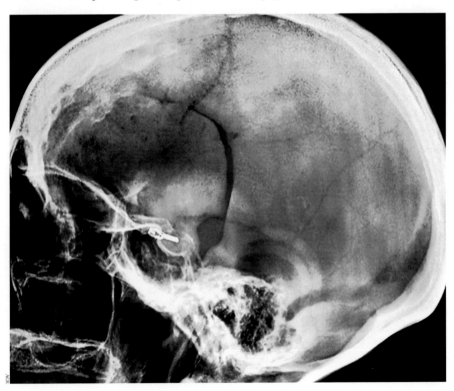

En los últimos años, las modernas técnicas de neuroimagen nos han permitido tener una ventana no invasiva al cerebro en funcionamiento. Sabemos qué zonas se activan en una tarea determinada, pero es mucho más lo que ignoramos. ¿Qué es esa voz interior que nos guía o nos atormenta? ¿Por qué tomamos una decisión y no otra? ¿Existe el libre albedrío? ¿Conoceremos la base de la conciencia? Las técnicas de resonancia magnética nos permitieron un detalle anatómico bastante decente y la tomografía por emisión de positrones (PET) y la resonancia magnética funcional nos permitieron distinguir qué zonas se activaban en una tarea determinada. Y sin embargo, este procedimiento no ha dado los frutos esperados. Nuestro conocimiento detallado sobre sinapsis y transmisores no explica gran cosa sobre como surgen los sentimientos, los pensamientos y las conductas. Hemos pensado que la memoria sería la piedra Rosetta. El científico estadounidense Eric Kandel supo desentrañar cómo un molusco aprende y recuerda, pero nos sigue faltando ese puente, algo que nos acerque a conectar los componentes del cerebro con entender cómo funciona ese órgano. Hay quien piensa que estamos equivocados, que es como si para comprender cómo funciona un ordenador lo cortáramos en lonchas con una motosierra y pretendiésemos entender cómo integran los datos la CPU viendo sus fragmentos.

Otro problema son las enfermedades que afectan al cerebro, algunas de las más devastadoras y prevalentes que sufre el ser humano. En marzo de 2019, la Agencia de Medicamentos y Alimentación norteamericana (FDA) aprobó un fármaco contra la depresión: la esketamina. Llevábamos cincuenta años sin ningún nuevo avance farmacológico contra una dolencia que afecta cada año a un 3 % de la población mundial, a unos 215 millones de personas. Y apenas tenemos nada contra el alzhéimer, la esquizofrenia, el párkinson, la esclerosis múltiple o el autismo. Por poner un ejemplo, sabemos mucho sobre la acetilcolina o la ß-amiloide, dos sustancias implicadas en el alzhéimer, o sobre su riesgo, pero no sabemos por qué en algunos casos el mal se pone en marcha y otras no. Durante milenios consideramos a la epilepsia una enfermedad sagrada, porque en un ataque la persona afectada parecida ser poseída, pero no sabemos cuál es su causa, por qué un 30 % de los casos no responden a la medicación o cómo prevenirla. La mayoría de los neurofármacos se descubrieron por casualidad, y tenemos una carencia estructural, temible, de tratamientos eficaces.

Todo el mundo científico piensa que el siglo XXI será el siglo del cerebro. Las grandes estructuras y los países más potentes han puesto en marcha grandes proyectos. La Iniciativa Brain de Estados Unidos, diseñada para registrar la actividad de cada neurona; y el Blue Brain Project, dirigido a la creación de un modelo del cerebro humano a nivel molecular que permita hacer ingeniería inversa a partir del comportamiento, son dos buenos ejemplos.

No sabemos a dónde llegaremos. Las representaciones gráficas de nuestra evolución siempre muestran un grupo de seres, cada vez más erguidos, avanzando. Cuando veamos esos exploradores recordemos lo que dijo Thomas A. Edison: «La principal función del cuerpo humano es llevar el cerebro de un lado a otro». Ese es el verdadero explorador.

La emergencia
del cerebro humano

XURXO MARIÑO

BIÓLOGO ESPECIALIZADO EN NEUROFISIOLOGÍA

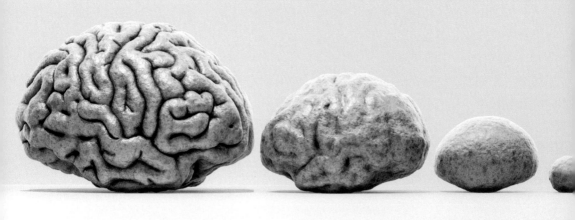

T u encéfalo es enorme y caro. Comparada con el resto del cuerpo, la masa de células que proteges dentro del cráneo ocupa un volumen de unos 1200 centímetros cúbicos y pesa alrededor de 1300 gramos, que es aproximadamente un 2 % de tu peso total. Puede parecer poco, pero, sin embargo, ningún otro animal tiene un encéfalo similar. Para que te hagas una idea de lo que esto significa, un chimpancé, que es nuestro pariente vivo más cercano desde el punto de vista evolutivo, dispone de una masa encefálica que supone un 0,6 % de su peso corporal, y en una ballena azul el valor es de 0,007 %. Los *Homo sapiens* somos animales cabezones o, mejor dicho, muy encefalizados.

Y, como decía, el encéfalo también es caro. Las neuronas, que son las células que mueven esa máquina, consumen mucha energía, nada menos que el 20 % de todo lo que comes. Tienen que existir razones evolutivas poderosas para que se haya desarrollado un cerebro, que es la región más voluminosa y reciente del encéfalo, tan costoso como el de los humanos modernos. Cada especie animal está adaptada a unas circunstancias particulares y posee un sistema nervioso con el que gestiona de manera más o menos eficaz su comportamiento. El caso de los seres humanos es especial, ya que el devenir evolutivo ha dado lugar a organismos que invierten mucho esfuerzo en alimentar una cantidad enorme de voraces neuronas. Nuestra supervivencia no tiene su base en la fuerza física o en un metabolismo de bajo consumo, sino en las capacidades mentales. En los últi-

Unos 160 000 kilómetros de fibras (cuatro veces la circunferencia de la Tierra) unen las distintas áreas del cerebro humano. Es un dato que ilustra la complejidad de este órgano, producto de una evolución de decenas de millones de años.

mos 300 000 años, los humanos modernos hemos conquistado el planeta a una velocidad de vértigo, ya que, para adaptarnos a las circunstancias cambiantes de cada época o región, no hemos tenido que esperar a que se produjeran ajustes genéticos debidos a la selección natural, sino que lo que ha ocurrido es una adaptación mental que llamamos cultura. ¿Cómo hemos llegado hasta aquí?, ¿cuáles han sido las circunstancias evolutivas que han generado nuestro cerebro grande, caro y tan particular?

Los animales tienen sistema nervioso porque necesitan mover músculos y así generar un comportamiento que les permita sobrevivir un tiempo y reproducirse. Esta es la razón esencial de la existencia de todos los cerebros. Con los órganos sensoriales se capta información del mundo circundante, que es entonces utilizada por las redes neuronales para decidir qué músculos conviene contraer en cada momento.

Los animales funcionan de maravilla con este sistema, no hay más que mirar alrededor y maravillarse con la enorme cantidad de especies distintas. El tamaño del sistema nervioso y, en concreto, de su centro principal de control, el encéfalo, está directamente relacionado con el del organismo: cuanto mayor sea el cuerpo, mayor va a ser también el encéfalo, ya que se necesitan más neuronas para gestionar todas las fibras musculares.

Los científicos tienen una forma sencilla de hacerse una idea del tamaño que tiene un encéfalo con relación al cuerpo: se llama cociente de encefalización (CE). En un animal, digamos, estándar, el CE es 1. Muchos carnívoros, como

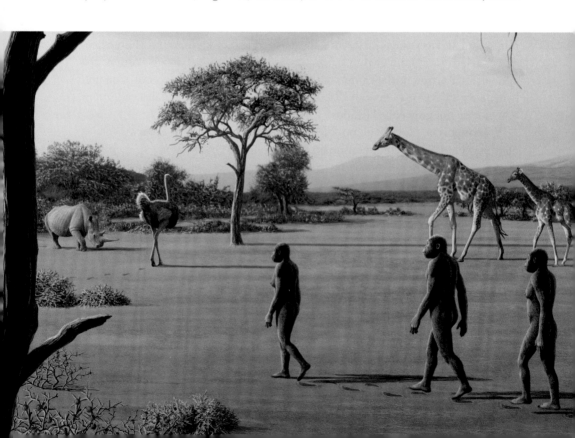

por ejemplo los gatos, poseen un CE de alrededor de 1, lo cual quiere decir que el tamaño de su encéfalo se corresponde con lo que se espera para su tamaño corporal. Si, por ejemplo, observamos un CE menor que 1, como ocurre en las ratas, que tienen un CE en torno al 0,4, lo que nos indica este valor es que esos animales poseen un encéfalo de menor tamaño de lo esperado (esto no ha de interpretarse como una desventaja, ni mucho menos, ya que esos seres sobreviven bien gastando menos energía de la esperada). Si, por el contrario, el valor del CE es superior a 1, estamos ante una criatura que, por alguna razón, tiene un encéfalo más grande de lo que en principio sería necesario para mover sus músculos. Dentro de nuestra gran familia de primates antropoides, todos las especies estudiadas presentan coeficientes de encefalización superiores a 1. Los gorilas, por ejemplo, llegan a un CE de 1,3, y los chimpancés alcanzan valores de 2,5. ¿Para qué sirve entonces ese supuesto exceso de neuronas?

Debe de haber una razón importante, ya que, como hemos visto, las neuronas son energéticamente muy caras y hay que alimentarlas. En los antropoides, la razón principal parece ser una conducta social compleja y flexible, acompañada de una buena memoria procedimental –motora– y un control preciso de algunos músculos. Pues bien, los humanos modernos tenemos un CE de, agárrate, al menos 6, que es con diferencia el valor más alto de entre todos los animales.

Las huellas de Laetoli (Tanzania) tienen alrededor de 3,5 millones de años y se conservaron gracias a depósitos de cenizas volcánicas. La ilustración muestra a los homínidos que las dejaron –se cree que eran *Australopithecus afarensis*–, que ya caminaban erguidos y a quienes muchos especialistas consideran uno de los ancestros del género *Homo*.

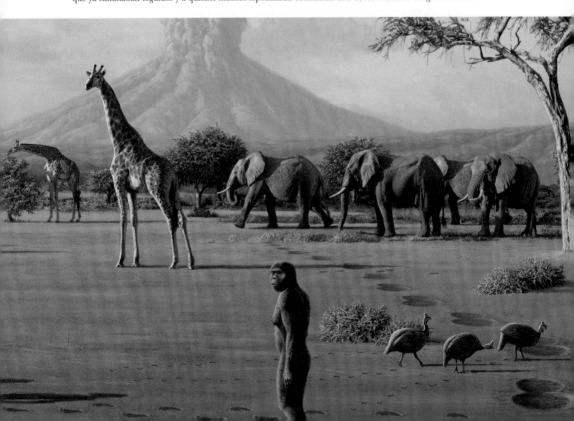

¿Disponemos de un cerebro por encima de nuestras posibilidades? No, lo que tenemos es un cerebro repleto de potencialidades.

Nuestros antepasados primates antropoides de hace 40 millones de años ya apuntaban maneras y lucían CE superiores a 2. Tenían cerebros con un neocórtex inusualmente grande. Recordemos que el neocórtex es la capa superficial y con multitud de pliegues que tapiza los dos hemisferios cerebrales, y constituye la región evolutivamente más joven del cerebro. La razón de este incremento de neuronas en los antropoides ancestrales puede explicarse si atendemos a su forma de vida: eran arborícolas, como muchos primates actuales, y se movían entre las ramas en busca de frutas, hojas e insectos. Poseían manos –y pies– con la capacidad de agarrar, algo que resulta extremadamente útil tanto para moverse por los árboles como para manipular el alimento; y tenían, además, visión estereoscópica, es decir, visión en 3D, debido a sus ojos frontales con campos visuales que se superponen. A estas innovaciones evolutivas se les unió una muy importante: la formación de grupos sociales cada vez más complejos, lo cual explica que se volvieran especialmente diestros en el reconocimiento de caras y sus expresiones, una importante característica de nuestro linaje, ya que permite refinar y aumentar la capacidad de comunicación y el comportamiento social.

Las adaptaciones evolutivas requieren, por supuesto, de la maquinaria cerebral adecuada, y en este caso todo indica que las modificaciones más importantes para la vida de los primates ancestrales se debieron al neocórtex. Esta región se halla implicada en muchas de esas innovaciones; por ejemplo, en el control fino y voluntario de las extremidades –sobre todo de las manos–, en la especial sensibilidad táctil de los dedos, en el control de los músculos de la cara y, de manera especial, en la toma consciente de decisiones para producir un comportamiento flexible y adecuado a cada situación. Esto último está gestionado en gran medida por una sección del neocórtex exclusiva de los primates: la corteza prefrontal

Xurxo Mariño (Lugo, 1969), autor de este texto, publicó a finales de 2020 *La conquista del lenguaje*, un libro en el que indaga en el surgimiento y evolución de la mente simbólica, que define a la naturaleza humana y constituye quizá nuestra mayor diferencia con los animales.

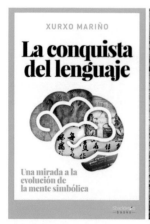
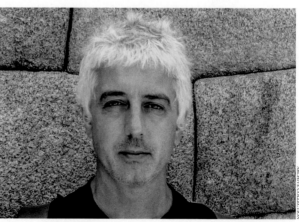

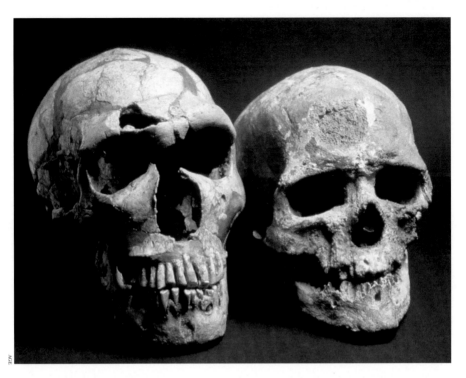

El cráneo de la izquierda corresponde a un *Homo neanderthalensis* que vivió hace unos 70 000 años en lo que hoy es el sur de Francia. El de la derecha, a un *Homo sapiens* que se buscó la vida en el mismo lugar 40 milenios después. Antes se tenía a los neandertales por primitivos, pero hoy sabemos que poseían habilidades cognitivas muy desarrolladas.

lateral. Para algunos investigadores, en la evolución humana se ha producido un crecimiento desproporcionado de esta región.

Hace unos siete millones de años la historia evolutiva de los primates dio un giro sorprendente y que para nosotros resultó trascendental, y es que algunos de nuestros ancestros incluyeron una extraña costumbre dentro de su catálogo de habilidades: bajar de los árboles, al menos durante un tiempo, y desplazarse erguidos caminando sobre dos patas. Las especies que continuaron con esta opción evolutiva forman el grupo de los homininos, al cual pertenecen también *Homo sapiens* y todos nuestros ancestros del género *Homo*. Entre los homininos ancestrales hay especies, como *Sahelanthropus tchadensis* y *Ardipithecus ramidus*, que tenían un volumen cerebral de unos 350 cm³ y un CE de 2,5. Aunque puede parecer poca cosa, la adopción del bipedismo abrió unas puertas inmensas tanto a la diversidad de comportamientos como al desarrollo de nuevas habilidades cognitivas. Por una parte, la dieta se amplió con la inclusión de semillas y raíces en el menú, lo cual siempre viene bien. Además, la postura erguida que va asociada al bipedismo permite elevarse por encima de la hierba para otear el horizonte y detectar tanto fuentes de alimento como enemigos; o atravesar caminando –si no sabes nadar– un pantano o un río poco profundo. Pero, con diferencia, la ventaja que probablemente trajo las consecuencias evolutivas más importantes estaba en las manos, porque el bipedismo deja las manos libres para hacer multitud de cosas.

Un animal bípedo que además posee manos prensiles puede transportar cómodamente todo tipo de cosas de un lado para otro: alimentos, ramas, los propios hijos o un congénere que no puede valerse por sí mismo. Antes, todo esto se hacía casi siempre con los dientes, pero ahora las posibilidades eran enormes. Las manos libres sirven también para comunicarse mediante gestos y, desde luego, para utilizar ramas u otros objetos como herramientas y así obtener miel o termitas para alimentarse. Los homininos ancestrales que dispusieran en su neocórtex de neuronas suficientes para refinar el control motor de sus extremidades anteriores contarían con una clara ventaja evolutiva. Además, la vida en sociedad, que se hacía cada vez más patente en nuestros ancestros, también se vería beneficiada por un neocórtex con neuronas especializadas en el control voluntario de los músculos de la cara. Los gestos faciales y las miradas se hicieron cada vez más importantes y muchos de ellos pasaron de ser respuestas automáticas a estar controladas por la mente consciente.

Estas novedades en el comportamiento de los homininos ancestrales echaron mano de las neuronas de un neocórtex que ya mostraba síntomas de hipertrofia, pero que durante un tiempo tampoco fue mucho más allá. Durante un largo período, desde hace unos 7 millones de años hasta hace unos 2,5 millones de años, no se produjeron en la evolución del cerebro episodios destacados de encefali-

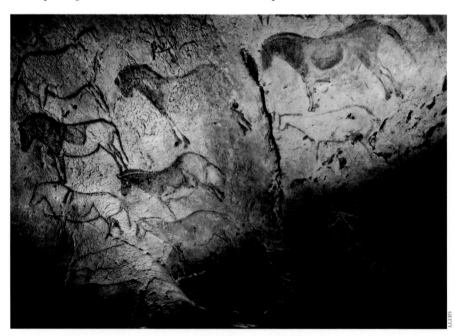

El llamado *Gran panel de caballos* de la cueva de Ekain (Guipúzcoa) figura entre las obras más espectaculares del arte rupestre en Europa occidental. Se pintó hace entre 13 000 y 14 000 años, cuando el pensamiento simbólico era ya un viejo conocido de los seres humanos.

zación. El tamaño encefálico de los individuos de géneros como *Australopithecus* y *Paranthropus* se mantuvo entre los 350 cm³ y los 500 cm³. La ausencia de modificaciones sustanciales en el cerebro durante ese largo período pudo deberse al factor limitante que ejercía la dieta, esencialmente herbívora y bastante pobre desde el punto de vista energético. Esa alimentación, además, obligaba a tener tractos digestivos largos para su procesamiento, que consumen a su vez muchos recursos.

Pero todo cambió hace unos tres millones de años, cuando las manos y el cerebro encontraron una útil y suculenta función nueva: romper piedras para, de ese modo, obtener herramientas con un filo cortante. Este en apariencia sencillo descubrimiento permitió el acceso a un nuevo tipo de alimento, mucho más rico energéticamente: la carne. Hay que pensar que a un primate que no tenga más herramientas que las de su cuerpo –principalmente uñas y dientes–, le resulta casi imposible o muy complicado romper el cuero duro de la piel de los herbívoros. Pero con una simple piedra que corta, de repente todo se simplifica.

La dieta pasó de este modo a tener un aporte de carne que, según parece, no procedía de la caza, sino del carroñeo. Las herramientas de piedra más antiguas que se han encontrado hasta el momento tienen 3,3 millones de años y se desconoce qué especie las hizo, aunque pudo ser obra de *Australopithecus afarensis*. Con todo, aún tuvimos que esperar un millón de años más para que, con la aparición de la llamada industria lítica olduvayense, las piedras con filo pasaran a formar parte habitual del utillaje. Se trataba todavía de útiles muy sencillos, sin mayor elaboración que la de conseguir un borde afilado tras extraer una lasca.

Con el uso de herramientas y el acceso a la carne nuestros ancestros de aquella época entraron en una espiral de realimentación que afectó de forma directa a la estructura cerebral. Aunque no se sabe qué fue primero, si los cambios en el cerebro o las nuevas habilidades manuales, lo que parece claro es que el uso de una dieta más energética, junto con el acortamiento que se produjo en la longitud del tracto digestivo, levantó el pie del freno que impedía un aumento en el número de neuronas y sus conexiones. Hace 2,4 millones de años aparece en el registro fósil un hominino dotado de un volumen encefálico de 600 cm³. Un cambio notable que, junto a la existencia de herramientas olduvayenses, llevó a los científicos a proponer que esa especie debería de considerarse humana: por ello la bautizaron como *Homo habilis*.

Si introducimos en la *olla evolutiva* un encéfalo de buen tamaño, un desplazamiento bípedo, una dieta rica en proteínas y grasa animal, un tracto digestivo corto, unas manos hábiles y precisas, una vida social compleja y un entorno exigente, y agitamos durante medio millón de años, el resultado es una criatura con un encéfalo de 800 cm³ o incluso más y con la capacidad de conquistar medio planeta. Su nombre es *Homo erectus* (o, también, *Homo ergaster*, en su versión exclusivamente africana) y sus fósiles más antiguos tienen 1,8 millones de años. Por lo que parece, todas esas innovaciones fisiológicas y de comportamiento permitieron –o fomentaron– la explosión de un encéfalo ya claramente humano que, a su vez, permitiría darle más vueltas a la espiral de innovación.

Homo erectus/ergaster es la especie artífice de la creación tecnológica con más éxito en toda la historia humana: el hacha de mano con simetría bifacial, que forma parte de la llamada industria lítica achelense. En este caso no se trata de una simple piedra quebrada, sino que sobre ella se ha empleado un proceso de talla que requiere una especial destreza manual y mental. Nuestros antecesores humanos de distintas especies se dedicaron a elaborar bifaces achelenses durante nada menos que un millón de años, desde hace aproximadamente 1,75 millones de años hasta hace tan solo 250 000 años. Nunca ningún otro objeto elaborado por los humanos ha gozado de tanto éxito.

El volumen encefálico de *Homo erectus* era más del doble que el de los primeros homininos, un aumento de tamaño que refleja tanto un incremento en el número de neuronas como la creación de conexiones y redes neuronales nuevas. ¿De qué neuronas estamos hablando y para qué se utilizaban? Una parte sustancial de ese aumento de tejido nervioso se debió simplemente a un mayor tamaño corporal, pero hubo también redes neuronales, sobre todo en el neocórtex, que se desarrollaron como consecuencia de las nuevas tareas cognitivas y destrezas manuales. Estos circuitos y habilidades forman parte hoy de nuestro repertorio habitual. En las cortezas motora y premotora del lóbulo frontal, que gestionan los movimientos voluntarios, muchas de sus neuronas se encargaron del control preciso de las manos que se requiere para elaborar herramientas achelenses. Esas tareas manuales no se aprendían *de novo* todos los días, sino que se producía un aprendizaje que quedaba almacenado en la llamada memoria procedimental, una memoria que también vio incrementado el trabajo que se le asignaba y de la cual se encargan tanto el cerebelo como los ganglios basales.

Otra región cerebral clave que mostró un incremento de tamaño es la corteza prefrontal. Sus circuitos son esenciales para generar una mente flexible y *racional* que no funciona de manera mecánica, sino que es capaz de tomar decisiones adecuadas a las distintas circunstancias. Para que esta toma consciente de de-

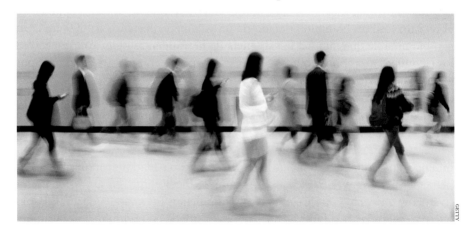

Nos hemos convertido en paradojas andantes: la imprescindible relación con nuestros congéneres se lleva a cabo cada vez más mediante dispositivos tecnológicos que nos aíslan a la par que nos conectan con cualquier punto del mundo.

cisiones funcione es necesario poseer una cierta memoria autobiográfica, que permita contrastar el conocimiento pasado con la información que se adquiere a cada instante. Esta memoria autobiográfica requiere también de neuronas, que en este caso se encuentran distribuidas por todo el neocórtex. Y todavía hay un elemento más, muy importante, que para algunos investigadores tuvo una importancia crucial en el desarrollo de los primeros *Homo*: la memoria de trabajo. Se trata de la memoria que utilizamos para traer a la mente ideas o hechos tanto pasados como actuales y, con ellos, elaborar planes de acción. Todos usamos continuamente la memoria de trabajo, y podemos exprimirla a fondo si tenemos que reflexionar sobre un movimiento de ajedrez o realizar una traducción simultánea. En este último ejemplo deben permanecer activos en la mente al menos tres elementos complejos: la frase que se acaba de escuchar en un idioma, la traducción de esa frase a otro idioma y la memoria de la frase que se está escuchando mientras se procesa lo anterior.

La memoria de trabajo no tiene una localización precisa y única en el encéfalo, pero los científicos tienen claro que para su gestión es imprescindible la corteza prefrontal. Los individuos de la especie *Homo erectus* no jugaban al ajedrez, pero tallaban bifaces, y para ello es necesario poseer una idea mental de la forma que se le quiere dar al trozo de piedra y ejecutar con destreza los movimientos aprendidos, tareas en las que participan, entre otras regiones, las cortezas prefrontal y motora.

En el penúltimo capítulo de nuestra historia entra en escena *Homo heidelbergensis*. Esta especie continuó elaborando bifaces, pero no se quedó ahí. A sus habilidades añadió una importante novedad: la caza. En el yacimiento alemán de Schöningen se han encontrado lanzas de madera de hace unos 400 000 años, que se utilizarían a modo de picas para dar caza a grandes herbívoros. Los humanos pasaron de ser buscadores–recolectores carroñeros a ser cazadores–recolectores, y ello no solo requiere grupos numerosos de individuos, sino una buena coordinación entre ellos.

La emergencia de mentes capaces de gestionar una vida en sociedad cada vez más compleja, en donde la corteza prefrontal juega un importante papel, es una de las señas de identidad de nuestros antecesores más recientes. Los encéfalos de *Homo heidelbergensis* tenían una capacidad craneal media de unos 1200 cm^3, ya dentro del rango de *Homo sapiens*. Según una de las propuestas más aceptadas de la paleoantropología actual, *Homo heidelbergensis* sería el ancestro directo tanto de *Homo neanderthalensis*, en la actual Europa, como de nuestra propia especie, *Homo sapiens*, que se habría originado en África hace unos 300 000 años.

Nuestra especie no solo mantiene una prominente corteza prefrontal, sino que también luce unos abultados lóbulos parietales, que ocupan la parte cenital del cerebro y se encargan, entre otras funciones, del procesamiento somatosensorial (tacto, posición del cuerpo, etc.) y de la coordinación visuo-espacial. En los humanos modernos este crecimiento de los lóbulos parietales explica la forma globosa del cráneo.

Las innovaciones más trascendentales y difíciles de explicar de la última etapa de la humanidad —y que nos diferencian hoy de todos los demás animales— fueron el pensamiento simbólico y el lenguaje. No está claro si otras especies próximas como los neandertales poseían estas capacidades, pero de lo que no hay duda es de que estas habilidades han sido la clave de nuestro impresionante desarrollo cultural y tecnológico. Los elementos que dieron lugar a esa aleación se fueron forjando a lo largo de los dos últimos millones de años: un control motor voluntario de alta precisión —que, entre otras muchas cosas, permite exteriorizar el lenguaje mediante el habla—, redes neuronales que mantienen una gran capacidad de memoria —tanto de trabajo como procedimental y autobiográfica— y redes sociales que fomentan la innovación y la transmisión cultural.

Aunque, con toda probabilidad, no te conozca e ignore los detalles de tu vida, tu aspecto o tus intereses, tengo sin embargo la certeza absoluta de que eres un individuo de la especie *Homo sapiens*. La razón es sencilla: no sabemos de ninguna otra criatura en el universo que posea la extraordinaria habilidad de la que estás haciendo uso ahora mismo para leer —o escuchar— y comprender un texto. Es más, tu singularidad dentro del mundo animal incluye también una capacidad sin igual para almacenar dentro de tu memoria autobiográfica parte de las ideas o conceptos que estás asimilando mientras lees esto y, por si no fuera suficiente, posees además una habilidad única entre todas las especies para recuperar parte de esa memoria, reflexionar sobre el pasado y establecer planes de acción para el futuro.

Perteneces a una especie hipersocial que está formada en la actualidad por casi 8000 millones de individuos y, con todo, eres una persona única e irrepetible. Incluso aunque tengas una hermana o hermano gemelo con tus mismos genes, tu encéfalo, la estructura que genera la mente y que es responsable de todas las características que acabo de comentar, es único, ya que la arquitectura fina de las neuronas y sus conexiones es distinta en todos los seres humanos que existen y han existido.

El galimatías de la conciencia

LAURA CHAPARRO

PERIODISTA CIENTÍFICA

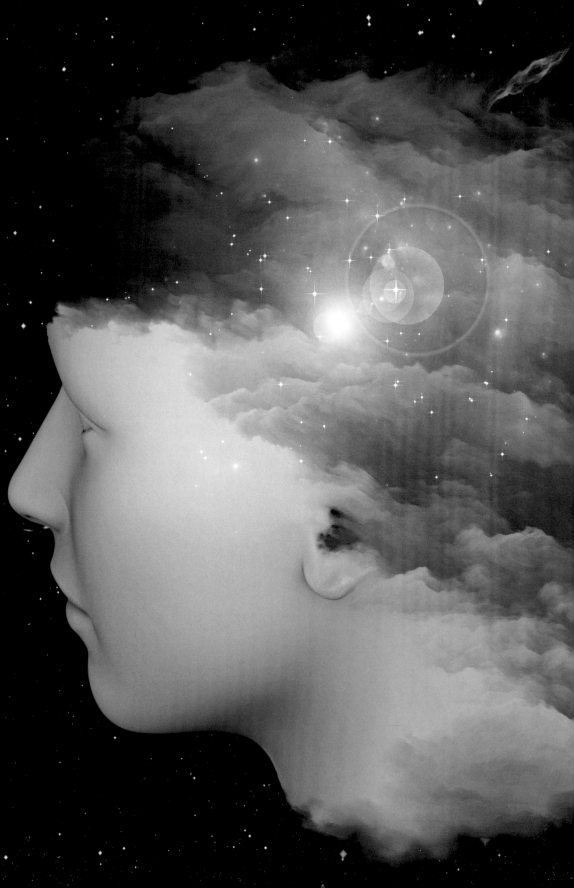

Durante siglos, la filosofía ha intentado responder a una de las preguntas más complejas que puede hacerse el ser humano: qué es la consciencia. El filósofo francés René Descartes (1596-1650) y otros muchos pensadores investigaron sobre ella, cada uno partidario de una teoría diferente. Han tenido que pasar cientos de años para que otra disciplina, la neurociencia, trate de resolver el rompecabezas. Gracias a las técnicas de imagen cerebral, hoy los científicos conocen un poco mejor cómo funciona este estado de la mente.

Como recuerda Mavi Sánchez-Vives, directora del grupo de Neurociencia de Sistemas en el Instituto de Investigaciones Biomédicas August Pi i Sunyer (IDIBAPS), en Barcelona, «el estudio de la consciencia fue casi un tabú hasta la década de 1990 en el área de las neurociencias, pues era considerado un tema limítrofe con la filosofía, el misticismo y el esoterismo». Desde entonces, la búsqueda de sus bases cerebrales y el número de publicaciones científicas han aumentado de forma exponencial, y hoy despierta un gran interés.

«El término *consciencia* se ha usado de diferentes maneras, pero la investigación actual lo enfoca en su sentido más básico: tener consciencia es lo mismo que tener cualquier tipo de experiencia, como estar vivo y despierto, ver árboles y un cielo azul, oler el café, tocar la mesa, sentir calma o soñar», afirma Johan Frederik Storm, profesor del Instituto de Ciencias Médicas Básicas de la Universidad de Oslo (Noruega).

El desarrollo de la neurociencia ha provocado que un gran número de investigadores busquen en el cerebro una nueva forma de entender la mente del ser humano. De momento hay muchas más preguntas que respuestas.

En castellano, la situación se complica porque tenemos una palabra muy parecida, *conciencia,* que tendemos a intercambiar con la otra. Ambos significados son distintos: la conciencia tiene que ver con la moralidad y la capacidad de distinguir entre buenas y malas acciones, incluidas las de uno mismo; mientras que la consciencia se centra en tener experiencias.

Sin embargo, el *Diccionario de la lengua española* contribuye a esta confusión, y admite consciencia como sinónimo de conciencia en su quinta acepción: «capacidad de reconocer la realidad circundante». El galimatías radica en su origen, puesto que ambas provienen de la palabra latina *conscientia,* que significa 'conocimiento compartido'.

Dejando a un lado las cuestiones etimológicas, los científicos se centran en las raíces neurológicas de la consciencia, y ahí diferencian entre el estado y el contenido. «La consciencia es lo que desaparece por la noche y vuelve por la mañana, y que se conoce como estados o niveles de consciencia. Pero también es lo que estás experimentando en cualquier momento, que es el contenido», aclara Srivas Chennu, investigador en el Departamento de Neurociencias Clínicas de la Universidad de Cambridge (Reino Unido).

¿Qué ocurre durante el sueño? Parece que estamos inconscientes, aunque el asunto no es tan simple. Como apunta Sadie Witkowski, investigadora el Departamento de Psicología de la Universidad del Noroeste (EE. UU.), en los sueños surgen experiencias semiinconscientes, los llamados *sueños lúcidos,* en los que la persona es capaz de reconocer el sueño mientras está ocurriendo e incluso puede influir en su evolución. «Los diversos niveles de consciencia, tanto del yo como de la forma en que interactuamos con el mundo, determinan qué nivel de experiencia consciente estamos teniendo», añade Witkowski.

Para averiguar qué áreas cerebrales están involucradas en su funcionamiento, los científicos estudian imágenes cerebrales de personas sanas y las comparan con resonancias de pacientes con daño cerebral grave, que podrían tener esta capacidad mermada o anulada.

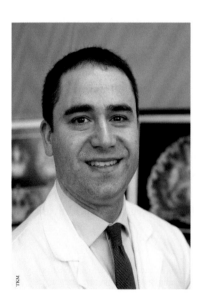

El neurólogo Brian L. Edlow trata a estos pacientes. Tras su experiencia en hospitales, el médico alega que el examen neurológico presencial estándar que realiza un especialista cuando una persona ingresa con una lesión cerebral grave puede considerar a esta inconsciente cuando en realidad no lo está. «Estudios previos sugieren que estas limitaciones llevan a una tasa de

Brian L. Edlow apuesta por escáneres cerebrales sofisticados para saber si un paciente en coma está consciente o no.

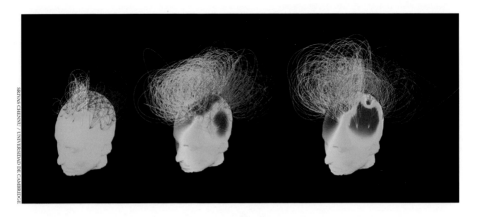

En la imagen, que pertenece a una investigación en la que participó Srivas Chennu en 2014, pueden observarse las redes cerebrales en dos pacientes que estaban, aparentemente, en el mismo estado vegetativo –a la izquierda y en el centro–. Se puede apreciar que, cuando a ambos se les pidió que se imaginaran jugando al tenis, la actividad neuronal del individuo del centro es muy similar a la de un adulto sano –a la derecha–. Estos resultados sugieren que personas que parecen no estar conscientes podrían desarrollar una actividad cerebral capaz de sustentar un pensamiento activo.

clasificación del 40% de pacientes inconscientes que realmente están conscientes», alerta Edlow, que dirige el Laboratorio de Neuroimagen de Coma y Consciencia del Hospital General de Massachusetts (EE. UU.).

Que el paciente no sea capaz de expresarse al hablar o escribir; que tenga debilidad en brazos y piernas y no pueda moverse en respuesta a una orden; que reciba medicamentos que lo sedan; o que el neurólogo interprete mal sus movimientos puede provocar que se le clasifique incorrectamente, con las repercusiones que tendrá ese error.

En una investigación publicada en la revista *Brain*, Edlow y su equipo utilizaron resonancias magnéticas funcionales (IRMf) y detectaron huellas de consciencia en pacientes con lesiones cerebrales traumáticas graves ingresados en la UCI del hospital que parecían inconscientes con el examen presencial estándar. Con la ayuda de electroencefalogramas, que miden la actividad bioeléctrica cerebral, también registraron respuestas cerebrales al lenguaje en ingresados que no respondían con la prueba estándar.

«La detección temprana de la consciencia y la función cerebral en las unidades de cuidados intensivos podría permitir a las familias tomar decisiones más informadas sobre si continuar con terapias para mantener la vida», sostiene este especialista en neurología. Según Edlow, como la recuperación temprana de la consciencia se asocia con mejores resultados a largo plazo, tanto la resonancia magnética como el electroencefalograma podrían ayudar a los pacientes a acceder a terapias de rehabilitación una vez son dados de alta de la UCI.

Las imágenes cerebrales obtenidas de estas personas y de las sanas revelan que el estado de la mente involucra a varias áreas cerebrales. «No hay un único lugar en el cerebro que la contenga la consciencia, como hipotetizó Descartes», alega Witkowski. Se trata más bien de una compleja orquesta de regiones neurológicas que se comunican entre sí.

'COLOCADOS' DE CONSCIENCIA

Entre los efectos que tiene el consumo de drogas está el de incrementar la consciencia. Una investigación dirigida por la Universidad de Sussex (Reino Unido) analizó imágenes cerebrales de voluntarios que habían recibido una de las tres drogas utilizadas para inducir un estado psicodélico: psilocibina, ketamina y LSD.

Al medir los campos magnéticos producidos en el cerebro descubrieron que quienes consumieron las drogas tenían un nivel consciente mayor respecto a quienes no las tomaron. Este nivel se corresponde con unas determinadas señales cerebrales, que son más variadas cuando alguien está despierto que cuando está dormido. La diversidad en los cerebros de las personas que habían ingerido drogas era muy superior al nivel de despierto.

Los científicos, cuyo trabajo recoge la revista *Scientific Reports*, recuerdan que una mayor consciencia no es mejor ni más deseable y enfatizan las aplicaciones biomédicas del hallazgo. Estas tres sustancias, si se aplican bajo supervisión médica, podrían ser beneficiosas para tratar enfermedades como la depresión grave.

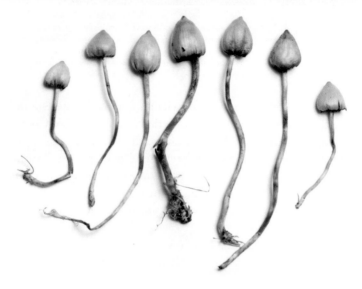

Uno de los componentes activos más importantes del hongo *Psilocybe semilanceata* es la psilocibina.

Hoy sabemos que existen redes subcorticales y corticales —de la corteza cerebral— que contribuyen a su activación. También el tálamo, ubicado en el centro del cerebro, es importante en su funcionamiento.

«Parece que partes relevantes de la corteza cerebral deben de tener un tipo de actividad compleja, refinada, rápida, rica en información y desincronizada para apoyar la consciencia —mantiene Storm—, en lugar de la actividad más simple, más lenta y más primitiva típica del sueño profundo, el coma, la anestesia, los ataques epilépticos y otros estados inconscientes».

Desde que en el siglo XVI el médico y astrólogo suizo Paracelso (1493-1541) descubriera que unos pollos que habían inhalado vitriolo dulce —éter— se dormían y perdían cualquier sensibilidad al dolor, los médicos fueron cambiando las sustancias y experimentando, incluso con ellos mismos, hasta conseguir la anestesia actual. Con estos fármacos se entra en un estado inconsciente que también estudian los científicos.

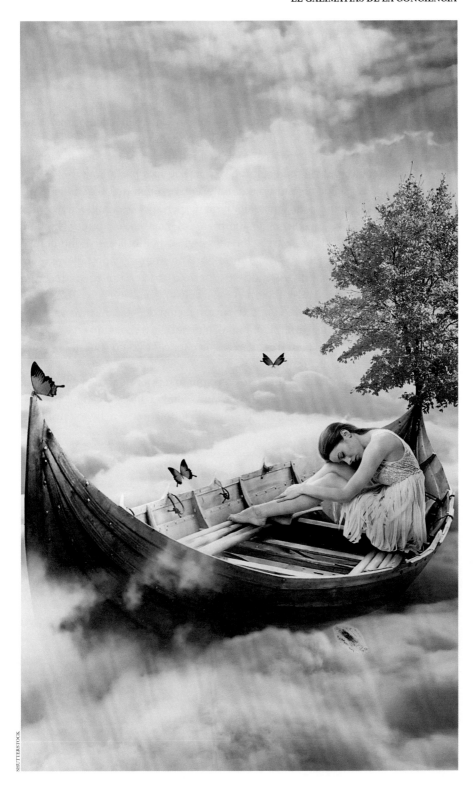

«Los anestésicos actúan sobre la consciencia de formas complejas, esto es, depende del agente específico que se use, y aún se debate sobre sus efectos», afirma Chennu. Según este, hay consenso en que estas sustancias reducen en gran medida la comunicación y la interacción entre las regiones cerebrales.

En un estudio publicado en la revista *PLOS Computational Biology*, el investigador y su equipo comprobaron que si se realizaban electroencefalogramas a los pacientes antes de someterlos a una anestesia, podían conocer el estado de su actividad neurológica y así prever cómo iban a responder a la sedación. Cuanto mayor era la actividad de la red cerebral, más anestésicos hacían falta.

Con los sueños sucede algo diferente. La prueba está en que si alguien te pellizca en un brazo mientras duermes, acabarás despertándote cuando la sesera te avise del dolor, y eso no sucede con la anestesia. Además, como apunta Chennu, hay muchos procesos cerebrales relacionados con la memoria que están activos mientras dormimos y que se consideran importantes para el aprendizaje, pero que no suelen ocurrir cuando estamos sedados. «La anestesia puede parecer un sueño profundo, sin sueños», compara el especialista.

Harry Scheinin, director del grupo de investigación de Mecanismos de Anestesia en la Universidad de Turku (Finlandia), pide más investigación en este campo para poder diferenciar bien tres aspectos: la capacidad de respuesta, la consciencia y la conectividad cerebral.

En un estudio realizado a veinte personas que se despertaban de la anestesia, Scheinin y el resto de científicos comprobaron cómo la consciencia más primitiva —ubicada en el tálamo y en parte del sistema límbico— se activaba primero,

Una investigación británica llevada a cabo por la Asociación de Anestesistas de Gran Bretaña e Irlanda, entre otras instituciones, señala que una de cada 19 000 personas se despiertan durante una cirugía quirúrgica.

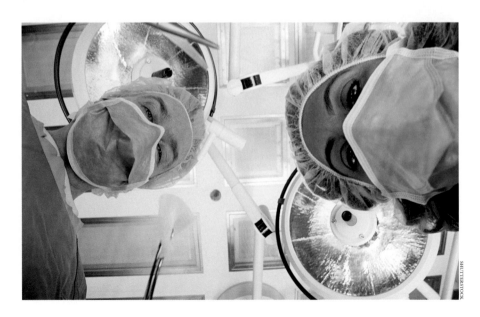

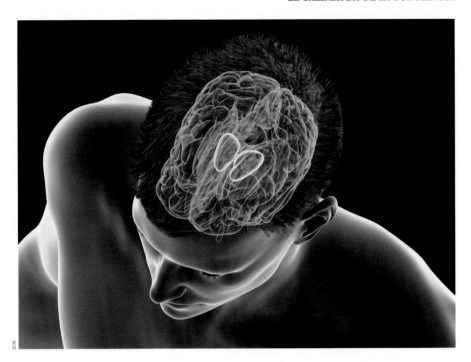

El tálamo –en la imagen– es la estructura más voluminosa del diencéfalo y
está involucrado en el nivel de consciencia, la atención y la percepción.

antes que áreas más evolucionadas, localizadas en la corteza cerebral. El anestesista confía en que en los próximos años se desarrollen mejores métodos que midan la intensidad de la anestesia y eviten la consciencia involuntaria durante la sedación general.

En este escurridizo escenario de percepciones, investigadores suizos y alemanes se propusieron analizar cómo procesa el cerebro la información inconsciente. Por ejemplo, si vas conduciendo y el coche de delante de repente pega un frenazo, de manera automática tú también pisarás el freno de tu vehículo. La pregunta es: ¿se trata de un acto reflejo involuntario o más bien de algo que has hecho de forma inconsciente?

Un modelo propuesto en la revista científica *PLOS Biology plantea* que la consciencia surge en intervalos de tiempo, no es continua, y tiene lapsos de inconsciencia entre medias. «Existen períodos sustanciales en los que no hay consciencia, es decir, brechas», puntualiza Michael Herzog, uno de los autores del estudio y director del Laboratorio de Psicofísica de la Escuela Politécnica Federal de Lausana (Suiza).

Los investigadores proponen un modelo de procesamiento de la información en dos etapas. En la primera fase, la inconsciente, el cerebro procesa las características específicas de los objetos y las analiza. En la segunda etapa, la consciente, el cerebro completa ese procesamiento y lo hace aflorar a la consciencia en una imagen final. Todo el proceso puede durar hasta 400 milisegundos.

Optogenética: control de los sesos con luz

Numerosos experimentos han demostrado cómo algunos primates y otros mamíferos se reconocen en los espejos, sienten empatía o incluso compasión. ¿Eso significa que son conscientes de sí mismos? «Creo que existen múltiples niveles de consciencia, que van desde el que tiene un organismo simple hasta el de los seres humanos», opina la investigadora Sadie Witkowski, de la Universidad del Noroeste (EE. UU.).

En el caso de las ratas, un equipo de científicos ha conseguido alterar su actividad cerebral y despertarlas o sumirlas en un estado inconsciente al cambiar las tasas de activación de las neuronas en el tálamo central, una región que regula la excitación y es clave en la consciencia. Para lograrlo utilizaron la optogenética, pulsos de luz dirigidos a estas neuronas.

Cuando las ratas estaban dormidas, la luz de alta frecuencia conseguía despertarlas. Por el contrario, si la estimulación era de baja frecuencia, los animales se paralizaban y se volvían a dormir. Las imágenes de resonancia magnética confirmaron que esta estimulación sumía a las ratas en estados de actividad cerebral completamente diferentes. Los investigadores esperan que los resultados sirvan para desarrollar mejores tratamientos en lesiones cerebrales y otros trastornos neurológicos.

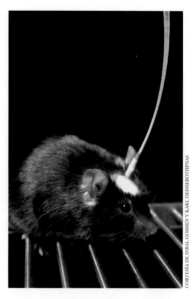

Resulta prometedora la utilización de esta técnica, nacida de la óptica y la genómica, en enfermedades neurodegenerativas como el alzhéimer.

Otro equipo de científicos lleva más de una década tratando de desentrañar el papel de la consciencia. En un estudio publicado en la revista *Behavioral and Brain Sciences* apuntan a que es más pasiva de lo que se pensaba. El libre albedrío que la gente suele atribuir a una mente consciente, que nos guía hacia una determinada acción, no existe según esta teoría.

«La generación de contenidos conscientes y sus respuestas están mediados por sistemas inconscientes», indica Ezequiel Morsella, autor principal del trabajo y profesor de Neurociencia en la Universidad Estatal de San Francisco (EE. UU.).

La consciencia sería una especie de intermediaria en la trasmisión de la información. Morsella pone como ejemplo internet, que permite que dos personas de diferentes lugares sean capaces de hablar entre sí pero que no puede resolver los conflictos que surjan entre ellas. Lo mismo ocurre con un intérprete, que expone una información sin influir en su contenido. La consciencia sería algo básico y estático, y solo transmitiría información para controlar la acción voluntaria que involucra al sistema musculoesquelético. El investigador es consciente —valga la redundancia— de que esta teoría es contraintuitiva y difícil de aceptar, al menos al principio.

Junto a estos científicos, varios premios Nobel se han interesado por este enigmático estado de la mente. Es el caso de Francis Crick, galardonado en 1962 por descubrir la estructura molecular del ADN; Leon Cooper, premiado en 1972 por sus trabajos sobre la superconductividad; Gerald M. Edelman, nobel también en 1972 por sus trabajos sobre el sistema inmunitario; Eric Kandel, galardonado en el año 2000 por averiguar cómo se comunican las neuronas; y Charles Sherrington, médico neurofisiólogo premiado en 1932 por estudiar las funciones de la corteza cerebral.

De hecho, un estudio de Francis Crick y Christof Koch titulado *Consciencia y Neurociencia* que publicaron en 1998 en la revista científica *Cerebral Cortex* se considera el acicate de toda esta nueva área de investigación.

En el arranque del artículo, los investigadores describen la consciencia como un misterio para la neurociencia debido a que los científicos no se habían propuesto analizarla. Desde su punto de vista, esta apatía podía deberse a dos motivos: a que la consideraban un problema filosófico o a que, siendo un problema científico, los investigadores veían prematuro estudiarla. En su opinión, había llegado el momento de dejar a un lado los aspectos filosóficos y empezar a estudiar el fenómeno desde un punto de vista científico. Y así sucedió.

Veinte años después, Koch, que hoy es director científico y presidente del Instituto Allen para la Ciencia del Cerebro (EE. UU.), resume lo que se ha conseguido en este tiempo: «Hemos identificado circuitos específicos en el cerebro cuya actividad da lugar a una experiencia consciente. Eso significa que podemos empezar a comprender cuándo van mal las cosas con la consciencia, como en la esquizofrenia y otras enfermedades mentales», destaca.

A pesar de los avances, la mayoría de los expertos consultados en este reportaje sostienen que falta mucho por saber. «Aún estamos muy lejos de comprender verdaderamente las bases biológicas de la consciencia», aduce Edlow.

En un estudio publicado en *The Journal of Neuroscience*, sus autores revisaron diferentes trabajos sobre la consciencia y las áreas corticales. Desde su punto vista,

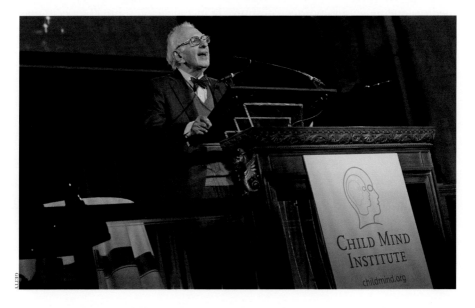

El estadounidense Eric Kandel, uno de los tres investigadores especializados en neurociencia galardonados con el Nobel de Medicina en el año 2000, cree que solo conocemos el 15 % de lo que sucede en nuestra mente.

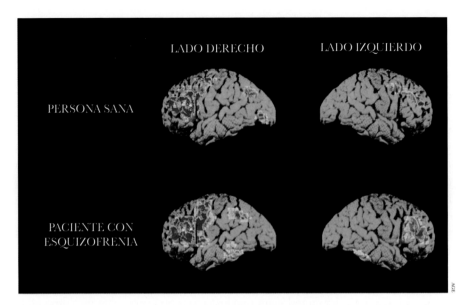

La esquizofrenia, que se caracteriza por una alteración de la percepción de la realidad –causa alucinaciones y delirios de persecución o grandeza, entre otras distorsiones–, afecta a los circuitos neuronales del cerebro.

la investigación neurocientífica en esta área tiene que ser cada vez más robusta y aceptada, puesto que ahora existe un gran progreso científico y clínico. Según Storm, que es el autor principal del artículo, todavía falta una teoría generalmente aceptada que explique por qué existe la consciencia.

«Es fundamental investigar sus bases cerebrales, no solo por las implicaciones médicas que tiene, sino porque constituye la investigación sobre el aspecto más esencial de nosotros mismos. Nuestra consciencia nos permite estar hablando ahora mismo sobre sí misma», concluye Sánchez-Vives.

Las necesarias ilusiones ópticas

SUSANA MARTINEZ-CONDE Y STEPHEN MACKNIK
NEUROCIENTÍFICOS EN LA UNIVERSIDAD ESTATAL DE NUEVA YORK

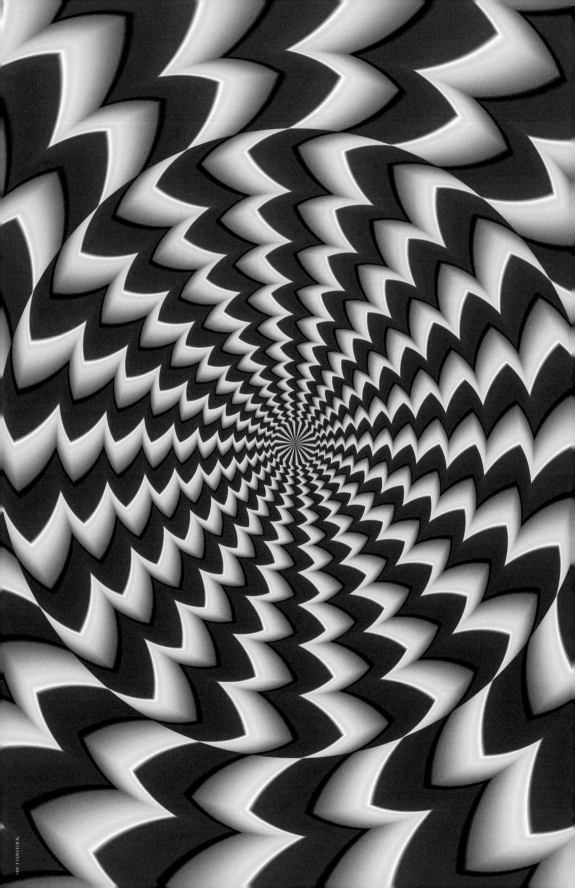

En febrero de 2015, una orgullosa madre hizo una foto al vestido que pensaba llevar a la boda de su hija. La imagen en cuestión casi rompió internet. Su hija y su futuro yerno no se ponían de acuerdo sobre el color del traje: ella lo veía blanco y dorado, pero él insistía en que era negro y azul. Un amigo de la novia colgó la foto en Tumblr. En media hora, ya había llegado a Twitter, donde la imagen se volvió viral. El *Vestido* atrajo millones de puntos de vista en las redes sociales. La sociedad se dividió entre el bando blanco y dorado frente al bando azul y negro. El furor mediático por fin se extinguió justo cuando el asunto empezaba a interesar en los círculos neurocientíficos. Los investigadores ya sabían que la fuente de iluminación afecta a la percepción del color, pero no entendían por qué cada persona veía el mismo vestido de manera diferente bajo las mismas condiciones de visualización. La comunidad científica finalmente concluyó que el *Vestido* era un nuevo tipo de fenómeno perceptual, previamente desconocido.

Hace tiempo, se asumía que todas las personas con visión normal experimentaban el color de manera similar. Se pensaba que las ilusiones ambiguas se limitaban a la percepción de la forma, como cuando alguien ve un jarrón en vez de dos caras enfrentadas o una mujer joven en vez de una anciana. Tales engaños formales difieren del *Vestido* en un aspecto fundamental: mientras que la mayoría podemos invertir nuestra percepción del jarrón a la de los rostros sin demasiada dificultad, no es así con el color del vestido. Quienes lo ven blanco y dorado

Nuestro cerebro solo puede concentrarse en un objeto: cuando se presentan varias formas diferentes en una única imagen, se produce confusión. Así, en esta imagen, la mente acaba viendo movimiento donde no lo hay.

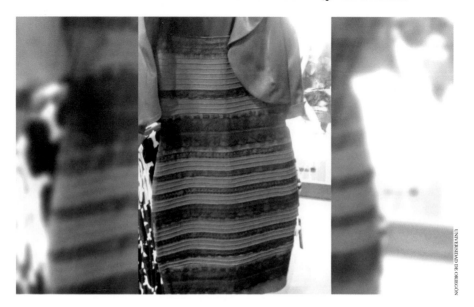

La foto de este sencillo vestido de boda se hizo viral en Twitter porque,
para unos, era blanco y dorado, para otros, era claramente negro y azul.

suelen ser incapaces de verlo negro y azul, y a la inversa. Es como si, además de
las dicotomías habituales del vaso medio lleno o medio vacío, o preferir perros a
gatos, el *Vestido* nos presentara una nueva división del género humano.

Varios equipos de investigación en neurociencia trataron de estudiar el rompecabezas. Recientemente, Pascal Wallisch, de la Universidad de Nueva York
(EE. UU.), consiguió crear nuevas imágenes poseedoras de ambigüedad en el
color. Se basó en la teoría de que este tipo de ilusión se debe a la acumulación de
nuestras experiencias vitales con los objetos retratados en las fotografías.

El papel de la experiencia fue la clave del nuevo experimento, que Wallisch
y su equipo pusieron a prueba con el tipo de zuecos conocido como *crocs*, que
se pueden encontrar en muchos colores —veintiocho para ser exactos—, con los
que estarían familiarizados la mayoría de los participantes en el estudio. Los
científicos pusieron crocs —un tipo de chanclas de goma de colores— de diferentes tonos uno al lado del otro, para que parecieran casi idénticos bajo condiciones de iluminación opuestas. En el panel A de la figura de la derecha se ven dos
pares bajo luz blanca, de colores rosa y menta. El panel B muestra solo los crocs
de menta bajo dos tonos de luz rosada, y el C muestra los crocs rosados bajo
tres tonos de luz verde. Observarás que todos los crocs aparecen grisáceos bajo
las luces de colores, pero es posible inferir el color de cada fuente de luz a partir
del color aparente de los calcetines. Sin embargo, y esto es crucial, tal inferencia solo es factible si sabes que esta clase de calcetines suelen ser blancos, por tu
experiencia pasada con dichas prendas. Esta es la base del estudio. Las personas
que daban por hecho que los calcetines eran blancos, en base a su experiencia,
tendían a ver la fuente de luz como de color e interpretaban que los zuecos eran

asimismo de colores, específicamente verdes o rosas. En cambio, quienes creían que los calcetines eran de colores –por falta de familiaridad con ellos– tendían a ver la fuente de luz como blanca y concluían que los crocs eran grises.

De esto se deduce que nuestra experiencia visual influye en nuestra interpretación del color en condiciones de iluminación ambiguas. Entonces, ¿cómo es que nuestras creencias previas afectan a la percepción de objetos que no habíamos encontrado anteriormente, como ocurría con el Vestido? La respuesta podría residir en cómo evolucionaron nuestros sistemas visuales para distinguir objetos azules de amarillos en nuestro entorno.

Echa un ojo ahora a la imagen de la página siguiente: las fichas azules en la parte superior del cubo izquierdo y las fichas amarillas en la parte superior del derecho. Son todas grises idénticas, lo que resulta aparente si se eliminan los colores circundantes. Este fenómeno, llamado contraste de color, hace que las manzanas rojas aparezcan de un carmesí más intenso sobre un fondo de hojas verdes. Y consigue que colores iguales se vean diferentes en función del contexto.

Los dos cubos también demuestran el fenómeno de la constancia del color, detalle que juega un papel crítico en el Vestido. Fíjate en las fichas rojas de ambos cubos. Separadas de sus vecinas, son de color naranja en el cubo de la izquierda y moradas en el de la derecha. En el contexto de nuestra imagen, parecen de un rojo similar, ya que el cerebro las interpreta como fichas rojas iluminadas por luz amarilla o azul.

Ilusiones como estas demuestran la constancia perceptual, el mecanismo por el que podemos reconocer un mismo objeto en diferentes ambientes y bajo condiciones de iluminación diversas. Las ilusiones de constancia gobiernan tu

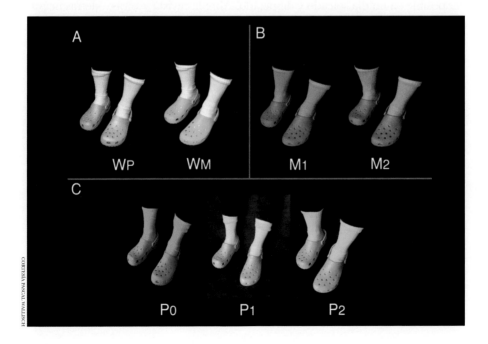

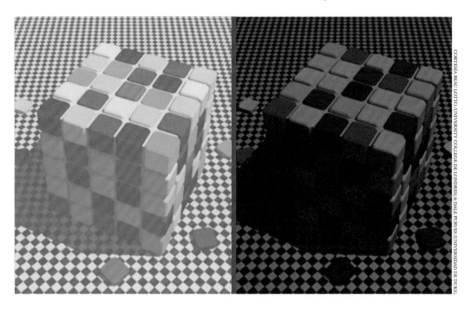

La ilusión de contraste hace que percibamos un objeto de determinado color en función de los tonos que lo rodean. En estos cubos, las fichas azules en la cara superior (izquierda) y amarillas (derecha) son, en realidad, del mismo color gris.

percepción en todo momento, incluso, mientras lees esta revista. Si estás en casa, apaga la luz y cierra las cortinas, o métete en una habitación sin ventanas. A continuación, ilumina las páginas de la revista con el teléfono, apenas lo suficiente para poder leer las palabras. Verás letras negras sobre un fondo blanco, sin mayor sorpresa. Después, todavía asiendo la revista, sal al balcón o a la calle, a ser posible en un día soleado y despejado. Abre la revista y verás... ¡letras negras sobre fondo blanco! Quizá no te sorprenda pero te aseguramos que para nuestro sistema visual es una hazaña increíble.

El hecho es que las páginas de la revista son muy diferentes físicamente en las dos situaciones. El texto negro refleja 100 000 veces más fotones bajo la luz solar directa que la página blanca bajo iluminación artificial. Sin embargo, siempre vemos palabras negras sobre fondo blanco, no importa dónde estemos. ¿Cómo es posible? La respuesta es que, para el cerebro, no existen el negro ni el blanco absolutos. Todo depende del contexto. Las letras nos parecen negras porque siempre son más oscuras que el resto de la página, tanto en interiores como en exteriores.

Las ilusiones de constancia perceptual tienen un valor adaptativo intrínseco. Considera lo que habría sucedido si tus antepasados hubieran confundido a un amigo con un enemigo cada vez que se nublaba el cielo, o si hubieran perdido la pista de sus pertenencias o de su progenie cada vez que salían de la cueva a la luz del día. ¡Se podrían haber comido a sus hijos! Si te encuentras aquí, es gracias a que los sistemas perceptuales de tus antepasados fueron resistentes a estos cambios molestos en la realidad física, del mismo modo que lo es tu propia percepción.

Hay muchos indicios de que las ilusiones, incluidos los efectos de constancia, nos deben haber ayudado a sobrevivir y que siguen haciéndolo. Si no fuera así y, especialmente, si hubieran hecho la vida más difícil, lo más lógico es que hubieran desaparecido de nuestros genes. Las mutaciones que entorpecen la supervivencia o el éxito reproductivo son autolimitantes.

Otra indicación del valor adaptativo de estas ilusiones es que no nacemos con constancia perceptual, sino que la desarrollamos muchos meses después del nacimiento. Al principio de nuestra vida, somos capaces de discriminar incontables diferencias. Más tarde, aprendemos a ignorar ciertas distinciones, lo que nos permite reconocer el mismo objeto en muchas situaciones distintas. Con la llegada de la constancia perceptual, perdemos la capacidad de detectar una serie de diferencias que, en cambio, son altamente detectables para los bebés.

Para hacerte una idea, observa los tres caracoles en la imagen inferior y elige los dos que te parezcan más similares. Los dos brillantes –izquierda y medio– son prácticamente idénticos, ¿verdad? ¡Incorrecto! Si un bebé de cuatro meses pudiera hablar, te diría que has perdido la razón. ¡Claramente, el del medio y el de la derecha son los más parecidos! Aunque los caracoles izquierdo y medio parecen casi idénticos a un observador adulto, en realidad son muy diferentes con respecto a la intensidad de sus píxeles. Por el contrario, no tenemos problemas para ver que los caracoles medio y derecho son diferentes, a pesar de que su discrepancia física es mucho menor que la de los caracoles medio e izquierdo.

Un equipo de psicólogos dirigido por Jiale Yang, de la Universidad de Chuo (Japón), encontró exactamente lo contrario para los bebés de hasta tres y cuatro meses de edad. Los científicos estudiaron cómo los niños de tres a ocho meses observaban pares de imágenes construidas a partir de objetos reales en 3D. Dado que los pequeños no pueden describir lo que ven, el equipo midió el tiempo que dedicaban a mirar cada imagen.

A
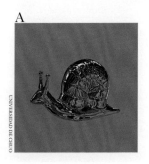

B
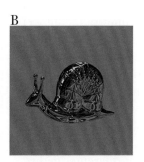

C
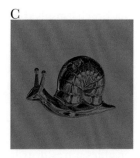

Las investigaciones anteriores habían demostrado que los bebés pasan más tiempo explorando visualmente objetos novedosos que otros con los que están familiarizados. Así, basándose en cuánto tiempo pasaban con cada imagen, los científicos pudieron intuir si los participantes consideraban que dos objetos eran similares o no. Es decir, si un bebé dedicaba menos tiempo a mirar la segunda imagen que la primera, indicaba que pensaba que ya la había visto antes –estaba aburrido de ella, por lo que no necesitaba explorarla tanto–. Pero si miraba la segunda imagen durante un tiempo equivalente al transcurrido con la primera, es que ambas le parecían igualmente interesantes y sorprendentes.

Los resultados revelaron que antes de desarrollar una constancia perceptual, los bebés de tres a cuatro meses tienen una capacidad extraordinaria para captar diferencias entre imágenes por cambios en la iluminación. Algo que pierden alrededor de los cinco meses. Poco después, a los siete y ocho meses de edad, desarrollan la habilidad de distinguir propiedades de las superficies, como el brillo o el mate, pero este talento no se pierde. Por eso, de adultos, percibimos las cosas brillantes como muy diferentes de las mates, incluso, si otras propiedades físicas se mantienen constantes.

En general, durante el primer año de vida, los seres humanos perdemos un sinfín de poderes discriminatorios, como la capacidad de reconocer diferencias en los rostros de los monos y la habilidad de distinguir los sonidos del habla en idiomas distintos de los hablados por nuestras familias. Las diferencias objetivas se convierten en similitudes subjetivas.

Así, la pérdida de sensibilidad a estas variaciones, que todos experimentamos al crecer, crea una brecha insalvable entre nuestra mente y el mundo que nos rodea. Al mismo tiempo, sirve para ajustar nuestra percepción al entorno y nos permite navegar eficientemente y con éxito, aunque dejemos fuera de nuestro alcance una porción de la realidad.

Un buen ejemplo es el caso de los colores ilusorios. La retina tiene una capa de fotorreceptores sensibles a tres distribuciones diferentes de luz: rojiza, verdosa y azulada. Toda la gama de tonalidades cromáticas que percibimos resulta de las magnitudes relativas de estos tres colores. Por otra parte, dichos fotorreceptores no se reparten uniformemente sobre la retina sino que se agrupan en puñados verdes o rojos, con los azules escasamente intercalados entre ellos. Entonces, ¿cómo podemos ver todos los colores en todo el espacio

Foto 1

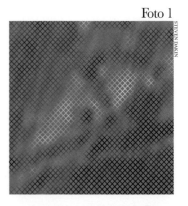

Foto 2

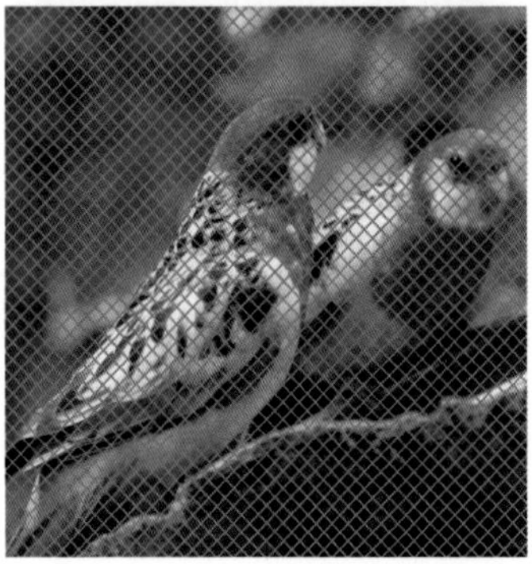

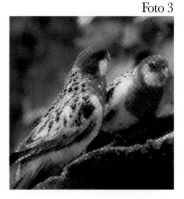

Foto 3

Foto 1: Cuadrícula de color (sin información sobre la forma). **Foto 2:** Imagen en blanco y negro con una cuadrícula gris (sin información sobre el color). **Foto 3:** La superposición de las imágenes 1 y 2 produce la percepción de una sola imagen en color. Observa que la cuadrícula de color y la imagen de las aves en blanco y negro no se solapan en el espacio visual, sino que el cerebro infiere las formas de los colores en la imagen final. (Imagen original de una pareja de rosellas orientales de www.animal.photos).

visual? La respuesta es que no lo hacemos. Nunca en nuestra vida hemos visto un campo completo de color, sino que estimamos sus matices a partir de pequeños parches cromáticos. La percepción humana del color es primordialmente ilusoria.

Para ilustrarlo, en las imágenes de la izquierda, hemos extraído el color de una fotografía y reemplazado una mínima parte de la foto en blanco y negro con los colores originales. El resultado es una foto en blanco y negro en la que hay superpuesta una finísima retícula de líneas de color. El cerebro mezcla ambos tipos de información en una sola imagen, que percibimos a todo color.

Volviendo a los cubos de rubik, no es casualidad que una de las imágenes aparezca bañada en luz azul y la otra en amarilla. Nuestra visión del color evolucionó a lo largo de eones bajo estas dos precisas fuentes lumínicas, por lo que el cerebro asume automáticamente que la mayor parte de la iluminación ha de ser de uno de estos colores, incluyendo la del Vestido. Antes de la invención de la electricidad en el siglo XIX, las principales fuentes de luz con la que nos encontrábamos a diario eran la iluminación directa y dorada del disco solar, y la indirecta del cielo azul. La famosa foto del *Vestido* fue tomada en las condiciones perfectas de iluminación ambigua para nuestro cerebro: la mezcla de una luz difusa fría –azul– y una luz directa cálida –oro–. Los observadores que deciden, aunque sea inconscientemente, que la fuente de iluminación del *Vestido* es el cielo, restan el azul de la imagen y perciben la prenda como blanca y dorada. Por el contrario, los observadores que asumen que la fuente de iluminación es la luz directa del sol, restan oro a la imagen y perciben la prenda como azul y negra.

Dos imágenes idénticas de este vestido se ven distintas en la sombra y al sol. Los colores reales de la prenda, azul y negro, se perciben con más nitidez bajo una brillante luz exterior.

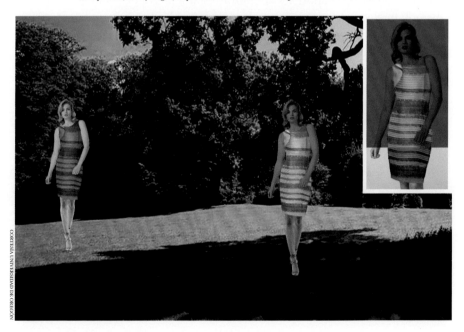

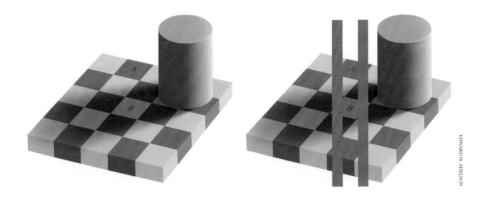

EDWARD H. ADELSON

¿De qué color son las casillas A y B? Aunque creas que A es oscura y B es clara, en realidad, resulta que son del mismo tono gris, tal y como demuestra la barra vertical de un gris uniforme que se ve en la imagen de la derecha.

Aunque la razón de las dos interpretaciones diferentes del *Vestido* sigue siendo un misterio científico, la discrepancia demuestra que podemos ver el mundo de maneras sorprendentemente diferentes, dependiendo de nuestras experiencias y creencias previas. El *Vestido* también enfatiza el hecho de que no experimentamos el mundo directamente, sino que cada percepción y pensamiento está mediado por nuestro hardware y software neuronales.

Este *atajo* cerebral nos ofrece muchas ventajas adaptativas, pero también limita lo que podemos esperar de nuestras mentes. Muchas ilusiones, tal vez la mayoría de ellas, son imposibles de contrarrestar a fuerza de voluntad. Incluso, si sabemos, intelectualmente, que un objeto tiene un brillo o color diferente al que percibimos, nos cuesta verlo de otra manera. La ilusión está conectada a nuestra arquitectura neural.

La ilusión ilustrada en la imagen sobre estas líneas, creada por Ted Adelson, del Instituto de Tecnología de Massachusetts (MIT), consiste en un tablero de ajedrez con casillas claras y oscuras, parcialmente sombreadas por un cilindro situado en una esquina del tablero. Las casillas marcadas como A y B se ven muy diferentes. Uno diría que A pertenece a las casillas negras y B a las blancas. Pero ya te estarás imaginando que debe de haber trampa. En realidad, ambas casillas son iguales, y solo te parecen diferentes gracias a tus mecanismos cerebrales de constancia perceptual. La casilla A parece recibir iluminación directa, mientras que la casilla B da la sensación de encontrarse en la sombra. Como resultado, tu cerebro ajusta automáticamente tu percepción, teniendo en cuenta la aparente diferencia de iluminación entre las dos casillas.

La conclusión perceptual de este proceso es que la casilla ensombrecida ha de ser mucho más clara que la que se encuentra bajo la luz. ¡Error! Si conectamos ambas casillas con una franja gris uniforme, podemos ver que las dos son poseedoras del mismo tono grisáceo. Si aún te quedan dudas, puedes recortarlas con unas tijeras para cerciorarte —o imprime una de las muchas versiones en internet de esta ilusión para no destrozar tu revista, eso también vale—.

Una vez que te sientas convencido al cien por cien de que ambas casillas son idénticas, observa de nuevo la imagen original, donde se encuentran desconectadas. Ya sabes que son dos copias idénticas del mismo cuadrado gris, pero ese conocimiento no modifica notoriamente tu percepción. Hasta si pudieras jurar ante un tribunal de justicia que ambas casillas son exactamente iguales, no serías capaz de verlas como equivalentes. La ilusión es parte intrínseca de tu arquitectura neural, al igual que muchas otras percepciones erróneas que experimentas a diario. La lógica y el conocimiento no te harán cambiar tu percepción de la ilusión, igual que no hay manera de que te entrenes para ver la imagen de otra manera.

Entonces, ¿cómo podemos distinguir la realidad de la ilusión? En resumidas cuentas, no nos resulta posible. Al menos, no de una manera fundamental. Podrías estar soñando, o viviendo como un cerebro desencarnado en una caja, experimentando una simulación por ordenador creada por malvados robots. Ni accedemos a la realidad directamente, ni somos capaces de ello. Por el contrario, filtramos todas y cada una de nuestras experiencias a través de nuestra maquinaria neural. Como consecuencia, la correspondencia exacta entre nuestra percepción y el mundo real es rara, si no imposible. Llamamos *ilusiones* a aquellos casos en los que la discrepancia es más extrema. Sin embargo, el hecho es que la mayor parte de nuestra experiencia es, al menos en cierta medida, ilusoria.

Pero las ilusiones no son necesariamente algo que debiésemos evitar. Imagina que estás tranquilamente recolectando raíces en la sabana cuando un rugiente borrón bronceado se precipita hacia ti. Por la cuenta que te trae, deberás asumir que un león está a punto de abalanzarse sobre tu cuerpo, y buscar resguardo, si es que puedes. Si sobrevives, podrías darte cuenta de que lo que pensaste que era un león resultó ser un guepardo. Esta percepción errónea te costó mucho menos que si te hubieses quedado a considerar las posibilidades hasta estar absolutamente seguro. Las ilusiones existen porque nos hacen más rápidos y eficientes. Incrementan nuestra concentración.

Si nos dieran a elegir, la mayoría de nosotros querríamos que nuestros estados mentales estuviesen acoplados a la realidad, según apunta el filósofo y neurocientífico Sam Harris. Ciertamente, pocas personas escogerían vivir una experiencia tan disociada del mundo físico que nos imposibilitase el cruzar una habitación sin chocar con los muebles. Aun así, una cierta medida de autoengaño puede ser aconsejable en determinadas circunstancias, y hasta poseer valor adaptativo.

Las arañas les parecen más grandes a los aracnófobos que a aquellas personas que no las temen. Los hombres que empuñan armas se nos hacen más altos y fuertes que los que sostienen herramientas. Imaginamos que las distancias son mayores cuando llevamos una mochila cargada a la espalda que cuando caminamos libres de peso adicional. La investigación sugiere que las ilusiones juegan un papel significativo en todos los aspectos de la vida. También en las relaciones románticas. El amor idealizado podría haber evolucionado para aumentar la inversión de los enamorados en sus parejas, y en la descendencia de ambos, durante largos periodos de tiempo. Tales fantasías podrían mejorar nuestro éxito reproductivo y alargarnos la vida. En general, las ilusiones nos ayudan a conseguir claridad en nuestras decisiones a partir de un muestreo muy pobre de la información en nuestro entorno. Son parte integral de nuestra percepción y nuestros procesos de pensamiento. Dicho de forma breve, somos nuestras ilusiones.

ANIMALES ILUSIONISTAS

Los seres humanos no somos la única especie en la que resultan ventajosos los trucos visuales. En los bosques de Australia y Nueva Guinea, vive una criatura del tamaño de una paloma que no solo es un maestro constructor, sino también un gran ilusionista. El pergolero grande *(Chlamydera nuchalis)* primo de cuervos y arrendajos, tiene un elaborado ritual de apareamiento que se basa en la capacidad del macho para provocar la perspectiva forzada.

A lo largo del año, construye y mantiene minuciosamente un corredor de unos 60 centímetros de longitud, formado por ramas entrelazadas, que conduce a un patio decorado con guijarros grises y blancos, conchas y huesos. Algunas especies también añaden flores, frutas, plumas, chapas de botellas, bellotas, juguetes abandonados y otras chucherías coloridas que se encuentran. El macho organiza estos objetos con gran cuidado, de modo que las piezas más pequeñas se encuentran más cerca de la entrada del arco y los artículos más grandes más lejos. Esta elaborada estructura no es un nido, sino que su único propósito es atraer a una hembra para el apareamiento. Una vez finalizada la construcción, el macho da una actuación en el patio para la hembra visitante, mientras ella evalúa el *numerito* desde el centro del pasillo. El pretendiente canta, baila y desfila, paseándose alrededor de algunas selectas baratijas para impresionar a su potencial compañera.

El punto de vista de la hembra es muy estrecho, por lo que percibe los objetos que pavimentan el patio como del mismo tamaño. Esta perspectiva forzada hace que las ofertas del pájaro que la corteja parezcan más grandes y, por tanto, aún más deseables.

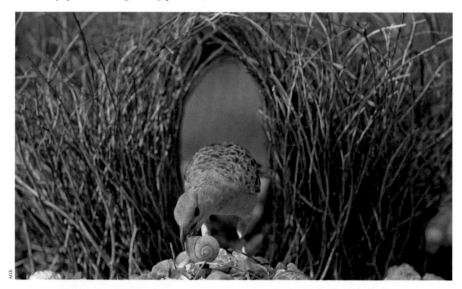

El pergolero grande de Australia y Nueva Guinea decora su casa, colocando los objetos con esmero para que, a la hora del cortejo, la hembra se haga la ilusión óptica de que su ajuar es más grande –y más atractivo–.

¿Dónde está la inteligencia?

LAURA GONZÁLEZ DE RIVERA

PERIODISTA CIENTÍFICA

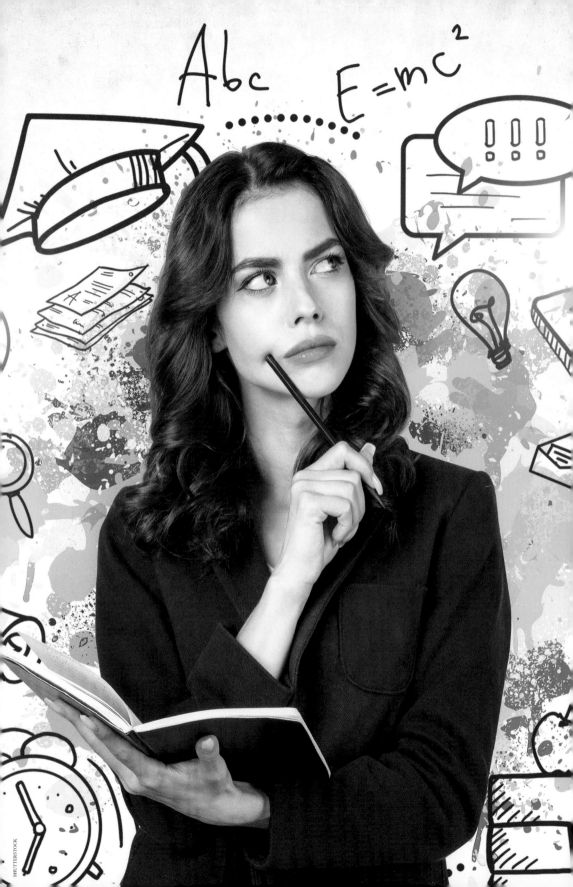

I maginemos un clan en el que cada uno de sus componentes trabaja y desarrolla su profesión en una empresa diferente, pero de forma que los logros e ingresos individuales repercuten en el beneficio del conjunto. «También las habilidades cognitivas se representan mediante redes cerebrales activas y distribuidas, como si fueran los miembros de una familia», explica Jon Andoni Duñabeitia, director del Centro de Ciencia Cognitiva C3 y catedrático de la Universidad Nebrija, en Madrid. Quizá por eso, aunque la inteligencia se suele asociar a la capacidad de solventar de forma rápida y eficaz tareas cognitivas, sigue siendo un tema escurridizo para la ciencia.

Una definición global sería poco precisa, porque incorpora distintas habilidades que cada persona puede desarrollar de forma diferente: la capacidad de abstracción, de memorizar, de aprender, de adaptarse, de sintetizar ideas... Son varios los dominios cognitivos que la componen.

Por eso, se dan muchos perfiles de gente inteligente, cuenta Mara Dierssen, neurobióloga e investigadora del Centro de Regulación Genómica de Barcelona, Y añade: «La inteligencia no se puede explicar analizando propiedades de los elementos individuales que forman parte del sistema. Igual que una ola perfecta de espectadores levantando los brazos en un partido de fútbol no se puede definir analizando el número de personas, el color de su jersey o su altura. Una buena ola depende de lo bien coordinados que estén todos esos factores». Siguiendo con el símil familiar, tratar de determinar dónde se localiza en el cerebro «tiene las

Lingüística, lógico-matemática, espacial, corporal y cinestésica, musical, intrapersonal, emocional, existencial, naturalista... Los científicos reconocen al menos un docena de inteligencias diferentes.

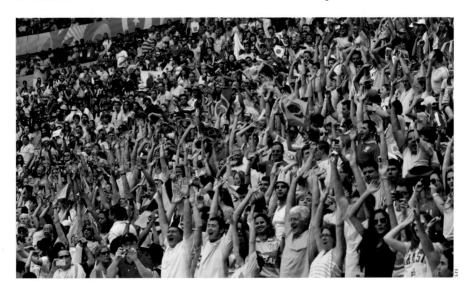

En cierta forma, la inteligencia se puede comparar a los espectadores haciendo la ola en un estadio:
la clave de su éxito reside en que los factores que la componen estén bien coordinados.

mismas opciones de éxito que intentar descubrir desde un avión en pleno vuelo dónde están y qué hacen en ese momento todas las personas de una familia», indica Duñabeitia.

Pero la ciencia investiga, y en los últimos años las técnicas de neuroimagen han ayudado a comprobar qué regiones se activan al realizar distintas tareas cognitivas. Sabemos que la memoria de trabajo —retener información y procesarla para resolver problemas— pone a trabajar a la corteza prefrontal, la parte más evolucionada del cerebro humano. O que el hipocampo se enciende cuando recordamos algo que ya sabíamos. Pero en cada zona se produce solo un proceso local, que debe conectarse con otras regiones para poder aprender, almacenar datos, recordar. Es un trabajo de conjunto. Asimismo, la teoría de la integración parietofrontal defiende que a mayor actividad cerebral en las áreas parietales y frontales del encéfalo, más alto es el coeficiente intelectual de la persona.

Para Dierssen, las aportaciones más novedosas provienen del mapeo celular de nuestro órgano pensante, pues hay neuronas concretas que se encargan de procesar o de almacenar información concreta. Esta idea saltó a la palestra con el descubrimiento de la *neurona Jennifer Aniston* por Rodrigo Quiroga, director del Centro de Neurociencias de Sistemas y Jefe de Bioingeniería de la Universidad de Leicester (Inglaterra). Su estudio pionero, publicado en *Nature* hace ya más de diez años, demostró que cuando se enseñaba a los voluntarios una imagen de esta actriz se encendía siempre la misma neurona. Lo mismo ocurría con otros personajes o con lugares famosos: cada uno tenía su correspondiente neurona superespecializada.

Hoy, nuevos hallazgos indican que existen distintos tipos de neuronas que se encargan de activar o inhibir el recuerdo de experiencias pasadas en respuesta a estímulos del ambiente. «Son algo así como el acelerador y el freno del cerebro. Por ejemplo, sin las células piramidales —un tipo de neurona excitatoria— no podemos recordar. Se encargan de engranar o encadenar un recuerdo con otro», explica Dierssen. Un experimento del Instituto de Bioingeniería de Cataluña, en Barcelona, sugiere que lo que sabemos se almacena mediante circuitos neuronales, conocidos como *engramas,* que pueden comunicar distintas regiones del encéfalo. «Recordar un episodio requiere el restablecimiento de un estado dinámico en el cerebro, un engrama», señala Daniel Pacheco, uno de los autores de este estudio publicado en 2019 en *Nature Communications.*

«Los engramas son huellas, patrones en la actividad del encéfalo que se originan cuando creamos un nuevo recuerdo», explica Pacheco. Después de medir la actividad cerebral de pacientes epilépticos que tenían electrodos implantados en el cráneo, los investigadores comprobaron que, al recordar un suceso, se iniciaba un engrama en el hipocampo al que se sumaba el neocórtex 500 milisegundos después. En otro estudio anterior publicado en *Science,* un equipo del Instituto del Aprendizaje y la Memoria del MIT (EE. UU.) había demostrado con roedores que es posible rescatar recuerdos concretos al activar determinadas redes neuronales o engramas que se enlazan entre sí en distintas regiones cerebrales.

Todo apunta a que son las sinapsis o conexiones entre neuronas —tenemos más de 100 billones— y no las neuronas mismas –apenas 86 000 millones– las que guardan nuestros conocimientos. En palabras de Dierssen, «en el cerebro, como en la vida, lo importante es la comunicación. No lo que haces, sino cómo, cuándo y dónde lo haces. La materia gris de Einstein no tenía más neuronas que la de cualquier mortal, sino más conexiones».

Según Dierssen, otra de las claves de la inteligencia reside en los astrocitos, unas células gliales del cerebro con forma de estrella. Destacan en este campo las investigaciones de la neurocientífica Inbal Goshen, investigadora principal del Centro Edmond y Luly Safra de Ciencias del Cerebro (ELSC), en la Universidad Hebrea de Jerusalén (Israel). En un experimento publicado en 2018 en la revista *Cell,* Goshen demostraba que es la activación de los astrocitos —y no de las neuronas— lo que promueve la adquisición de recuerdos o de nueva información en la memoria. Al menos, así sucedía en los ratones de su experimento, a los que estimularon células específicas del hipocampo mediante técnicas de optogenética.

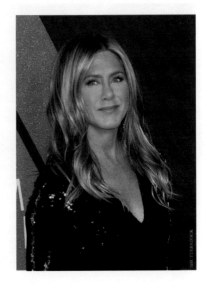

Un estudio científico de la Universidad de Leicester descubrió que cuando se mostraba a los participantes una foto de esta actriz, se activaba siempre la misma neurona. Esta bautizada como *neurona Jennifer Aniston.*

Lo novedoso de estas investigaciones está en que antes se pensaba que los astro-citos eran meros personajes secundarios con un papel pasivo, limitado a proveer nutrientes a las neuronas que las rodean, pero ahora se ha descubierto que hacen mucho más y que son esenciales para tener una función cognitiva saludable. En un segundo plano, monitorizan y modulan la actividad sináptica de comunica-ción interneuronal. Si se desactivan estas células, no podemos guardar la infor-mación. La inteligencia depende, pues, de que las conexiones neuronales sean óptimas. Esta puede ser una de las claves para entender el mecanismo mental de los *savants* o sabedores, genios de talento sobresaliente. «Lo que diferencia a nivel neurológico a estas personas con habilidades especiales de otras que no las tienen es el patrón de conectividad entre las distintas áreas cerebrales», dice Dierssen.

El neurólogo británico Oliver Sacks cuenta un caso curioso que apoyaría esta teoría en su libro *Musicofilia:* Tony Cicoria era un hombre de mediana edad al que le cayó un rayo. A partir de ahí, empezó a apasionarse por la música, a tocar el piano, que no había practicado nunca, y a componer. Hoy es concertista. Tal vez experimentó una remodelación de su patrón de conectividad cerebral. No es el único *savant* tachado de genio musical. El pianista británico Derek Paravi-cini, de cuarenta años, nació ciego por falta de oxígeno en un parto prematuro, lesión que afectó a su cerebro y capacidad de aprendizaje. Además, es autista. Sin embargo, tiene oído absoluto y puede reproducir una pieza musical después de escucharla una sola vez. En su caso empezó a tocar a los dos años cuando su niñera le regaló un viejo teclado. Desde entonces, experimentó igualmente una transformación en sus conexiones cerebrales que le ha permitido ser concertista y relacionarse con los demás.

Más que las células nerviosas, son las sinapsis o redes de conexiones neuronales las que determinan la inteligencia y la capacidad para gestionar la información que nuestra sesera va reteniendo y almacenando, según los neurocientíficos.

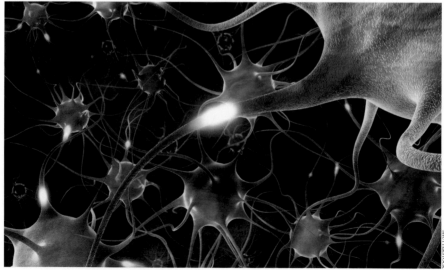

SHUTTERSTOCK

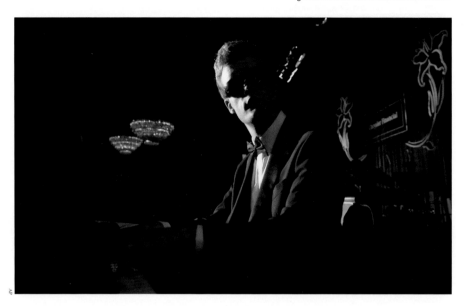

El pianista británico Derek Paravicini es autista y ciego de nacimiento, pero tiene
oído absoluto y ha logrado convertirse en un concertista muy reconocido.

Desde otro punto de vista, «un 35 %-40 % de las capacidades cognitivas vienen determinadas por los genes. El resto depende de los maestros, la familia, la experiencia, la alimentación o el barrio donde has vivido», explica Ignacio Morgado, catedrático de Psicobiología del Instituto de Neurociencia en la Facultad de Psicología de la Universidad Autónoma de Barcelona. Así, el cóctel mágico para hacer un genio necesita dos ingredientes indispensables: "Heredar unos genes con esa predisposición y crecer en un ambiente propicio que estimule el desarrollo de ese talento extraordinario", añade Morgado. Lo más probable es que, si Mozart no hubiera nacido en una familia de músicos, rodeado de instrumentos musicales, nunca habría sido un compositor famoso y genial.

Como escribe en un artículo en la revista *Nautilus* Stephen Hsu, profesor de Física Teórica de la Universidad Estatal de Michigan (EE: UU.) y fundador del Laboratorio de Genómica Cognitiva del Instituto Genómico de Pekín, «características como la altura o las capacidades cognitivas están controladas por miles de genes. Cada uno tiene sus variantes genéticas o alelos cuyo alcance puede deducirse por su efecto positivo o negativo medido en centímetros o en puntos de coeficiente intelectual (CI). El Consorcio de la Asociación de Genética y Ciencias Sociales (SSGAC), formado por centros de investigación de todo el mundo, ha identificado en una muestra de 100000 individuos un puñado de regiones del ADN humano relacionadas con la inteligencia. A partir de ahí, según Hsu, hay miles de alelos –o versiones– de cada uno de estos genes, que son los que determinarían las diferencias individuales en el CI de la población.

Sin embargo todavía no se ha logrado identificar el efecto que produce cada variante ni estamos cerca de tener un modelo predictivo de inteligencia basado

GENIOS DE LABORATORIO

En 2017, Delilah Zabaneh, del Centro de Genética y Psiquiatría del Desarrollo del King's College de Londres, secuenció el genoma de 1200 personas con un CI muy por encima de la media –más de 170–. Todas ellas compartían ciertas variantes en el gen ADAM12, que se encarga de codificar una proteína probablemente implicada en los procesos de formación de nuevas neuronas y en las interacciones entre ellas, y que se relacionan con capacidades cognitivas sobresalientes, según se publicó en Molecular Psychiatry en 2018. Esto hace pensar si se podrán diseñar genios en el laboratorio.

Para la neurobióloga Mara Dierssen, esto es una entelequia ahora mismo: «No estamos preparados para usar la estimulación cerebral con este fin. Hay que ir con cautela». Más lejos aún vislumbra la posibilidad de seleccionar los genes de la inteligencia a la carta. Y aunque llegaran a descifrarse los fragmentos del genoma implicados en distintas habilidades cognitivas, ¿cómo los modificamos?, se pregunta: «Si tocas un gen, no sabes cómo va a afectar al resto, porque todo está conectado. Desconocemos los efectos secundarios, y si el cambio va a funcionar igual en todas las personas». Hay muy pocas capacidades mentales que dependan de un solo gen; implican la interacción de muchos entre sí y con el ambiente.

Lo que sí hay son formas de entrenar la inteligencia. La citada neurobióloga cree que la mejor manera de mejorar el cerebro es usarlo: relacionarnos, aprender, pensar, disfrutar. Pero también reivindica la importancia de no hacer nada: cuando estamos ensimismados o en reposo es cuando hay más neuronas activas, porque el cerebro no se ve forzado a hacer nada concreto y aprovecha para regenerarse y consolidar lo que ha aprendido. En esta sociedad hiperactiva, hace falta pararse y aburrirse de vez en cuando, según los expertos.

en el ADN. Si algún día se consiguiera, en el futuro «se podría reconstruir un genoma humano para que tuviera la versión positiva de cada variante genética, de forma que su CI llegara a mil puntos. Así, las diferentes capacidades atribuidas a los genios —memoria fotográfica, pensamiento superrápido, oído musical absoluto, capacidad de ejecutar múltiples análisis en paralelo al mismo tiempo, poderosa visualización geométrica...— estarían todas presentes en el mismo individuo», aventura Hsu. Quizá algún día será posible con técnicas similares a la edición genética y con la selección de los embriones que tuvieran mejor pronóstico de alto cociente intelectual. Llegado el caso, las implicaciones éticas merecerían una seria consideración aparte. Para empezar, si solo los más ricos pudieran pagar y beneficiarse de la ingeniería genética de mejora intelectual, se producirían «las mayores cotas de desigualdad que se hayan experimentado jamás en la historia de la humanidad», advierte Hsu.

Cabe preguntarse ahora qué significa en realidad ser listo. «Una persona es inteligente en tanto que la gente de su entorno así lo piense, en función de los criterios concretos que haya determinado su sociedad de referencia», sugiere Duñabeitia. ¿Lo será quien mejor aproveche la tecnología? ¿El que exhiba mayor flexibilidad de pensamiento? ¿El sujeto más empático? ¿El más calculador? Hacer una lista de estas condiciones y elaborar test para valorarlas es el objetivo de una investigación en marcha en el Centro de Ciencia Cognitiva de la Universidad Nebrija. «Esta tratará de definir el peso de este tipo de habilidades en la inteligencia general de las personas y su relación con el desempeño académico y el estatus socioeconómico», apunta su director.

Y es que no estamos ante una variable o una capacidad objetiva como la estatura o el color de los ojos. «Es una cualidad subjetiva que depende del criterio del observador», dice Morgado. Si partimos de una visión muy general, que se aplicar también a los animales, la inteligencia podría entenderse como «la capacidad de un ser vivo de adaptarse a los cambios que hay en el ambiente», añade. Entonces, ¿quién es más listo, el brillante científico que desentraña secretos del cáncer en su laboratorio o el mejor cazador de una tribu amazónica? Según Duñabeitia, un mismo aspecto de la cognición humana nuca es igual para todas las sociedades. Pero las conclusiones a las que llegan los estudios sobre inteligencia suelen estar sesgados hacia las sociedades WEIRD —*western, educated, industrialized, rich, democratic*, es decir, occidentales, educadas, industrializadas, ricas y democráticas—. «Sucede así porque nacen de experimentos llevados a cabo en ellas. El desajuste no es trivial: pese a que este tipo de sociedades suponen menos del 20 % del mundo, dan lugar a más del 95 % de los datos en estudios. Es más, cerca del 65 % de estos provienen de muestras norteamericanas», recalca Duñabeitia.

Otra cuestión a dilucidar es si ser sesudo realmente sirve para ser feliz. Todos conocemos a algún *cerebrito*, excelente en matemáticas, por ejemplo, pero un fracaso en otras áreas de la vida: sin amigos, carente de solidez económica... «Quizá sea porque la inteligencia está vinculada más con la capacidad de conseguir propósitos, aunque a veces estos no te lleven a la dicha», observa Morgado. Este profesor estima que tener un alto coeficiente intelectual —que mide la inteligen-

OPTOGENÉTICA: CÓMO CONTROLAR EL CEREBRO CON LUZ
El CI a veces engaña, porque mide una sola propiedad, pero a pesar de sus limitaciones, los test de cociente intelectual —en la foto, un ejemplo— son la única forma de valorar el factor g o factor de inteligencia «como un paraguas que cubre una buena parte de las funciones cognitivas generales», según el director del Centro de Ciencia Cognitiva C3 de Madrid Jon Andoni Duñabeitia. Si hacemos una prueba de inteligencia y el resultado nos da 100 puntos, estaremos en la media. En realidad, es la cifra en torno a la cual baila la mayoría: dos tercios de la gente tienen un CI de ente 85 y 115 puntos. Los más listos —más de 130— y los más tontos —menos de 70— son la minoría: solo el 2 % de la población en cada extremo.

Como cuenta este profesor de ciencia cognitiva, los primeros test de inteligencia fueron diseñados por Alfred Binet a principios del siglo XX, por encargo del Ministerio de Educación francés para predecir el éxito escolar de los estudiantes. En la Primera Guerra Mundial, el ejército estadounidense los aplicó para clasificar a sus reclutas, aunque los resultados sirvieron solo para fomentar el racismo, pues las pruebas estaban fuertemente sesgadas hacia la cultura norteamericana, un problema que prometen haber solucionado los test de inteligencia que empleamos hoy día, estandarizados de acuerdo con grupos normativos de edades y entornos culturales similares.

Eso sí, según advierte Duñabeitia, no evalúan «la creatividad, el desempeño social, la gestión emocional y otros aspectos que contribuyen también al éxito académico y al desarrollo de las personas».

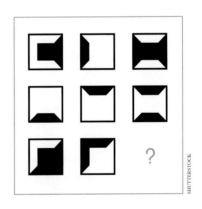

SHUTTERSTOCK

CHOOSE ANSWER

cia analítica— no siempre está vinculado al éxito. En su opinión, este depende más de la inteligencia emocional —usar la razón para gestionar tus emociones o las de los demás— y social —establecer relaciones que tienden al apego y la colaboración y evitan conflictos—.

Cuando la entendemos como una combinación de todas estas habilidades analíticas, emocionales y sociales, la inteligencia es un ingrediente básico en el menú de la satisfacción personal. Diversos estudios la han relacionado con un mayor bienestar físico y mental, un mayor estatus socioeconómico y educativo y mejores relaciones sociales. En resumen, salud, dinero y amor. Si tenemos un CI alto, es más probable que estudiemos una carrera, encontremos un buen trabajo e incluso vivamos más tiempo. Esto fue probado hace poco por la Universidad de Edimburgo (Reino Unido), en un estudio con 300 000 participantes de edades entre 16 y 102 años. Todo apunta a que son factores que suelen ir en el mismo paquete, pero no está tan clara la dirección de la relación causa-efecto. ¿Tenemos dinero porque hemos sido listos para conseguirlo o como tenemos dinero podemos desarrollar mejor el CI?

Dierssen apunta que llevamos un siglo haciendo neuromejoras: «se educa mejor a una parte de la población —la que tiene mayor poder adquisitivo—, que no tenía que levantarse tan temprano para ir a trabajar y podía dedicarse a estudiar». De la misma manera, «los países que consistentemente muestran índices mayores de cociente intelectual tienden a tener niveles educativos más altos y con más alcance social. Además, suelen presentar índices bajos de malnutrición y hábitos de alimentación saludables», señala Duñabeitia. Son cuestiones que han influido en el llamado *efecto Flynn positivo*, que se refiere al aumento manifiesto del CI de la población observado en la segunda mitad del siglo XX, alrededor de tres puntos por década. Es decir, los adelantos que traen una mejora general en la calidad de vida de la población se relacionan con un aumento del CI promedio. «En cambio, cuando las condiciones ambientales no son favorables —guerras, hambrunas, violencia familiar, etcétera— la predisposición intelectual heredada en los genes no se desarrolla en todo su potencial», puntualiza Hsu.

Entonces ¿acabamos los estudios superiores porque somos inteligentes o al revés? Un estudio de Stuart J. Ritchie y Elliot M. Tucker-Drob, publicado en 2018 en *Psychological Science*, ha demostrado que ambas cosas son ciertas. No solo llegas al final de una carrera porque tienes coco y fuerza de voluntad para estudiar, sino que «el número de años que una persona pasa en el sistema educativo impacta de manera incontestable en su nivel intelectual. Cada año adicional de educación supone ganar entre uno y cinco puntos de CI», dice Duñabeitia al hilo del citado metaanálisis, con datos de más de medio millón de participantes.

Una información valiosa que da pistas de cómo los Gobiernos pueden favorecer a sus ciudadanos. ¿Queremos aumentar la inteligencia? La mejor manera es apostar por la educación, según Duñabeitia. En la misma línea, cada vez más neurocientíficos advierten sobre la necesidad de cambiar el paradigma educativo para crear ciudadanos con capacidad crítica.

ENTREVISTA A ANTÓNIO DAMÁSIO
«Los ordenadores carecen de las características básicas de la vida»

LUIS MIGUEL ARIZA

PERIODISTA CIENTÍFICO Y ESCRITOR

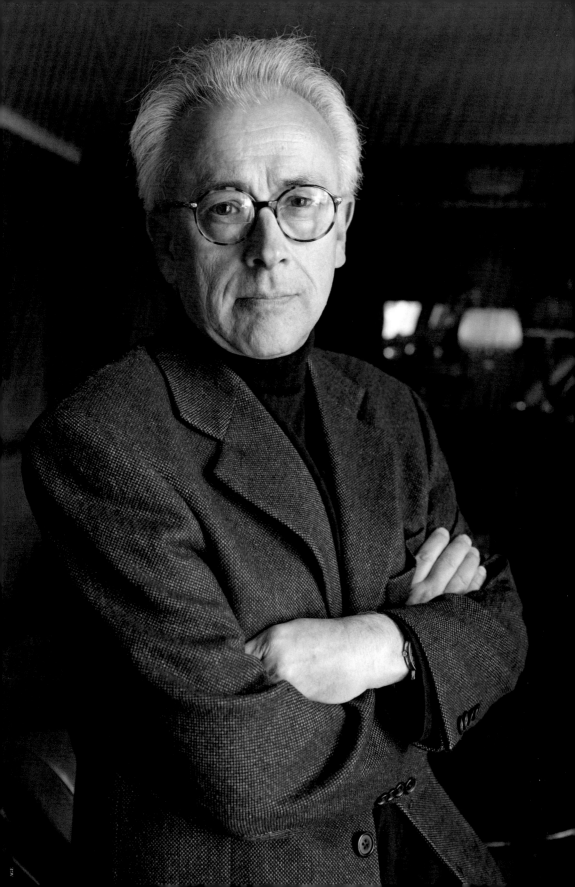

U na mujer de 54 años cuyas iniciales son SM exhibe una característica extremadamente rara para el resto de los mortales: no tiene miedo. Vive en un lugar no identificado de Estados Unidos y oculta su nombre y dirección por una buena razón. Como es incapaz de asustarse, cualquier ladrón o delincuente podría aprovecharse fácilmente de su condición, porque el miedo es lo que nos hace reaccionar ante el peligro. Pero ella no sabe lo que es. Cuando tenía treinta años, mientras caminaba por un parque considerado peligroso, alguien le puso un cuchillo en el cuello, la insultó y amenazó con matarla. Ella reaccionó con calma. Eran las diez de la noche. Escuchó la letanía de un coro de una iglesia cercana y respondió tranquilamente al asaltante que antes tendría que enfrentarse «al ángel de mi Dios». La mujer se desembarazó de su agresor y se alejó sin alterarse.

Cualquiera habría evitado volver a pasar por allí, pero ella lo hizo al día siguiente. Vive en un barrio conflictivo, ha sido amenazada varias veces a punta de pistola y se ha visto envuelta en peleas. Incluso en una ocasión recibió una paliza que casi le cuesta la vida, pero nunca reaccionó con temor, sino exhibiendo una increíble sangre fría. No obstante, SM sufría colapsos nerviosos, y en los años noventa acudió a ver a António Damásio, el neurocientífico nacido en Lisboa y afincado en Estados Unidos que se ha ganado fama mundial por sus investigaciones sobre las emociones humanas.

Nacido en Lisboa en 1944, António Damásio estudió Medicina en la universidad de su ciudad y luego dirigió sus pasos a la investigación sobre neurología del comportamiento. Actualmente vive en Estados Unidos, donde trabaja junto a su esposa, la médico y profesora Hanna Damásio.

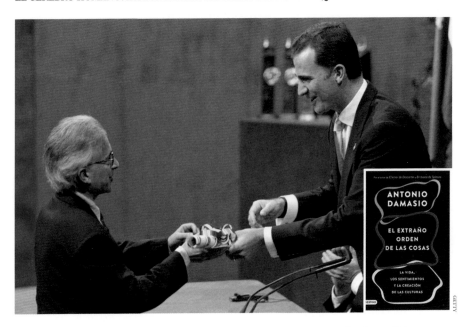

Damásio recibió el Premio Príncipe de Asturias de Investigación Científica y Técnica en 2005.
Además, es autor de varios libros, como *El extraño orden de las cosas* (Planeta, 2018).

Tras estudiar detenidamente el caso, Damásio concluyó que SM padecía la enfermedad de Urbach-Wiethe, un raro síndrome que solo afecta a unas cuatrocientas personas en todo el mundo. Consiste en una progresiva calcificación de las amígdalas cerebrales, unas estructuras en forma de almendra situadas en las profundidades de la corteza cerebral. Las amígdalas procesan las emociones y en especial, el miedo. SM no recuerda apenas lo que es este sentimiento, ya que el trastorno se manifestó cuando estaba en su veintena. Lo más que puede expresar sobre la última vez que sintió temor se remonta a cuando de niña iba a pescar con su padre y le daba miedo coger los peces enganchados al anzuelo por si le mordían. Damásio y su equipo intentaron que SM les dibujara el rostro de alguien con miedo, pero la mujer fue incapaz.

¿Se puede vivir sin miedo? ¿O sin sentir emociones? Ser miedoso es muy útil. Si alguien nos pusiera delante una mamba negra (*Dendroaspis polylepis*), la serpiente más mortífera de África, nuestro pulso se aceleraría inevitablemente. Se vertería cortisol al torrente sanguíneo, para proporcionarnos energía extra en milisegundos. Damásio define la serpiente como un objeto competentemente emocional, es decir, algo que produce una emoción instantánea y una respuesta automática. Uno no se pregunta sobre la agresividad de la mamba o la potencia de su veneno en relación con el de otras serpientes, ni si el reptil se asustará o nos atacará. En esos momentos, la consciencia no existe. Actuamos sin pensar. O nos quedamos paralizados o echamos a correr.

El miedo es una emoción, y no podemos vivir sin emociones. Estas están más relacionadas con la acción, la respuesta automática diseñada para que el sistema nervioso nos ponga a salvo del peligro, de acuerdo con Damásio. Cuando uno percibe una emoción y la examina, se encuentra con un sentimiento asociado. Ambas cosas —emociones y sentimientos— no son exactamente lo mismo. Es algo que hay que aprender a dominar en el vocabulario básico cuando se habla con este neurocientífico.

En un programa de radio al que Damásio fue invitado, se escuchó el testimonio grabado de SM por el neurólogo Daniel Tranel, de la Universidad de Iowa (EE. UU.), que lleva estudiando su caso durante años. Damásio ha comprobado que SM no se asusta ni de las arañas ni de las serpientes, pero eso no significa que no sepa localizar los peligros. SM no es estúpida, y se apartaría de un coche que viniera hacia ella sin control, aunque su pulso no se pondría a mil. Sus amígdalas calcificadas son la prueba científica que de las emociones, al igual que los sentimientos, no son etéreas, se procesan y tienen un sustrato físico. ¿Acaso no estamos hechos de emociones? Su reino es el cerebro. Se habla de inteligencia emocional o de usar las emociones de manera eficaz en la toma de decisiones.

Si hay alguien preparado para hablar de las emociones y sentimientos en el cerebro con perspectiva científica es António Damásio. Pero no hay que confundirse. Los sentimientos y las emociones no pueden reducirse a un mero aunque complejísimo intercambio de moléculas. El reduccionismo no funciona a la hora de explicar al cerebro. Hablé con Damásio, que estaba en su casa de Los Ángeles en marzo de 2020, cuando en España se decretó el estado de alerta por la pandemia de la covid-19.

Usted es célebre por sus estudios sobre las emociones en el cerebro. ¿Sigue siendo el órgano más misterioso o quizá ya lo es un poco menos?
Mantiene su misterio. Pero es que el cerebro es mucho más que un órgano. Es un sistema complejo que nos ayuda a gobernar la vida. Junto al sistema nervioso en general, nos hace posible vivir y adaptarnos a las condiciones extremadamente complejas de la existencia. Su belleza reside en que nos permite administrarla mucho mejor. La hace llevadera para organismos complejos que viven en mundos complicados. Sabemos bastante sobre el cerebro, pero hay muchísimas cosas que quedan por descubrir antes de que podamos comprenderlo en su totalidad.

¿Cuáles son los mitos frecuentes que se han vertido sobre el encéfalo? Se nos dice que es como un ordenador o que memoriza todo lo que percibe.
Podría añadir otros aún más ridículos, como cuando la gente dice que solo entendemos el uno por ciento del cerebro. Desde luego comprendemos mucho más, aunque eso no significa que lo sepamos todo. Pero quizá el mito más falso de todos es el que considera que el órgano pensante trabaja en solitario y que es como una computadora.

¿Por qué no lo podemos comparar con un ordenador?
Bueno, en cierto sentido sí funciona como un ordenador o un sistema informático si atendemos a que hace cálculos constantes. Pero la característica más importante es que el cerebro no funciona solo. Lo hace en colaboración con todos los órganos del cuerpo. Si me preguntas cuál es el componente más importante de nuestra vida, te diría que sería, sin duda alguna, todo aquello que está relacionado con el metabolismo, con el control y el manejo de la energía y el mantenimiento de la salud. Pero los tejidos del cuerpo se bastan por sí solos para administrar todo esto.

Entonces, ¿cómo interviene nuestra masa gris?

Ayuda al organismo a encontrar la mejor situación para obtener o transformar fuentes de energía y disponer de la que necesitamos. Es decir, el cerebro no trabaja solo. Y nosotros no somos solo cerebro. Eso destruye el mito de la inteligencia artificial y los robots, la idea de que son similares a nosotros. Desde luego que no lo son. Admito que los programas informáticos resultan muy útiles en ciertas condiciones, pero no están vivos. Y desde luego carecen de las características fundamentales de la vida. Considerar al cerebro como una computadora o cómo el único creador de nuestras mentes es una idea equivocada.

En el film de ciencia ficción *Lucy* (2014) se afirma que usamos solo el 10 % de la capacidad cerebral. ¿Por qué la gente acepta eso sin rechistar?

Bueno el común de los mortales cree en muchas cosas absurdas, y no voy a detenerme aquí a buscar explicaciones. Quizá muchas personas se den cuenta de que no saben mucho sobre el cerebro y perciban que los misterios que encierra no han sido aún revelados. Pero este tipo de cosas no tienen ningún fundamento ni conexión con la realidad.

Se dice que el cerebro construye su propia realidad —por ejemplo, los colores no existen, son una invención suya—, y que esa realidad construida no tiene por qué coincidir con la de fuera.

Eso se puede debatir. Creo en la idea de que cuando el cerebro construye colores y formas en el espacio está usando la realidad, moviliza mecanismos, imparte instrucciones, activa redes y neuronas que procesan trocitos de realidad. Mientras hablo con usted estoy mirando por el ventanal que hay en mi despacho y veo árboles y un cielo hermoso. Desde luego eso es real. Claro que no hay garantía de que el mundo de fuera sea exactamente tal como lo vemos o como lo escuchamos. Pero sería absurdo pensar que es diferente de lo que percibimos. El sistema nervioso capta estos fundamentos de la realidad que se expresan de manera realista en nuestra mente.

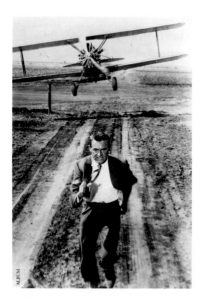

Sin embargo en algunas enfermedades como la esquizofrenia los pacientes creen que están hablando con alguien que realmente no existe.

Sí, es una ilusión. Su cerebro no funciona con normalidad. Lo mismo sucede cuando se toman drogas psicodélicas, que cambian los mecanismos de percepción. Los drogadictos ven el mundo de forma distinta que usted o yo. La gente que padece enfermedades, como la psicosis y la depresión profunda, tiene una visión alterada de la realidad, que precisamente es muy diferente por lo distintas que son las emociones que sienten.

Cary Grant es perseguido por una avioneta en *Con la muerte en los talones*. En esta y otras películas de Hitchcock hay una percepción alterada de la temporalidad.

LA MENTE INDECISA Y DESCONCERTADA

António Damásio ha escudriñado los sentimientos con las últimas técnicas de imagen cerebral, como la resonancia magnética funcional (IRMf), que permiten iluminar la mente en plena acción. Junto con su mujer Hannah Damásio, observa el encéfalo de pacientes con lesiones neurológicas y lo compara con los de personas sanas. En su búsqueda física de la realidad cerebral de las dolencias extrañas, Damásio comprendió que las emociones resultaban esenciales en la toma de las decisiones. Recuerda el caso de un enfermo que había sufrido una lesión en la corteza prefrontal ventral. Su inteligencia y capacidad de lenguaje no quedaron afectadas, pero se metía en problemas a la hora de tomar decisiones cotidianas, como elegir un restaurante en función de si estaba cerca o lejos de casa, o del número de clientes, y así entraba en una espiral obsesiva que le impedía decidir.

Damásio estudió también el caso del obrero estadounidense de ferrocarriles Phineas Cage, que sobrevivió a un accidente en 1848 en el que una barra de hierro le atravesó la cabeza. A Cage, que era un tipo consecuente y responsable, le cambió la personalidad, se volvió caprichoso e irreverente y acabó sus días como atracción de circo. Damásio explicó en un artículo en Science que la transformación de Cage se debió a la ruta que siguió la barra al atravesar el cerebro, pues dañó zonas prefrontales de la corteza responsables de las emociones y la toma de decisiones.

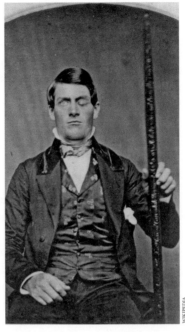

Phineas Cage posa con la barra de hierro que le atravesó el cerebro y le cambió la personalidad.

¿Por qué no recordamos todo lo que nos pasa en la vida? ¿Puede que el encéfalo lo capte todo pero que no sepamos recuperar las memorias?

Es una mezcla de las dos cosas. No hay forma de que el cerebro registre y mantenga las grabaciones de todo lo que experimentamos. En su interior se produce una competencia entre las diferentes experiencias que pueden ser retenidas. Por lo común, se decide por las que son más importantes para nosotros, aunque no siempre. A veces retenemos recuerdos de pequeños acontecimientos que apenas tienen consecuencias. Simplemente están ahí. A medida que envejecemos, siempre hablando en términos de personas sanas que han almacenado una buena cantidad de recuerdos, la competición por el espacio disponible y para la recuperación de esas memorias se acrecienta. Es un sistema que aloja procesos que compiten entre sí. Cuando surgen enfermedades como el alzhéimer, el sistema se rompe y el enfermo no puede memorizar más ni acceder a los recuerdos.

¿Cómo percibe el cerebro el tiempo? A veces da la sensación de que transcurre más lento de lo normal, pero a medida que pasan los años las cosas parecen ir más deprisa...

Es algo que cambia constantemente y se altera por la cantidad de detalles que advertimos en nuestras observaciones. Cuantos más detalles fijemos, más lento nos parecerá que discurre el tiempo. Nuestras condiciones emocionales también influyen de forma notable en la percepción temporal. Lo vemos continuamente en las películas. Una de las habilidades de un director de cine es la manipulación del tiempo. Las escenas que están bien dirigidas producen esa sensación. Una secuencia que en la vida real duraría media hora apenas supone unos minutos o incluso segundos en la pantalla. El gran cineasta británico Alfred Hitchcock hacía que situaciones que necesitarían casi una eternidad en la vida real cobren vida en cuestión de pocos minutos.

¿Existe alguna estructura cerebral encargada de percibir el tiempo?

No creo que vayamos a descubrirla. El tiempo es el resultado del ritmo en el que suceden nuestras experiencias. En nuestra mente consciente las cosas ocurren a un ritmo. Así que la maquinaria que nos permite percibir los eventos que suceden en la mente —y la que permite que asociemos los sentimientos a estos sucesos— son las que construyen los ladrillos de nuestra consciencia. Todo eso es lo que nos permite tener una percepción del tiempo.

¿Cómo definiría la consciencia?

En mi libro *El extraño orden de las cosas* (Planeta, 2018) dedico capítulos a los sentimientos y la consciencia, y ahora estoy escribiendo artículos y también un libro centrado en esta cuestión [El libro se titula *Sentir y saber. El camino de la consciencia* (Ed. Destino) y lo publicó el 27 de octubre de 2021]. La forma más sencilla de definir la consciencia para sus lectores sería: se trata de una forma de decirle a nuestra mente que nos pertenece. En otras palabras, supone una manera de proporcionar a los procesos mentales una referencia de nosotros mismos, una referencia de que son una posesión nuestra, de nuestra identidad. No es algo tan misterioso como se cree. Significa una reducción del conocimiento en los procesos mentales para llegar a una conclusión simple: «esta mente es mía, me pertenece», está sucediendo en mi cuerpo, es individual.

A menudo se suele pensar que si tomamos una decisión en base a nuestras emociones nos vamos a equivocar.

No tiene por qué ser así. Depende. Los sentimientos ayudan a tomar la mayoría de las decisiones. No trabajamos mentalmente como los robots. Sopesamos muchas cosas y les adjudicamos valoraciones. Los sentimientos son muy relevantes para nuestras emociones. Y el sistema de los sentimientos es en sí mismo la base de todo nuestro razonamiento. Muchas de las decisiones que guían la vida se basan en sentimientos como la ira, la sed, el dolor, el bienestar o el deseo. Sobre estos sentimientos hemos construido otra capa basada en hechos, en razonamientos, que tiene que ver con la realidad objetiva, con un mecanismo dedicado a la toma de decisiones. Ahora bien, no todas las decisiones tienen que ser emocionales, desde luego. Cuando tenemos una emoción de la que se deriva un sentimiento negativo, como el miedo, la ira y el odio, estos suelen funcionar como pésimos consejeros del razonamiento. Las decisiones que tomas en estos casos suelen ser las peores si se basan en estas emociones.

El sexo está en la sesera

PERE ESTUPINYÀ
PERIODISTA CIENTÍFICO

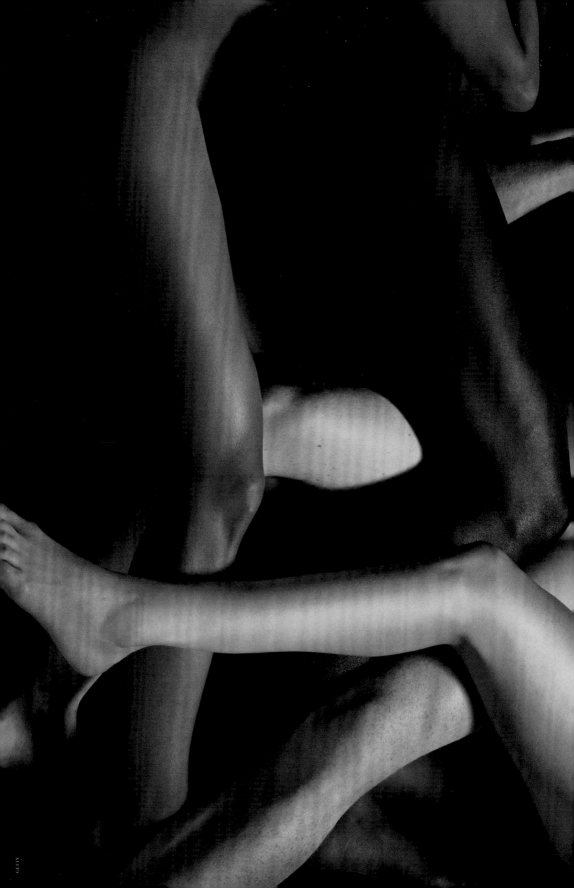

Los mismos nervios que conducen la sensual información de una caricia desde tu nalga a tu cerebro transmiten el latigazo que produce un rasguño. Es cierto que los receptores del dolor en la piel solo se activan a partir de cierto umbral de intensidad, pero si estamos sexualmente excitados, recibir unos golpes fuertes puede resultar placentero en lugar de odioso. Lo que ocurre es que el contexto hace que el encéfalo interprete de maneras casi opuestas una misma señal física proveniente del organismo.

Esta paradoja intrigaba a la neurocientífica noruega Siri Leknes, que al estudiar la relación entre placer y dolor demostró que las expectativas de sufrimiento modulan la percepción de este último, y que debido a la homeostasis –los fenómenos de autorregulación que mantienen el equilibrio del organismo– ciertos tipos de dolor liberan endorfinas para compensar; de hecho, si son continuos, su cese puede generar un subidón de bienestar. Preguntada por si había pensado experimentar con sadomasoquistas dijo que sí, pero que era más difícil de financiar y que le daba miedo que sus colegas lo tacharan de frivolidad. Sexo y ciencia han tardado en congeniar, porque esta tiene los mismos tabús que la sociedad.

Al investigador estadounidense Barry Komisaruk también le interesaba la relación entre placer y dolor, pero desde una perspectiva más fisiológica y pragmática. Había demostrado tanto en ratas hembra como en mujeres que la excitación genital aumenta el umbral del dolor, y quería conocer el mecanismo de este

El sexo en grupo es una fantasía muy común: las encuestas recientes indican que en España los tríos figuran entre los deseos sexuales preferidos tanto de hombres como de mujeres.

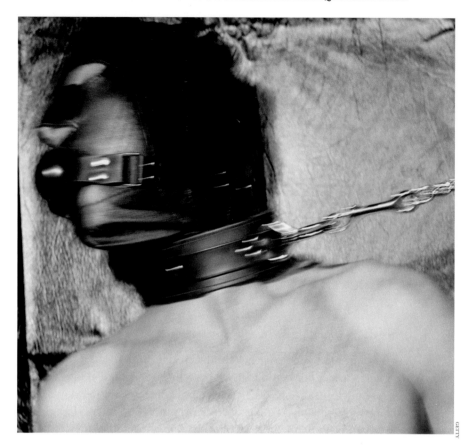

La frontera entre el dolor y el placer es muy fina para los aficionados al sadomasoquismo, una práctica sexual que implica padecimientos físicos y juegos de dominación. ¿En qué punto se convierte en algo patológico?

fenómeno, ya que podría abrir así una nueva vía para obtener tratamientos analgésicos. Él mismo vivió de cerca los intensos padecimientos de su esposa, víctima del cáncer, y dirigió toda su investigación a explorar esta estrategia de atenuar el padecimiento físico.

Pero cuando buscó información acerca de qué regiones cerebrales se activaban durante la excitación sexual se llevó una sorpresa: nadie lo había estudiado. Se habían localizado en la corteza sensorial del órgano pensante puntos vinculados a todas las áreas del cuerpo, menos a los genitales. ¿Tal vez por la vergüenza que da pedir a alguien que se toque *ahí*? Al final, Komisaruk decidió pedir a voluntarias que se masturbaran de diferentes maneras mientras se las observaba con un aparato de imagen por resonancia magnética funcional (RMf). El experimento incluía a personas con lesión medular, y ocurrió algo inesperado: algunas que no habían vuelto a sentir placer sexual –porque su lesión estaba por encima de la salida de los nervios pélvicos y el nervio pudendo, que transmiten las sensaciones del clítoris y la entrada de la vagina– se excitaban –una incluso tuvo un orgasmo– cuando eran estimuladas en *profundidad*, cerca del cuello del útero, debido a la entrada en acción de los nervios hipogástrico y vago. El investigador descubrió que los orgasmos puramente vaginales existen, y describió las áreas encefálicas que se activan progresivamente desde el estímulo inicial hasta el clímax.

Completó su estudio con hombres –entre ellos quien escribe estas líneas, que fue voluntario–, y bajo la misma filosofía: conocer la respuesta normal del cerebro durante la función sexual para compararla con la de personas hipersexuales y asexuales, o con la de individuos con anorgasmia o eyaculación precoz, y así poder explorar las causas físicas de estas disfunciones. Lo cierto es

¿SON DIFERENTES LOS ORGASMOS DE HOMBRE Y MUJER?

En un experimento se pidió a varios voluntarios, hombres y mujeres, que describieran sus orgasmos sin utilizar términos que desvelaran su género, como pene y vulva. Debían comunicar con el mayor detalle posible sus sensaciones físicas y la duración e intensidad del clímax. Los investigadores mostraron esas descripciones de orgasmos a otro grupo de voluntarios para que intentaran adivinar si correspondían a hembras o varones: el nivel de acierto no superó significativamente al que se habría dado con respuestas emitidas al azar. La conclusión fue clara: los orgasmos masculinos y femeninos son tremendamente parecidos.

Obviamente sabemos que las mujeres pueden ser multiorgásmicas o que a veces sus sensaciones durante el clímax se centran menos en los genitales, pero por mucho que se diga que ellos son de Marte y ellas de Venus, la realidad es que son los mismos nervios los que llegan al pene y al clítoris, y que los genitales masculinos y femeninos tienen la misma estructura, salvo que el pene es exterior y el clítoris, interior, por ejemplo. De hecho, las mujeres también eyaculan, los hombres pueden ser multiorgásmicos, el clítoris entra en erección al excitarse y, como el glande, sufre momentos de hipersensibilidad tras el momento de máximo placer.

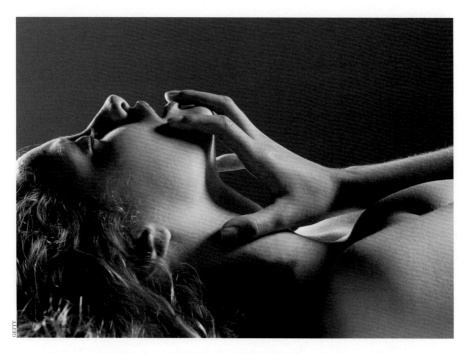

Según un estudio elaborado por la marca de preservativos Control, seis de cada diez mujeres españolas tienen dificultades para alcanzar el orgasmo, un problema que afecta a un 23 % de los varones.

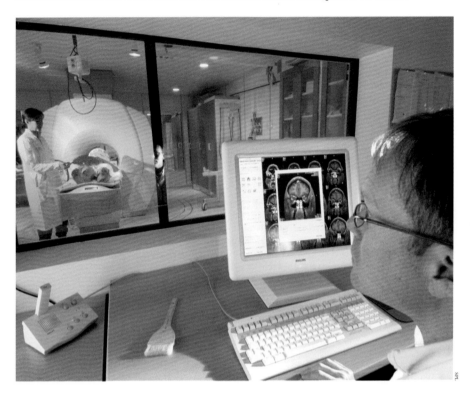

Una investigadora acaricia con una pluma los pies de un hombre, mientras una máquina de resonancia magnética escruta el cerebro del sujeto del experimento para registrar la respuesta sexual en los juegos eróticos.

que salvo en el caso de algunos estudios de género o de enfermedades como la pedofilia, hay muy pocos trabajos sobre la anatomía y la fisiología del cerebro asociados a la sexualidad, así que a día de hoy la endocrinología y la psicología saben mucho más sobre nuestro comportamiento sexual que la neurociencia.

En 2010, la sexóloga y psicóloga canadiense Meredith Chivers publicó un estudio muy revelador. Mostró a un grupo de mujeres imágenes eróticas variadas que incluían forcejeos, sexo lésbico e incluso cópulas entre animales mientras medía el *estado* de sus genitales, y les preguntaba si las estimulaba o no lo que veían. Los resultados mostraron que cierto número de ellas no tenían *concordancia sexual*, es decir, que algunas escenas no gustaban a su mente consciente pero sí a sus órganos sexuales, sin que ellas lo notaran. Y es que como sabe cualquiera que se haya excitado cuando no toca o que no haya podido tener una erección a pesar de *estar caliente*, lo físico y lo mental no siempre coinciden. Un ejemplo muy claro de esto son los *coregasms* u orgasmos inducidos por la práctica de ejercicio, en los que toda la zona genital se activa mientras el cerebro está a otra cosa. Y uno todavía más extremo es el síndrome de excitación sexual permanente, que afecta a mujeres que pasan horas experimentando constantes sensaciones preorgásmicas indeseadas. La etiología de este fenómeno es desconocida, pero Komisaruk publicó un estudio en el que indicaba que muchas de ellas tenían quistes de Tarlov (sacos llenos de líquido) en la zona baja de la columna vertebral, justo en la zona de salida del nervio pudendo: podrían pinzar este, lo que se traduciría en una transmisión erógena al cerebro.

el sistema nervioso y el endocrino tienen mucho que decir en algo tan importante para la selección natural, y, por tanto, tan codificado en nuestra biología más básica como la función sexual. Pongamos el ejemplo de las hormonas: si a un conejo le inyectas testosterona, aumentará de repente su deseo; y si a un pederasta se le suministran antiandrógenos, estos bajarán su libido y sus fantasías. Por su parte, todas las hembras de mamíferos –a excepción de las humanas y las bonobos– solo quieren copular cuando están ovulando. Y sin ser conscientes de ello; simplemente notan tal urgencia inducidas por los vaivenes hormonales que la evolución ha diseñado para perpetuar la especie. Las mujeres han aprendido a disfrutar del sexo en todo momento y a *activarse* más por los estímulos externos que por los internos, pero es biológicamente normal que su ciclo menstrual module su deseo, las preferencias por unas prácticas sexuales u otras, los tipos de fantasías, su actitud más o menos seductora...

Se ha observado que en los momentos del ciclo menstrual donde generan un pico de estrógenos, ellas coquetean más que cuando llegan al máximo de progesterona. También que cuando alguien consume antidepresivos el aumento de serotonina le dificulta la excitación y el orgasmo, y que la liberación drástica de dopamina provocada por algunas drogas puede potenciar el deseo y a la vez inhibir la excitación física. Incluso hay un controvertido fármaco llamado flibanserina que si se toma a diario aumenta la libido femenina, según sus fabricantes. La psicología y la cultura modulan el sexo, sí, pero la *programación biológica* de este es incuestionable.

En estas investigaciones también resulta importante entender cómo se relacionan con la respuesta sexual el sistema nervioso simpático, que pone al

---

¿ESTÁ LA MULTIORGASMIA MARCADA EN LOS GENES?

En el Reino Unido existe una base de datos llamada TwinUK donde hay registradas más de diez mil parejas de hermanos gemelos y mellizos de entre 16 y 98 años de edad, que son analizados para estudiar la base genética y ambiental de diferentes enfermedades, rasgos de personalidad o aspectos del comportamiento. Los trabajos con estas personas se han utilizado desde hace tiempo para averiguar si, por ejemplo, la predisposición al alcoholismo, a la violencia, a la diabetes o la facilidad para la música tienen mayor o menor componente genético. Lo que se hace es comparar la correlación del rasgo a estudiar entre gemelos, cuyo ADN es idéntico; y mellizos, que comparten el 50 % del material genético.

Los investigadores Kate Dunn y Tim Spector, conscientes de que entre las mujeres existen muchas diferencias individuales en la facilidad para alcanzar el orgasmo, se preguntaron si la multiorgasmia podría tener un componente genético. Enviaron cuestionarios a más de 3600 parejas de gemelas y mellizas para saber cuán probable era que si una era multiorgásmica la otra también lo fuera, y los resultados fueron clarísimos. Entre las gemelas había mucha más correlación que entre las mellizas: así, establecieron que los genes podían explicar entre un 35 % y un 45 % de las diferencias entre individuos. No se conoce en qué carácter fisiológico se manifiesta esta variabilidad genética, pero se especula que podría ser en los niveles de prolactina (una hormona), la tendencia a la ansiedad o incluso en rasgos físicos de los genitales: se sabe por ejemplo que el tamaño interno del clítoris y su cercanía respecto a la vagina pueden influir de forma notable en que haya más orgasmos con penetración, y eso tal vez tenga un componente genético.

organismo en un estado de alerta, y el parasimpático, que nos devuelve a un estado normal. Cuando manda este último, el ritmo cardiaco y los músculos se calman, las funciones fisiológicas como la digestión siguen su marcha y, si hay estímulo, la sangre puede fluir libremente a los genitales y generar erecciones de pene o de clítoris. Pero cuando por algún hecho estresante activa el sistema simpático, el cuerpo interpreta que no es momento para reproducirse y que el flujo sanguíneo debe ir a los músculos para poder luchar o escapar con éxito. Por eso, cuando alguien está nervioso o tenso no logra tener una erección.

Existe un hecho fundamental para entender otros aspectos de la respuesta sexual: el orgasmo es una activación drástica del sistema nervioso simpático. Eso provoca que el pene se vacíe de sangre tras el clímax, pero también puede causar su precipitación. Muchos casos de eyaculación precoz se dan porque el nerviosismo *enciende* las fibras simpáticas, y en algunas personas a las que les cuesta llegar al orgasmo, cierta agresividad física o verbal controlada en medio de la relación carnal puede desencadenar la culminación del placer sexual. El cuerpo está hecho para el sexo, al que nuestra compleja mente añade una variada capa de sofisticación, colores y opciones para que lo disfrutemos al máximo.

Los llamados *universales de belleza* son reales. La evolución ha impreso en nuestra sesera la preferencia por caras simétricas como una marca de calidad genética, y por la fortaleza masculina y la juventud femenina como señales de fertilidad. Pero a partir de ahí no hay determinismo que valga. La cultura e incluso nuestro estado anímico modulan mucho más hondo de lo que se suele decir la herencia evolutiva.

El psicólogo social Viren Swami hizo un estudio muy simple y curioso: modificó una silueta femenina para tener varias versiones –de más delgada a más rellenita–, y las mostró a estudiantes varones que debían elegir las que más los atraían. Los encuestados fueron divididos: una mitad debía llegar hambrienta a la prueba, y la otra, saciada. Todos eligieron figuras *intermedias*, pero los que acudieron con el estómago lleno tendían a preferir las más esbeltas. En un trabajo similar, el psicólogo y neurocientífico David Perret enseñó a mujeres heterosexuales caras más o menos masculinas, para preguntarles cuáles les resultaban más atractivas. Justo antes de esto, la mitad de las chicas debían valorar la belleza de una serie de muchachas muy guapas y bien vestidas; y la otra mitad, la de modelos poco agraciadas. Este paso previo pretendía reducir o aumentar la seguridad de las participantes en la belleza propia. ¿Qué ocurrió?

Las chicas que vieron mujeres bellas se decantaron por hombres menos masculinos. Sin duda, las preferencias cambian en función del estado físico y emocional, la etapa del ciclo menstrual, la satisfacción sexual del momento, o incluso aspectos socioeconómicos y culturales.

A la derecha: Según un estudio hecho con quinientas parejas, la duración media del coito en individuos heterosexuales es de 5,4 minutos.

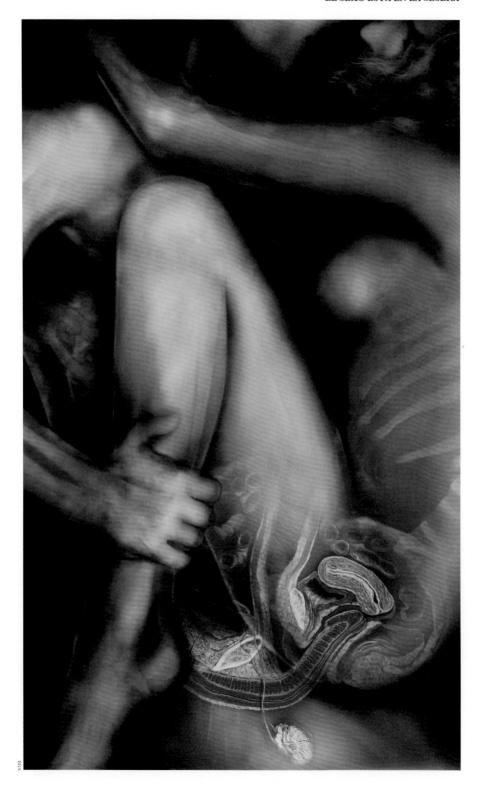

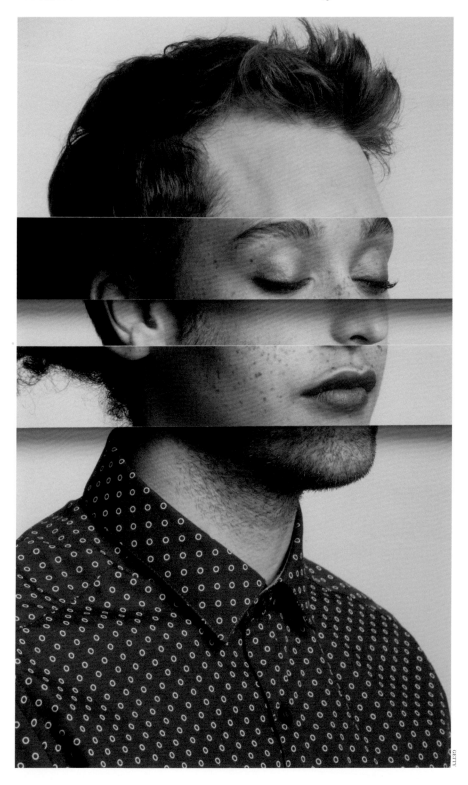

A a izquierda: ¿Qué marca la identidad de género? ¿Las hormonas, los genes, la educación o el entorno? ¿Una mezcla de todos esos factores? El debate está muy vivo.

El citado Viren Swami dirigió un gran proyecto en el que se analizaban las preferencias sexuales entre los miembros de diez culturas diferentes, un trabajo en el que también se tuvo en cuenta el nivel socioeconómico. Se observó que los individuos de clase alta suelen preferir una delgadez que en ciertas latitudes se considera enfermiza, que la publicidad y los referentes visuales que nos venden nos influyen sobremanera y, sobre todo, que la diversidad individual de los gustos es inabarcable. Parece que las historias de la proporción perfecta entre cadera, cintura y pecho son invenciones carentes de fundamento, y que los deseos sexuales tienen mucho que ver con la habituación. Si alguien empieza a experimentar con los tríos, o con los juegos de dominación y sumisión, o con los masajes tántricos, o a ver cierto tipo de imágenes pornográficas, y eso le satisface, desarrollará una preferencia sostenida por tales prácticas. Es psicología básica. Igual que alguien con personalidad adictiva puede engancharse al tabaco, al alcohol, a los gimnasios, a las compras o a cualquier sustancia o comportamiento que repita con asiduidad, en mayor o menor grado todos somos adictos al sexo y el tipo de prácticas que elijamos

¿Tiene género el cerebro?

Los sesgos cognitivos traicionan nuestra mente racional. Uno muy conocido es el de confirmación. Funciona así: cuando uno cree mucho en una hipótesis, atiende inconscientemente más a los hechos que la confirman que a los que la refutan. Con afirmaciones que no provocan emociones fuertes –por ejemplo, que los *Homo sapiens* aparecieron hace unos 300 000 años en lugar de hace 200 000–, nos resulta fácil cambiar nuestra idea inicial si datos nuevos la desmienten. En cambio, cuanto más implicados estemos en el asunto que se trate, más nos afecta el sesgo de confirmación.

En el mundo académico, los debates sobre si la biología determina más o menos que la cultura los estereotipos de género y si los cerebros de hombres y mujeres son diferentes suscitan fuertes polémicas. Por un lado existe un biologicismo simplista y determinista hasta el absurdo que sostiene que el género lo dictan los cromosomas XX y XY, y que a partir de ahí las hormonas y el dimorfismo en el cerebro hacen el resto. Por otro lado, tenemos a los sociólogos constructivistas de los departamentos de estudios de género, convencidos dogmáticamente de que cualquier rasgo de comportamiento es una construcción social. Otros especialistas no consideran este asunto relevante, pero lo cierto es que, por ejemplo, algunas enfermedades psiquiátricas son mucho más frecuentes en hombres y otras en mujeres. No investigar las variaciones neuroanatómicas entre sexos porque es polémico no parece una decisión acertada.

De hecho, numerosos estudios han encontrado cierto dimorfismo sexual entre cerebros de hombres y mujeres, pero hay truco. Estas diferencias solo se observan al comparar las medias de muchos órganos de personas con identidad sexual masculina y femenina. Existe tanta diversidad individual dentro del grupo de los hombres y del de las mujeres, que al hacer la media sí se ven rasgos distintos, pero resulta imposible observar un cerebro concreto y concluir sin dudas que es masculino o femenino. Sería algo parecido a pretender asignar el género a partir de la estatura. Los machos son en promedio más altos que las hembras, pero no se puede asegurar que un sujeto de 1,75 metros sea hombre y uno de 1,60 metros mujer.

En estudios con transexuales sí se observa que su identidad de género está muy definida desde la primera infancia, lo que sugiere que durante el desarrollo embrionario y por influencia hormonal el encéfalo sí va configurándose para hacer que alguien «se sienta hombre» o «se sienta mujer», independientemente de la presión social que reciba. De todas maneras, cuando nos preguntamos qué es sentirse hombre o mujer, más allá de estereotipos y aspecto físico, no sabemos qué responder.

en circunstancias determinadas son las que terminan gustándonos más. Pasa igual con la comida.

Estos procesos psicológicos incluyen todas las *rarezas* que los sexólogos han descrito desde finales del siglo XIX. ¿Hay fetichismos o parafilias que puedan considerarse desórdenes psiquiátricos? Sí, pero en tales casos el problema suele asociarse al autocontrol, y ahí es donde entra la neurociencia. Sentirte excitado por que te miren o por dominar sexualmente a otro no es un problema: el conflicto llega cuando alguna área del cerebro no funciona como debe y cierto individuo no puede evitar someter a otros contra su voluntad, o exhibir sus genitales ante alguien sin su consentimiento. El científico español Jorge Ponseti lleva años en Alemania analizando el cerebro de los pedófilos y comparando el de aquellos que nunca abusarían de un niño con el de los que lo han hecho, y ha hallado diferencias neuroanatómicas significativas. De todas formas, salvo en casos extremos, que una práctica sexual se acepte más o menos es una convención social. Hasta hace poco, la homosexualidad se consideraba una enfermedad y la religión vedaba el placer a las mujeres; hoy existen parejas *abiertas* que se acuestan con otras personas, algo que escandaliza a unos, y que para otros es lo más acorde con nuestra herencia evolutiva. Sí, el sexo pasa por nuestro cerebro, pero no está tan regulado por los genes como por fluctuaciones hormonales e influencias psicosocioculturales. Y es que no todos los cachetes son iguales.

La memoria:
Algo para recordar

ELENA SANZ

PERIODISTA CIENTÍFICA

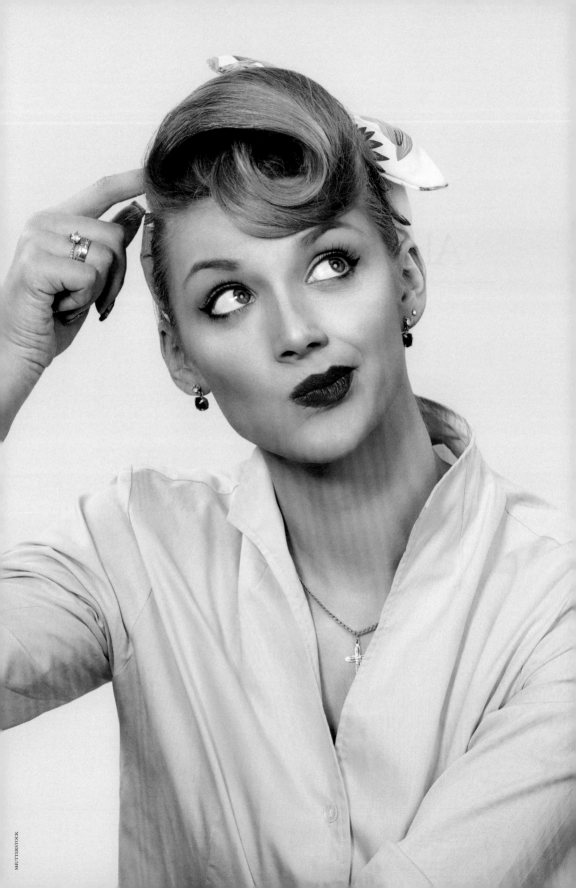

E mpecemos por algunas nociones básicas. En el cerebro, la información se guarda en diversos grupos, circuitos o *asambleas* de neuronas que establecen multitud de enlaces entre ellas. No se trata de conexiones físicas, sino de reducidos espacios que quedan entre el final de una neurona (axón) y el comienzo de otra (dendrita) donde se vierten unas sustancias químicas denominadas neurotransmisores. Es lo que en la jerga científica se conoce como sinapsis.

«Estas sinapsis son plásticas, dinámicas, por eso, la fuerza o eficiencia de las conexiones puede variar, aumentar o disminuir con el paso del tiempo», explica Santiago Canals, uno de los científicos españoles que más sabe acerca de la memoria y miembro del Instituto de Neurociencias, centro mixto de la Universidad Miguel Hernández (UMH) de Elche y el CSIC.

«Cada vez que el cerebro recibe un estímulo —un sonido, una imagen, un olor...— o vive una determinada experiencia, se activa un grupo o constelación de neuronas y sinapsis», dice Canals. La repetición del mismo estímulo o experiencia hace que esas conexiones se vuelvan a activar y se refuercen. Si no hay refuerzo, pierden intensidad y eficiencia.

Por liar un poco más el asunto, resulta que los circuitos sinápticos pueden, además, asociarse entre sí de forma jerárquica, y establecer así nuevas conexiones entre neuronas de distintos circuitos. «Estas asociaciones contendrían información de orden superior, como, por ejemplo, la relación que existe entre una

La memoria es una herramienta adaptativa y una pieza clave en la supervivencia de nuestra especie. Su misión principal es ayudarnos a tomar las mejores decisiones posibles en cada momento en base a la experiencia.

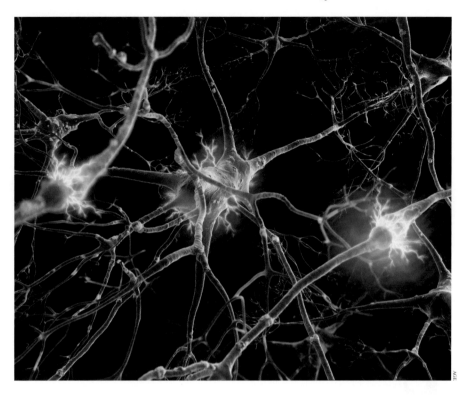

Las sinapsis son los espacios que hay entre dos neuronas, que se comunican entre sí mediante la acción de los neurotransmisores. Su papel es esencial en la asociación de ideas y recuerdos que se almacenan en el cerebro. Son, además, responsables de la gran plasticidad de este órgano y su capacidad de reorganizarse según lo aprendido.

acción determinada y la obtención de una recompensa o un castigo», aclara Canals.

Visto así, podríamos caer en la tentación de pensar que la memoria funciona como una biblioteca o, en una versión más moderna, como un disco duro repleto de archivos y documentos. Es decir, que la información entra por alguna parte, el cerebro la almacena y luego, cuando nos hace falta, la consultamos.

Pero nada más lejos de la realidad. «Nuestra memoria no es fija, no es comparable a una memoria USB, ni tampoco a un ordenador: es un proceso que evoluciona», sentencia Canals. Eso no significa que estemos mal hechos, ni mucho menos. Sencillamente, es así porque su función dista bastante de brindarnos un repositorio estático de información. Si la memoria existe es para ayudarnos a entender el mundo que nos rodea y, en la medida de lo posible, predecir sus cambios, anticiparnos a los peligros y adaptarnos con flexibilidad a sus sucesivas transformaciones.

Para cumplir con este propósito, serviría de poco –incluso, sería contraproducente– hacer acopio dentro de la sesera de toda la avalancha de datos y estímulos que recibimos a diario. «Lo que debe hacer el cerebro es almacenar la información justa que nos permita generalizar para entender un mundo en continuo cambio», señala Canals. E insiste: «La memoria no es un almacén, sino un proceso en movimiento». De hecho, aclara que, cada vez que recordamos, exponemos la información al momento presente, y eso implica que se *reescribe*. Así, la lección más importante que nos enseña Canals durante nuestra conversación es que nada, absolutamente nada, es inamovible en la memoria.

Otra tendencia que la ciencia ha desterrado para siempre es el llamado neuronacentrismo. Porque ni todo el monte es orégano, ni todo el encéfalo son neuronas. Hay otras células relevantes, entre ellas, los astrocitos, que hasta hace poco eran considerados meros actores secundarios o, incluso, de reparto, en la película de la memoria. En teoría, su rol se limitaba a asegurarse de que las neuronas recibían suficientes nutrientes, sostenerlas en su posición y retirar la basura molecular. El año pasado, un estudio científico cambió las tornas al demostrar que estas células con forma de estrella también brillan con luz propia. Es más, parece que sin ellas no se pueden consolidar los recuerdos a largo plazo.

No acaba ahí la cosa. Una investigación de la que se hacía eco la revista *Science* a principios de año desvelaba que las células de la microglía, unos macrófagos especializados en limpiar el cerebro, también absorben y borran los recuerdos sin importancia. Según Chao Wang y sus colegas de la facultad de Medicina de Hangzhou (China), estas células se comportan como jardineros especializados en podar las sinapsis sobrantes. Sin ellas, olvidar sería imposible.

¿Y eso sería malo? Malo no, malísimo. Después de todo, no hay que caer en el error de considerar el olvido como un fallo o un *patinazo* de la memoria. Para poder presumir de ser dueños de una cabeza sana, tan importante es olvidar como recordar.

Un estudio de la Universidad de Toronto (Canadá) publicado en 2017 en la revista *Neuron* lo dejaba bastante claro: lo que distingue la buena memoria de la mala no es ser capaz de recordar más información durante mucho tiempo, sino optimizar lo que se recuerda.

Recordarlo absolutamente todo es innecesario, como ya apuntábamos al principio. Lo realmente inteligente es que el cerebro sea capaz de obviar los detalles irrelevantes para retener solo lo que puede ayudar a que su dueño tome buenas decisiones. Si olvidamos lo intrascendente de manera controlada, tendremos más capacidad de generalizar y predecir lo que está por llegar. En otras palabras, seremos mucho más listos.

«Hace algún tiempo que sabemos que el olvido no es solo un proceso pasivo, de desgaste, sino que existen mecanismos cerebrales específicos para borrar información», aclara Canals. «Es evidente —continúa—que no queremos recordar cada detalle de cada día que vivimos, entre otras cosas porque, como nos sugería el ensayista y poeta argentino Borges en *Funes el memorioso*, recordar un día nos llevaría veinticuatro horas».

¿Cómo se mantiene el equilibrio entre lo que recuerdas y lo que olvidas?, le preguntamos al investigador. «Yo creo que no hay equilibrio», nos corrige. «En mi opinión, la memoria tiende a olvidarlo prácticamente todo, a no ser que re-

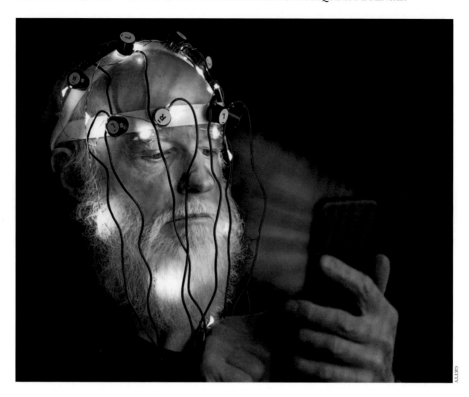

No se nos da bien aprender ni grabar información cuando tenemos la atención dispersa, por ejemplo, si estamos saltando de una aplicación a otra en el móvil.

sulte singular, a no ser que haya un cambio con respecto a la situación anterior. Es lo que llamamos novedad».

La novedad resulta, de hecho, uno de los principales tamices que utiliza nuestro cerebro para filtrar lo que entra en la memoria, según Bryan Strange, director del Laboratorio de Neurociencia Clínica del Centro de Tecnología Biomédica de la Universidad Politécnica de Madrid. «Si todos los días haces el mismo trayecto de casa al trabajo, en tu memoria no queda ni rastro de lo que sucede por el camino... salvo si un día te encuentras con un elefante cruzando un semáforo en pleno centro de la ciudad», comenta Strange.

Dice este neurocientífico que este tipo de brechas entre las expectativas y la realidad aumenta de forma considerable la probabilidad de recordar para toda la vida una experiencia. Lo extraordinario siempre se hace un hueco en la memoria, porque viola cualquier predicción. «Lo que nos asusta o tiene un contenido emocional impactante también se nos queda grabado», relata Strange. Concretamente, lo emocional hace que se libere noradrenalina, mientras que lo nuevo o sobresaliente dispara la dopamina. Ambos neurotransmisores activan esta función.

Strange sabe de lo que habla. Se ha pasado los últimos veintidós años intentando descifrar los intríngulis de la memoria. «Y, aún así, debo confesar que los neurocientíficos no tenemos claro cómo se guardan exactamente los recuerdos a nivel molecular y neuronal, lo que en cierto modo resulta frustrante», admite. Nos explica que, aunque nadie discute que el hipocampo es una parte imprescindible para recordar, todavía se debate si su papel es limitado en el tiempo.«Muchos investigadores creen que la memoria retenida del hipocampo tiene fecha de caducidad», dice Strange. Nos aclara que se basan en que los enfermos de alzhéimer, que normalmente sufren daños en el hipocampo, conservan los recuerdos de la infancia, pero olvidan lo reciente.

¿Y él que opina? Se lo preguntamos. «Yo sospecho que el hipocampo guarda recuerdos más específicos, con más detalles, y otras áreas del cerebro se ocupan de una memoria más general, como la de los recuerdos infantiles», nos responde.

Ahora Strange anda enfrascado en un proyecto del que disfruta como un niño que estrena zapatos nuevos. Se llama RememberEx y acaba de cumplir un año. Su objetivo no es otro que identificar los mecanismos electrofisiológicos de la memoria dentro del cerebro humano. «Queremos entender cómo y por qué ese recuerdo del elefante cruzando el paso de peatones se nos graba con tanta fuerza», resume. O lo que es lo mismo, la capacidad selectiva de la memoria. Él y sus colegas trabajan con pacientes que tienen electrodos implantados por distintas enfermedades y que, por lo tanto, les proporcionan acceso directo al cerebro.

«Lo que pretendemos es hallar respuesta a una cuestión que para mí es casi un santo grial, porque llevo años detrás de ella», se sincera el investigador. «El hipocampo —continúa— es importante para la memoria, pero su vecino de enfrente, la amígdala, que procesa el contenido emocional del entorno, también tiene mucho que decir». En teoría, la amígdala modula el hipocampo, pero la palabra *modula* es muy imprecisa, pues no concreta de qué mecanismo estamos hablando. «Ahora con RememberEx parece que al fin empezamos a descifrar cómo se comunican el hipocampo y la amígdala, cuál es su auténtica relación, y para mí está resultando apasionante», nos cuenta visiblemente emocionado.

Esto entronca con las últimas investigaciones llevadas a cabo en el laboratorio de Canals. Combinando imágenes cerebrales de resonancia magnética en alta resolución y herramientas de estadística física, este científico estudia el núcleo accumbens, un área del cerebro que forma parte del sistema de recompensa y que resulta ser crítica para mantener la comunicación en las re-

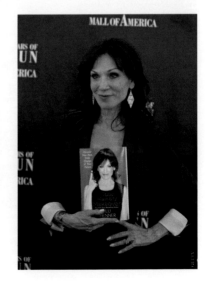

La actriz Marilu Henner posee memoria autobiográfica superior: recuerda cada día de su vida desde los once años.

des de memoria. Tanto, que «sin una actividad normal en este área se pierde la comunicación entre el hipocampo y la corteza prefrontal, imprescindible para que se consolide la memoria a largo plazo». «En otras palabras, los centros de recompensa, juegan un papel inesperado a la hora de seleccionar qué recuerdos se retienen de forma duradera», dice Canals.

Lo que está claro es que, a estas alturas, no podemos seguir hablando del hipocampo como sede de la memoria. Esta función se ha descentralizado definitivamente. Atrás quedó la vieja idea de los compartimentos estancos. «No podemos reducir la memoria a procesos discretos que suceden en distintas regiones cerebrales de forma independiente —amígdala, corteza prefrontal, corteza motora, accumbens, etc.— y que, luego, de alguna manera, se combinan», aclara Canals. La memoria podría compararse con una compleja orquesta en la que, eso sí, parece que el hipocampo lleva la batuta. «Es más, para entender la memoria como función, deberemos estudiarla en el contexto del individuo en su medioambiente –*embodiment*–, y en sociedad», añade el neurocientífico.

«Durante siglos, uno de los dogmas en neurociencia era que los humanos nacemos con un número limitado de neuronas, que son con las que nos desenvolvemos el resto de nuestra vida», cuenta Strange. Y añade: «En la actualidad,

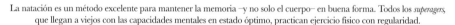

La natación es un método excelente para mantener la memoria –y no solo el cuerpo– en buena forma. Todos los *superagers*, que llegan a viejos con las capacidades mentales en estado óptimo, practican ejercicio físico con regularidad.

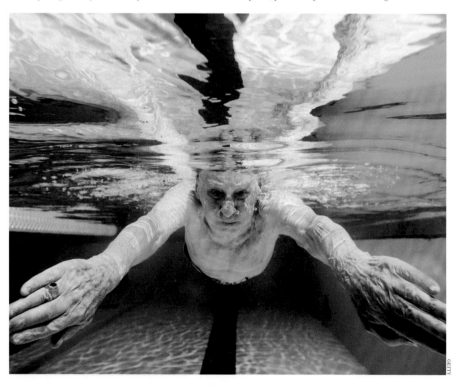

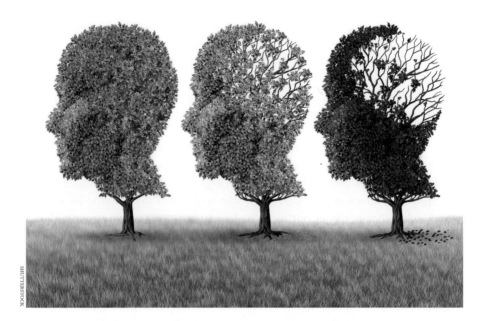

SHUTTERSTOCK

Tener un hipocampo bien irrigado por los vasos sanguíneos es bueno para recordar.
Con la edad, el abastecimiento de nutrientes a esta zona del cerebro puede reducirse.

sabemos que no es así, que constantemente se forman nuevas neuronas, especialmente, en el hipocampo». Un proceso conocido como *neurogénesis*.

Es más, según un estudio liderado por investigadores españoles del Centro de Biología Molecular Severo Ochoa (Madrid), hay evidencias de que el encéfalo produce nuevas neuronas hasta la novena década de la vida. Lo interesante del asunto es que, si se encuentra el modo de incrementar el nacimiento y la maduración de nuevas células nerviosas, tal y como ya se hace ya en ratones de laboratorio, tendríamos un arma potente para ralentizar el alzhéimer y otras enfermedades neurodegenerativas.

Hay ancianos que no la necesitan. Y no solo porque en sus cerebros se produce una eficaz neurogénesis. Hace una década, investigadores de la Universidad Northwestern (EE. UU.) pusieron el foco sobre un grupo de individuos con más de ochenta años a sus espaldas que tenían una increíble memoria —episódica, sobre todo—, equivalente a la de cualquier adulto de cincuenta años. Es como si su cerebro hubiese encontrado la manera de pisar el freno del envejecimiento.

Los llamaron *superagers*, nos explica Strange, que asegura que es muy interesante estudiarlos para intentar averiguar qué tiene de peculiar su encéfalo, su genética, los acontecimientos que han vivido, incluso su familia.

«Los neurocientíficos estadounidenses quieren encontrar en el coco de estas personas factores protectores de la memoria. Y eso es bueno, porque nos afanamos en identificar factores de riesgo implicados en el desarrollo de la demencia, y creo que resulta más interesante aún conocer que es lo que mantiene la memoria intacta», reflexiona Strange. De momento, se sabe que los *superagers* destacan por cómo se enfrentan al estrés. «Siempre sacan lo mejor de cualquier circunstancia, su resiliencia es envidiable. Se vienen arriba incluso en las circunstancias más adversas», explica Emily Rogalski, una de los investigadores al frente del estudio.

Es probable que, si siguen avanzando en sus pesquisas, se topen con que el estado de los vasos sanguíneos de estos ancianos de memoria prodigiosa es espectacular. El año pasado, investigadores de la Universidad de Umeå (Suecia) llegaron a la conclusión de que el deterioro que experimenta la sesera al envejecer tiene que ver mucho con la circulación sanguínea por su interior.

Al parecer, el cerebro recibe una mayor carga de los latidos del corazón a medida que transcurren los años, de modo que acaban endureciéndose las arterias grandes del cuerpo, como, por ejemplo, la aorta. Eso termina causando daños importantes a los vasos sanguíneos más pequeños, entre ellos, los del cerebro. En consecuencia, este estaría cada vez peor irrigado. Según el modelo de los investigadores, el hipocampo sería un área especialmente vulnerable e este deterioro progresivo.

Otra cosa que les pasa a los ancianos habitualmente —y puede que a los *superagers* no— es que tienden a distraerse. Y, con la atención dispersa, la memoria titubea. Hace un par de años, un estudio de la Universidad de California del Sur (EE. UU.) demostró que esta tendencia a la dispersión guarda relación directa con el funcionamiento del locus coeruleus, una estructura cerebral diminuta pero profusamente conectada que se encarga de mantener la atención. Además de ser una de las primeras perjudicadas cuando ataca el mal de Alzheimer.

A todo esto, resulta que la memoria no es objetiva. Otro rasgo que la diferencia de un *pendrive* es la subjetividad. Dice Canals que hay que quitarse de la cabeza esa idea de que es un registro objetivo de imágenes, olores y sonidos. «Las experiencias son una representación filtrada de lo sucedido —la propia retina preselecciona la información que verá el cerebro—, a la que le añadimos nuestro punto de vista». Aclara que dicho punto de vista «no es, ni más ni menos, que el matiz que aportan las experiencias previas, que a su vez se trasforman en expectativas». Eso significa que gran parte de lo que vemos está condicionado por lo que esperamos ver. Por eso, el neurocientífico español está convencido que «hay tantos recuerdos de una misma experiencia como observadores».

Eso implica, además, que no se puede hablar de recuerdos falsos o verdaderos. «Solo hay recuerdos, sin adjetivo», recalca Canals. y añade: «Si hilamos con lo anterior, son una representación de lo sucedido, pero solo aproximada, fruto de nuestra interpretación». La neurociencia confirma que, como decía aquel famoso poema de Ramón de Campoamor, todo es según el color del cristal con que se mira.

En la información que recibimos del exterior proyectamos, por lo tanto, nuestras expectativas y creencias. Ambas se incorporan a los recuerdos sin darnos

Seis magníficos aliados de la memoria que, a lo mejor, desconocías

1. El movimiento

«No sé cómo estudiabas tú, pero a mí solo me iba bien si me mantenía activo, por ejemplo, escribiendo», dice Bryan Strange. No hace mucho, se cruzó con una investigación un tanto antigua que mostraba que, mientras hay movimiento en el cuerpo de un sujeto, aunque solo sea de las manos o de la lengua, la actividad de las neuronas del hipocampo se dispara. Pero no explicaba por qué. Así que decidió investigarlo por su cuenta.

Sus pesquisas revelaron que realizar un sencillo movimiento al mismo tiempo que miramos una imagen hace que se memorice mejor. ¿Cómo? Tal y como contaba el investigador en *Nature Medicine*, porque el movimiento dispara la actividad de las neuronas que producen noradrenalina en el cerebro, y eso estimula la formación de memoria. «Esto enlaza directamente con las tendencias educativas actuales destinadas a fomentar el aprendizaje activo», apunta Strange.

2. El hambre

La grelina, más conocida como la hormona del hambre, manda señales al cerebro que estimulan la memoria. La hormona se sintetiza en el estómago cuando anticipamos que va a llegar comida e, inmediatamente, estimula el apetito.

Pues bien, un nuevo estudio estadounidense demuestra que la grelina también potencia los recuerdos episódicos, un tipo de memoria que implica recordar qué, cuándo y cómo ocurre cada acontecimiento.

3. La cafeína

Hace unos cuantos años, investigadores de la Universidad Johns Hopkins (EE. UU.) demostraron que este estimulante universal también aviva la nuestra capacidad de grabarnos la información. Concretamente, 200 miligramos de cafeína tienen un efecto positivo sobre la memoria a largo plazo que dura, al menos, veinticuatro horas.

4. El ejercicio físico

Según un estudio holandés que publicaba *Current Biology*, practicar deporte cuatro horas después de haber estudiado es la mejor táctica para reforzar la memoria.

5. El alcohol

Aquí debe haber un error, puede que pienses. Todo el mundo sabe que el alcohol nos ayuda a olvidar, ¿no? Pues no es tan sencillo. Mientras consumimos alcohol, se reduce la incorporación de la nueva información, pero mejora la consolidación de lo que ya había entrado en nuestra sesera. Además de que, en estado de embriaguez, tendemos a recordar mejor los estímulos externos, esto es, el contexto en el que bebimos.

6. La curiosidad

La expectación que nos genera un tema que nos despierta interés desencadena un estado cerebral que nos predispone a aprender y retener información a largo plazo. Tanto si esa información está relacionada con el tema como si no. En parte, se debe a que la curiosidad moviliza la dopamina.

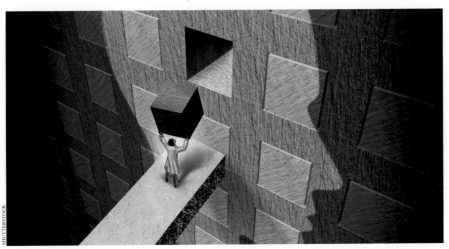

Entre las piezas del puzle de la memoria hay hormonas como la noradrenalina, la dopamina y la grelina.

cuenta. Entre los múltiples experimentos que lo confirman, Canals subraya algunos que sugieren que «el recuerdo de un acto violento presenciado por la noche, sin visibilidad, llevará asociado en la memoria a un criminal 'invisible' pero con un color de piel determinado dependiendo de a quién y dónde preguntemos», aclara el neurocientífico. Y para concluir lanza al aire una interesante pregunta para reflexionar: ¿cuántos presos no estarían ahora en la cárcel si aceptásemos las limitaciones de nuestra preciada memoria?

Los espejismos de la mente

ROGER CORCHO

DIVULGADOR CIENTÍFICO

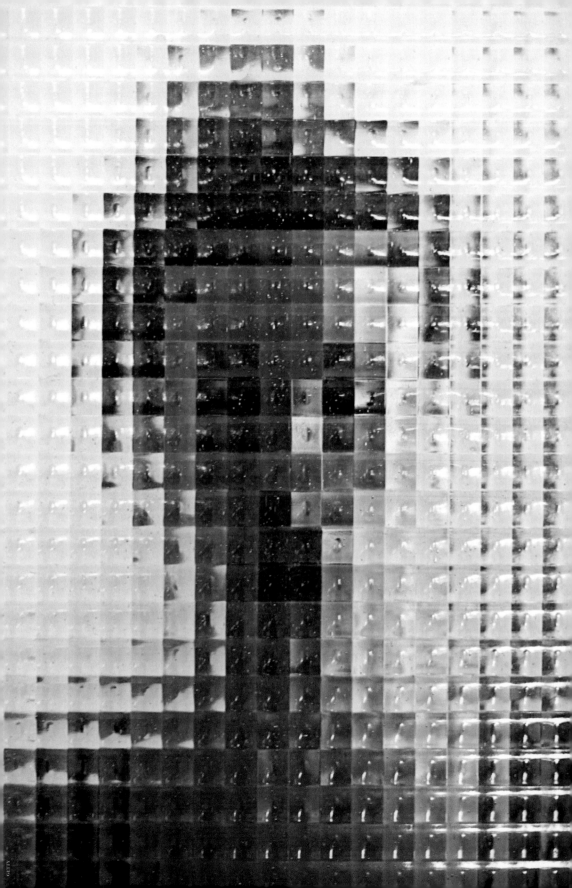

Durante siglos, la razón se ha entendido como un arco que, en lugar de flechas dirigidas al blanco, lanzaría ideas para dar con la verdad. Se trataría de un extraordinario instrumento de deliberación gracias al cual lograríamos determinar los mejores medios para alcanzar los objetivos que nos interesan. También funcionaría como una balanza en la que sopesar argumentos y decantar la verdad de un lado u otro sin que nada pudiera distorsionar el resultado. La razón sería la cualidad que mejor nos definiría como humanos y nos distinguiría del resto de seres vivos.

Sin embargo, si se presta atención a las dificultades que para la mayoría de los mortales entrañan las estadísticas o las confusiones en las que nos sumimos al operar con números grandes y los groseros errores en los que incurrimos, hay que pensar que quizá no somos tan analíticos como nos gusta creer. Nos vemos afectados, de hecho, por infinidad de sesgos que marcan nuestra visión.

Tenemos la tendencia a sobrestimar los eventos infrecuentes. Por ejemplo, se suele creer erróneamente que los viajes en coche son más seguros que los hechos en avión. Tras los atentados de las Torres Gemelas de Nueva York, esta tendencia se recrudeció por el pánico a volar. Los estadounidenses optaron masivamente por el automóvil para la mayoría de sus desplazamientos de media distancia, lo que provocó que se incrementaran los accidentes de tráfico. En los meses siguientes a ese suceso histórico, los muertos en carretera se incrementaron

Nos gusta pensar que tenemos una identidad sólida, pero las investigaciones neurocientíficas sugieren que lo que llamamos *yo* es una construcción del cerebro para guiarnos en medio de una realidad caótica y de perfiles poco claros.

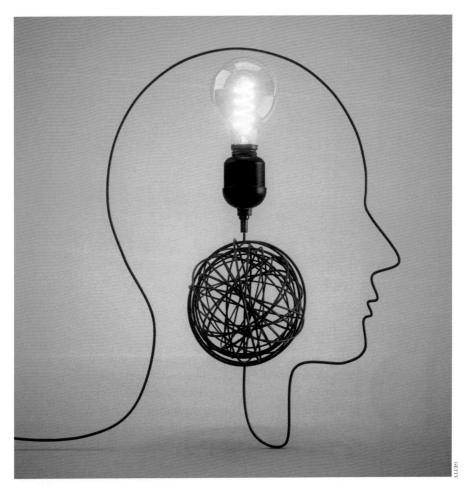

El cerebro encuentra atajos inconscientes que llevan a hallazgos inesperados: así surgen los *momentos eureka*, en los que aparece de repente la solución a un problema que nos había tenido atascados en el trabajo durante meses o años.

en una cifra que superó a los fallecidos en el ataque terrorista. Un saldo terrible causado por nuestro torpe manejo de las estadísticas.

Del mismo modo que las manchas descubiertas por Galileo en el Sol derrumbaron el mito de que el astro rey fuera perfecto y sin mácula, en las últimas décadas se ha podido constatar que las decisiones dependen, en muchas ocasiones, de procesos inconscientes: no se sostienen en suelo firme, como nos gustaría suponer, sino en terreno pantanoso. Las razones no tienen por qué tener más peso que nuestra ansia por encajar en un grupo, o las emociones que nos embargan en un determinado momento. Por más que pretendamos estar al volante, no siempre alcanzamos el nivel de control que nos gustaría obtener.

Solemos pensar que una discusión trufada de buenos argumentos puede llegar a ser determinante para que los interlocutores cambien su opinión de partida. Esta imagen típica de la razón se ve enturbiada por las pruebas que apuntan en dirección contraria: es más bien infrecuente que en una polémica alguno de los participantes acabe por abrazar las opiniones contrarias. Las personas suelen defender determinadas creencias como si les fuera la vida en ello: no importa en absoluto quién tiene razón —y por eso las razones no juegan ningún papel—, sino quién será el ganador del combate dialéctico. Ocurre sobre todo con aquellas creencias que se comparten con un grupo —religiosas o ideológicas, pero también vinculadas a asuntos nimios como las aficiones—. Como constata el psicólogo y autor del libro *Hábitos atómicos* (Ed. Diana) James Clear, una buena amistad puede tener un peso mucho mayor para modificar una idea preconcebida que el mejor de los argumentos.

Si pensamos que las creencias son como mapas que nos sirven para movernos por el mundo, se deduce que cuanto mejor, más precisa y más verdadera sea esa imagen, más éxito tendremos a la hora de conseguir nuestros objetivos. ¿Por qué motivo entonces las personas quedan atrapadas por ciertas ideas y ni se cuestionan si son verdaderas o falsas? Según Clear, tenemos una "profunda necesidad de pertenencia", y las razones, además de describir la realidad, juegan un rol social que no se puede desdeñar. Las ideas y las creencias son como un pegamento social que nos vincula a los otros. En muchas ocasiones, preferimos pertenecer al grupo antes que cuestionar sus ideas.

Es justo lo contrario de lo que decía el filósofo griego Aristóteles cuando aseguraba que Platón era su amigo, pero que prefería la verdad antes que a su colega y maestro. Pero lo cierto es que la mayoría de los humanos no somos como Aristóteles, ni de lejos.

Esta misma tesis se recoge en el estudio *Las creencias como un beneficio adaptativo no epistémico*, publicado en abril de 2020, en el que los científicos sociales Rebekah Gelpi, William A. Cunningham y Daphna Buchsbaum, de la Universidad de Toronto (Canadá), inciden en la idea de que «las creencias cumplen distintas funciones, no solo la de representar la verdad epistémica». Las ideas son herramientas sociales, y su adopción permite que nos reconozcamos como pertenecientes a un grupo; compartir las mismas derrumba el muro de desconfianza mutua, de forma que son como llaves que nos abren la puerta de los demás.

Si optar por la verdad arriesga la pertenencia al grupo y tiene el coste altísimo del ostracismo, la mayoría de individuos no va a dudar qué opción escoger. En estos casos no importan en absoluto las razones que se puedan aportar en favor o en contra de una idea. Hay una explicación evolutiva de esta conducta, tal como expone Clear en su libro antes mencionado: «Los humanos somos animales de rebaño. Queremos encajar y establecer lazos con otros, y ganarnos el respeto y la aprobación de nuestros colegas. Estas inclinaciones son esenciales para nuestra supervivencia. Durante buena parte de nuestra historia evolutiva, nuestros ancestros vivieron en tribus. Separarse de la tribu –o peor, ser expulsado– era una sentencia de muerte».

Esta obsesión por encajar tiene consecuencias curiosas, como reveló un sencillo experimento diseñado por el psicólogo social polaco-estadounidense Solomon Asch a mediados del siglo pasado. Este sentó a ocho personas alrededor de una mesa y les enseñó dos cartas blancas: en una de ellas había dibujada una línea negra que servía como referencia; en la otra, tres líneas negras paralelas de distinta longitud. Los participantes debían decir cuál de estas últimas era igual de larga que la de referencia. Todos los sujetos salvo uno, que debía responder el último, estaban aleccionados para contestar incorrectamente. Cuando le tocaba el turno a este individuo, en un tercio de las ocasiones daba la respuesta errónea, a pesar de que resultaba imposible que no se diera cuenta de que era falsa. La inclinación a agradar nos lleva a amoldar la propia opinión a la del grupo, al margen de cualquier otro criterio.

Drew Westen es un neurocientífico estadounidense que se ha labrado una lucrativa carrera como asesor político tras publicar en 2012 el libro *El cerebro político*. Hace unos años llevó a cabo un interesante experimento en el que incidía en el pobre papel de las razones en la toma de decisiones: reclutó a voluntarios estadounidenses cuyas preferencias ideológicas podían ser tanto republicanas como demócratas. Les hizo escuchar mensajes contradictorios lanzados por los líderes de ambos partidos de ese momento (año 2004). Posteriormente les preguntó por su opinión, y pudo constatar que los partidarios de cada bloque tendían a racionalizar, justificar y minimizar las contradicciones de *su líder*, mientras que exageraban las contradicciones en las que incurría su oponente.

Westen utilizó imágenes por resonancia magnética funcional para estudiar el funcionamiento cerebral de los sujetos durante la prueba. Observó que presentaban una actividad neuronal que se correspondía con una situación de conflicto cuando escuchaban argumentos contradictorios del líder con el que se sentían identificados. Seguidamente, los centros neuronales emocionales —ajenos a los que actúan cuando valoramos razones— lograban *reclutar creencias* que actuaban como parches con los que mantener la ilusión de la coherencia y que salvaban

La presión del grupo

Obviar la verdad puede beneficiarnos a veces, o ser desastroso. Esto último ocurrió en el accidente del transbordador espacial Challenger (28 de enero de 1986), como demostró una comisión de investigación formada entre otros por el astronauta Neil Armstrong y el premio Nobel de Física Richard Feynman. Se concluyó que el frío había afectado a las juntas tóricas del cohete, que perdieron flexibilidad y no sellaron correctamente los tanques. Esto provocó un escape de gases en el propulsor derecho que fue el detonante de la catástrofe. El accidente fue consecuencia de un fallo técnico, pues, pero la comisión de investigación también demostró que los ingenieros de la NASA y de la empresa que había participado en la fabricación de partes del cohete sabían de la pérdida de flexibilidad de las juntas en condiciones de baja temperatura, y que también estaban al tanto de las posibles implicaciones de este defecto.

Dado que ese día hacía un frío inusual en Florida, debía haberse aplazado el lanzamiento. ¿Por qué los directivos de la NASA decidieron seguir adelante con la misión, a pesar de ser absurdo? Según el psicólogo Irving Janis, la dinámica por la que un grupo acaba tomando decisiones irracionales a pesar de disponer de la información idónea para haber tomado las correctas se denomina pensamiento de grupo o *groupthink*.

En este caso se produjo por la sensación de invulnerabilidad que rodeaba al equipo de la agencia estadounidense –habían llevado a cabo numerosas misiones exitosas–, que lo indujo a pensar que el error no entraba dentro de lo posible. Y también por la presión que sufrieron para llevar adelante el trabajo después de varios aplazamientos.

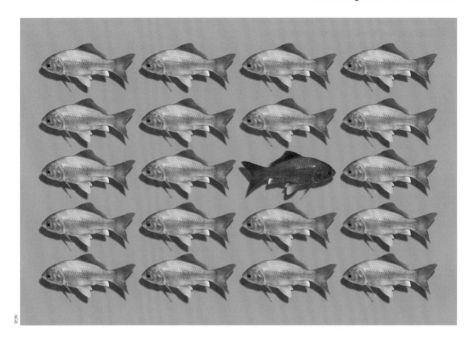

Hay que tener mucho valor para nadar a contracorriente: la aprobación de los demás y la pertenencia al grupo han sido fundamentales para la supervivencia del ser humano, y la evolución ha grabado esas necesidades en el cerebro.

las contradicciones. Por último, tras lograr superar la incomodidad inicial, el propio cerebro de los sujetos se autopremiaba con la activación de emociones positivas: al sortear esas incómodas incongruencias, el órgano pensante se ponía una medalla y el individuo podía recuperar la tranquilidad inicial.

Esto no significa que el sentido crítico no tenga ninguna importancia. Hay personas que logran imponer su visión analítica sobre cualquier emoción de pertenencia. Pero la tendencia a mantener la fidelidad hacia el grupo al que sentimos pertenecer existe, es muy persistente y explica muchas de las conductas que podemos observar. Y si para ello es necesario echar por la borda la verdad, nuestro cerebro no duda en hacerlo.

La evolución también se encuentra en el origen de un segundo elemento que ha contribuido a que nuestras decisiones se vean influidas por aspectos inconscientes que no controlamos. El cerebro consume cantidades ingentes de energía, y cualquier proceso de deliberación racional siempre es lento, porque requiere sopesar los hechos y los argumentos, eludir contradicciones y extraer las consecuencias pertinentes. Pero a veces no disponemos del tiempo suficiente o, más a menudo, no es posible invertir la energía que sería necesaria para llevar a cabo esta tarea como debe ser abordada. Para evitar dejarnos tirados, el cerebro ha encontrado la manera de llegar al mismo final al que conduciría un proceso racional, pero recurriendo a atajos. Se alcanzan conclusiones sin que sea necesario recorrer los lentos pasos de la deliberación. El motor que nos propulsa hacia ese fin son las emociones o las intuiciones.

¿Es la realidad una construcción mental?

El encéfalo puede sufrir alucinaciones o ilusiones que influyan en los pensamientos. Pero no se puede concluir que la razón sea incapaz de guiarnos hacia la verdad. Con la percepción ocurre algo semejante, con la diferencia de que el fenómeno se ha estudiado mucho más en profundidad: nuestros sentidos recogen los datos del mundo sensible, pero es el cerebro el que los reordena en torno a una forma con la que el exterior adquiere sentido.

En ocasiones, esa reordenación falla el tiro, o resulta contradictoria. Cuando ocurren estos errores, se ponen momentáneamente al descubierto las complejas operaciones que realiza el cerebro para captar la realidad. Este proceso no implica que los sesos se la inventen o que todo lo que percibimos sea una elaboración. Es más bien que las neuronas cogen atajos con el fin de consumir el mínimo de energía posible y a la vez mantener la fidelidad de la representación obtenida de la realidad. Como dice la neurocientífica Susana Martínez-Conde, se necesitaría un cerebro enorme para que interpretara sin error toda la información recibida. El precio a pagar por la eficiencia de este órgano es que en casos muy específicos puede confundirse.

El equilibrio entre eficiencia energética y fidelidad a lo real ha sido un vector evolutivo que ha influido en los procesos perceptivos, pero también en los racionales: sopesar razones es un proceso lento que requiere gastar grandes cantidades de energía, y por eso tendemos a tomar numerosas decisiones que no requieran de tanta concentración y pueden automatizarse.

Puede resultar descorazonador constatar que en los procesos electorales hay una cantidad significativa de ciudadanos a los que no les interesan ni el programa de los candidatos ni los argumentos para defenderlo. Tal y como constataron el psicólogo Alexander Todorov y su equipo de la Universidad de Princeton (EE. UU.) en 2007, a menudo escogemos a quién votar solo en función de sus rasgos faciales. Comprobaron que, para muchos de los voluntarios de su experimento, la observación durante décimas de segundo del rostro de los candidatos en unas elecciones bastaba para que predijeran el ganador con un 72 % de acierto. En lugar de la fatigosa tarea de comparar, contrastar y analizar razones, nuestro cerebro nos ofrece una vía rápida y alternativa: dejarnos llevar por una corriente con la que nos vale para tomar una decisión. Posiblemente el proceso racional y analítico arrojaría unos resultados diferentes, pero este atajo impide que nos quedemos encallados en las dudas de no saber qué opción es la mejor, lo que nos ahorra un gran esfuerzo mental y un tiempo precioso.

La posibilidad que nos brinda las neuronas de buscar las rutas más cortas suele ofrecer muchos beneficios. Numerosos científicos han relatado cómo surgía en un instante la solución al problema en el que estaban trabajando, que visualizaban con la velocidad de un rayo. Después, toda su labor consistía en ir engarzando eslabones que conducían al objetivo. Estos son los llamados *momentos eureka*, saltos directos hacia la conclusión sin que haya sido necesario que medie paso intermedio alguno. No se trata de magia: con seguridad, en este proceso se activan los mismos mecanismos neuronales que posteriormente van a guiar al investigador. La diferencia consiste en que esto se produce de forma inconsciente, y eso facilita que ocurra este acelerón gozoso hasta el hallazgo final.

Las emociones también son de gran ayuda para que no nos quedemos varados en elucubraciones infinitas. Son útiles principalmente en aquellos momentos en los que tenemos que escoger entre una gran variedad de alternativas. Intervienen en un momento inicial, cuando tenemos que descartar opciones, y nos obligan a centrar la atención en unos pocos elementos. Actúan como un gran foco sobre el escenario: dejan a oscuras gran parte de las tablas y arrojan luz sobre lugares específicos.

Una vez completada esta selección, la razón puede dedicarse a hacer lo que sabe: comparar, contrastar y elegir. La necesidad que tenemos de ser rápidos y resolutivos obliga a que la razón deje de disponer del control total sobre la decisión tomada. Y aunque esto nos proporciona numerosas ventajas y existe una explicación evolutiva para que suceda así, también nos puede llevar a errores lamentables.

Gracias a las emociones somos capaces de ponernos en el lugar de las otras personas y sentir lo mismo que ellas. La empatía explica que en muchas ocasiones ofrezcamos nuestra ayuda a quien lo necesita. Hemos visto que cuando uno de estos casos particulares se hace público, la solidaridad de todo un país hace posible que se recauden cifras astronómicas para ayudar a una sola persona en apuros. Sin embargo, una terrible paradoja ocurre cada vez que se busca la solidaridad y la movilización social para ayudar no a un sujeto, sino a un país devastado.

Así, ha habido campañas solidarias dirigidas a ayudar a sociedades enteras que en ocasiones han recaudado menos dinero que aquellas destinadas a asistir a un único ser humano. Las emociones nos conectan con una persona hambrienta, pero nos impiden conmovernos ante una estadística del hambre. En este caso, las emociones nos tienden una trampa moral y nos confunden sobre la oportu-

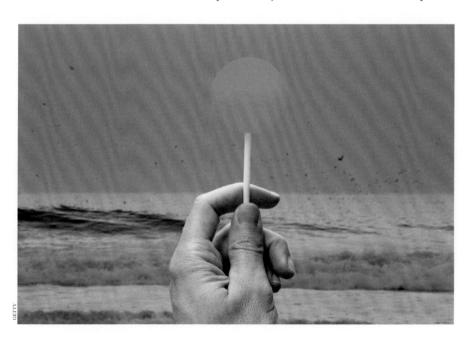

Los sentidos pueden engañar a la mente, pero en general el cerebro cumple eficazmente su tarea de interpretar el mundo sensible con la suficiente precisión como para que sobrevivamos.

nidad de nuestra ayuda. Este ejemplo ilustra el reducido poder del que disponen los sentimientos, y la importancia de la razón a la hora de tomar decisiones de carácter ético y moral.

Entonces ¿está la razón gobernada por factores irracionales? Es evidente que estos existen y que resultan necesarios. Pero también hay que contemplar todas las *emboscadas* mentales en las que podemos caer si en las decisiones no convocamos a la razón y su cortejo de lentos y analíticos mecanismos. La mente racional no es una carcasa para aparentar que se toman decisiones objetivas y que solo sirve para esconder los procesos irracionales, los deseos, las intuiciones y las emociones inconscientes que serían las verdaderas fuentes de nuestras actuaciones.

Tampoco es un proceso impoluto que no se deja corromper o influir por los sentimientos. Nos parecemos a capitanes obligados a gobernar un navío en medio de la tempestad: en ocasiones el rumbo lo decidimos nosotros empuñando fuertemente el timón, mientras que en otras las corrientes serán tan intensas que nos acabarán imponiendo la ruta. Conocer todos estos mecanismos que se activan cada vez que tomamos una decisión es la mejor manera de evitar que caigamos en las trampas y espejismos que acechan a la mente.

Tecnología conectada a las neuronas

LAURA CHAPARRO

PERIODISTA CIENTÍFICA

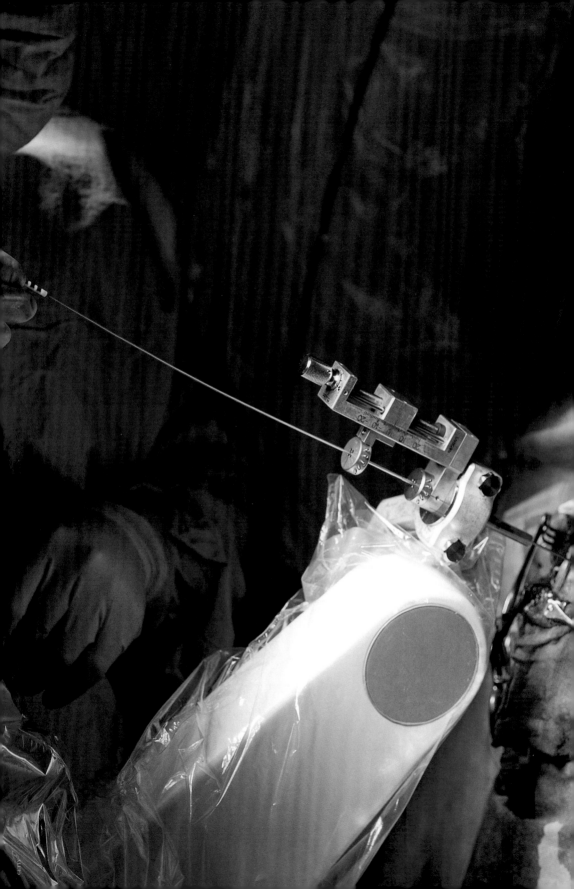

Si hay un órgano que se ha beneficiado del vertiginoso avance de la tecnología en las últimas décadas, ese es el cerebro. Dejando a un lado el uso de los dispositivos tecnológicos para mejorar nuestras capacidades –lo que nos iría convirtiendo, poco a poco, en cíborgs–, implantes como los cocleares o los de retina ya están ayudando a escuchar y a ver a personas con profundas limitaciones sensoriales.

Para Álvaro Sánchez Ferro, coordinador del Comité Ad-Hoc de Nuevas Tecnologías (TecnoSEN) de la Sociedad Española de Neurología, la revolución de estos tratamientos se basa en que modulan la función cerebral con dispositivos o procedimientos externos. «Esto se sale del abordaje tradicional con fármacos. Ahora, mediante la tecnología, se puede mejorar y potenciar la función cerebral, lo que abre infinidad de nuevas oportunidades terapéuticas», dice el doctor Sánchez.

Mientras, las interfaces cerebro-máquina, que permiten a personas con miembros amputados mover brazos robóticos y casi sentir lo que tocan, avanzan cada vez más rápido. Los expertos confían en que pronto serán prescritas por los médicos igual que lo fueron los marcapasos. Por otra parte, la estimulación cerebral profunda está siendo beneficiosa para pacientes con párkinson a quienes no les funcionaban los fármacos para paliar síntomas como el temblor y la rigidez, y está probándose en trastornos como la depresión, lo que disminuiría los efectos secundarios de la medicación.

En la estimulación cerebral profunda se implantan electrodos bajo el cráneo para que modulen la actividad eléctrica anormal en personas con trastornos como el párkinson. Deben colocarse con la máxima precisión para evitar efectos indeseados.

«Ha habido avances sólidos, pero todavía queda muchísimo terreno por recorrer», afirma Susana Martínez-Conde, catedrática de Oftalmología, Neurología, Fisiología y Farmacología y directora del Laboratorio de Neurociencia Integrativa en la Universidad Estatal de Nueva York (EE. UU.). Una idea que comparte Javier De Felipe, profesor de investigación del CSIC en el Instituto Cajal (Madrid), que recuerda que aún desconocemos datos tan importantes como el número exacto de neuronas que tenemos o cómo son sus conexiones. «Casi todo lo que sabemos del cerebro está basado en el estudio de animales de experimentación, sobre todo, de ratones», resalta De Felipe.

Si echamos un vistazo a la última década, neurocientíficos, ingenieros y matemáticos han conseguido algo que hace solo treinta años podría considerarse ciencia ficción: que una persona con una parálisis motora sea capaz de mover los brazos o piernas simplemente con pensarlo. La responsable es una interfaz cerebro-máquina –brain-machine interface, en inglés–, que se basa en tres elementos: un implante neuronal diminuto que se introduce en el cerebro, en la zona de la corteza motora; un ordenador que recoge la actividad neuronal enviada por estos electrodos a un algoritmo que la descodifica en acciones motoras, y un elemento robótico, como puede ser un brazo, una pierna o, incluso, un exoesqueleto, que ejecuta estas acciones.

«Cada vez se hacen más ensayos clínicos en el mundo y empezaremos a ver cómo algunos médicos prescriben estos dispositivos a pacientes de forma más habitual», mantiene José Carmena, catedrático de Ingeniería Electrónica y Neurociencia en la Universidad de California en Berkeley y codirector del Centro de Ingeniería Neural y Neuroprótesis, en Estados Unidos.

El avance de esta tecnología en los últimos años ha sido espectacular. Hoy, los investigadores se afanan por perfeccionarla y conseguir que los pacientes no solo sean capaces de mover sus prótesis con el pensamiento, sino que también lleguen a sentirlas como si fueran naturales.

«Se trata de añadir al modelo información sensorial artificial, es decir, que al paciente, además de que se le descodifique información para controlar el robot, también se le estimule eléctricamente con señales de tacto sobre lo que está agarrando, por ejemplo, el brazo robótico. Así, no solo podría verlo, sino también sentirlo», describe Carmena.

El polifacético y polémico emprendedor Elon Musk también se ha dejado cautivar por la tecnología cerebro-máquina. Además de revolucionar la industria automovilística y la aeroespacial, se ha propuesto que su sello, Neuralink, consiga crear estos dispositivos a gran escala y dejen de ser prototipos. Aunque todo lo relacionado con esta empresa se mueve en el más absoluto secretismo, en su lanzamiento en 2017 Musk destacó por qué era necesaria su compañía:

A la derecha: La retina artificial Argus II, desarrollada por la compañía estadounidense Second Sight y comercializada en Europa desde 2011, es una prótesis que incluye sesenta electrodos y mide 3 mm x 5 mm. Tras ser implantada en la retina de una persona ciega, Argus II recibe a través de una antena las imágenes tomadas por una cámara externa y las procesa de forma que el usuario perciba contrastes entre luz y oscuridad.

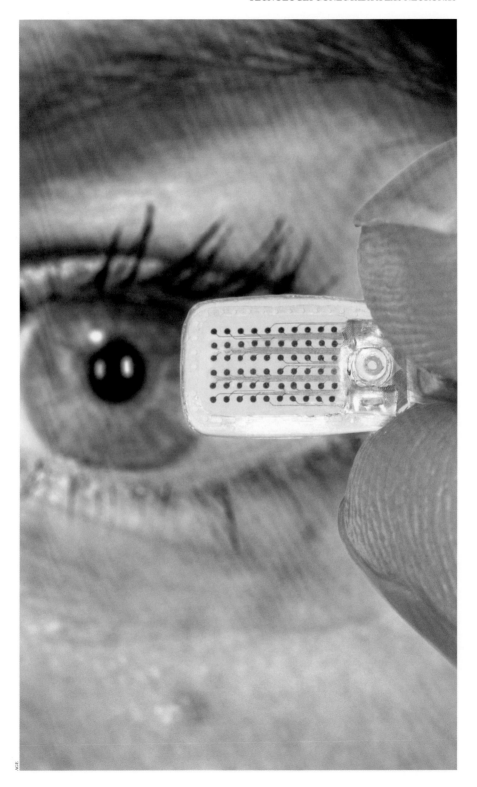

para comprender y tratar trastornos neurológicos y para preservar y mejorar el órgano pensante.

Es decir, aunque los dispositivos vayan destinados a recuperar la movilidad por accidentes o discapacidades congénitas, también podrían servir para mejorar capacidades que no están dañadas, complementándose con técnicas de inteligencia artificial (IA), según Musk. Respecto a cuándo podrán estar listas estas tecnologías, el también físico admitió que llevará su tiempo. Por el momento, en su página web, los contenidos van creciendo poco a poco: un vídeo de lanzamiento, un artículo científico *preprint* —es decir, que no se ha publicado en una revista científica— firmado por él mismo y en el que describe algunos prototipos de la compañía; un formulario para quien quiera unirse al equipo; y un menú de navegación con tres enlaces —*Understanding the Brain, Interfacing the Brain* y *Engineering the Brain*—.

«Lo que van a fabricar es una interfaz puntera para un tipo de indicación médica, que a fecha de hoy no se sabe cuál es», apunta Carmena. Como experto en estos dispositivos, el ingeniero confía en que a Neuralink le vaya bien, porque eso sería positivo para la investigación. En caso contrario, acabaría repercutiendo de forma negativa en la comunidad científica y tecnológica. «Si Neuralink se convirtiera en un fiasco nos afectaría a todos, y podría acabar

Eva Justin, de un año, es uno de los 30 millones de niños en el mundo que padecen problemas de audición. Su implante coclear le permite percibir los sonidos y, así, aprender a hablar desde pequeña. Gracias a este avance que se aplicó por primera vez con éxito hace sesenta años, nacer sordo no implica tener que ser sordomudo toda la vida.

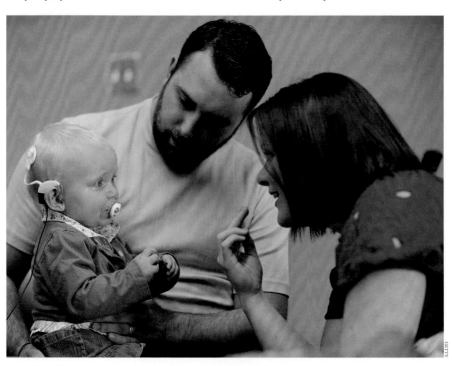

¿CÓMO FUNCIONA UN IMPLANTE COCLEAR?

Estas prótesis constan de un receptor-estimulador que se implanta detrás del pabellón auricular y envía las señales eléctricas a los electrodos. Estos se introducen en el interior de la cóclea, en el oído interno, y estimulan las células nerviosas que aún funcionan. Los estímulos pasan a través del nervio auditivo al cerebro, que los reconoce como sonidos, y así la persona tiene la sensación de oír. En cuanto a los elementos externos, hay un micrófono, que recoge los sonidos; estos pasan al procesador, encargado de codificar los más útiles y enviarlos a un transmisor, que a su vez los lanza al receptor interno. La parte externa e interna se ponen en contacto por un cable y un imán. El dispositivo solo necesita pilas para funcionar.

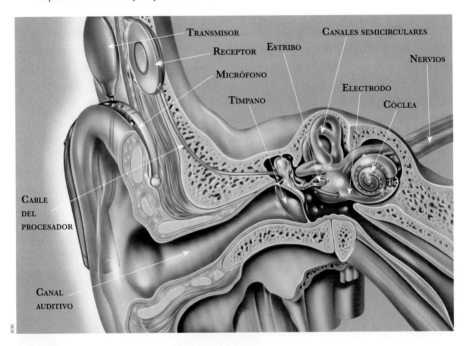

En España, más de 15 000 personas llevan un implante coclear. De ellas, la tercera parte son niños que lo recibieron a temprana edad. Desde que esta tecnología se puso en práctica en nuestro país, en la década de 1980, no ha dejado de evolucionar. Se espera que en 2023, sean más de 20 000 los pacientes que la usen.

con una década entera de investigación, tanto pública como privada», advierte el catedrático.

En la misma línea, Stephen L. Macknik, catedrático de Oftalmología, Neurología, Fisiología y Farmacología y director del Laboratorio de Neurociencia Translacional en la Universidad Estatal de Nueva York (EE. UU.), opina que el rol de Neuralink y otras compañías en la misma órbita resulta positivo. «Hay otras formas de ganar dinero mucho más rápido que hacer dispositivos médicos, así que creo que es algo loable», resalta Macknik.

De las neuroprótesis más modernas, pasamos a otras consolidadas y que los neurocientíficos siempre toman como referencia. Es el caso del implante coclear. El primero fue practicado hace 65 años a un hombre sordo de cincuenta años en Francia por los médicos André Djourno y Charles Eyriès. En España, el primer implante data de 1985, y, en la actualidad, hay unos 17 500 implantados, el 60 %

adultos y el 40 % niños, según datos de la Federación de Asociaciones de Implantados Cocleares de España.

«Antes, las personas que se quedaban sordas en la etapa prelingüística, es decir, antes de aprender a hablar, se quedaban sordomudas, en general», recuerda Francisco Javier Díez, profesor del Departamento de Inteligencia Artificial de la Universidad Nacional de Educación a Distancia (UNED), en Madrid, y padre de un niño con un implante. «Tenían que ir a colegios especiales, y su vida social estaba reducida a *guetos* de personas sordas», añade Díez.

Gracias a esta tecnología, hoy los niños que nacen sordos reciben uno o dos implantes cocleares a los pocos meses de nacer. Díez resalta que estos críos aprenden a hablar como los demás, y la mayoría asiste a colegios ordinarios. En el caso de las personas que se quedan sordas ya adultas, estos mecanismos les permiten seguir ejerciendo su profesión, aunque el tiempo de adaptación es mayor que para los niños debido a la menor plasticidad de su sistema nervioso.

Tales dispositivos están indicados para quienes padecen una sordera profunda neurosensorial bilateral y, en algunos casos, también sordera grave, siempre que no les sirvan de ayuda los audífonos convencionales. ¿Y cómo funcionan aquellos? Básicamente, lo que hacen es transformar las señales acústicas externas en señales eléctricas que estimulan al nervio auditivo.

Una fisioterapeuta coloca unos electrodos en la cabeza a un paciente suizo con una grave discapacidad motora. Se trata de parte de un prototipo de interfaz cerebro-máquina que podría mejorar los movimientos del paciente.

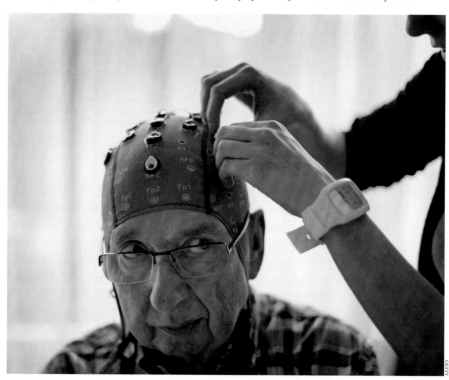

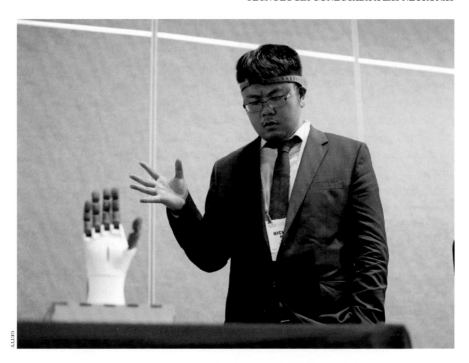

El CEO de BrainCo, Bicheng Han, lleva puesto en la cabeza el dispositivo inalámbrico desarrollado
por su empresa para controlar prótesis robóticas mediante impulsos eléctricos cerebrales.

El ojo es otro de los beneficiados por esta clase de prótesis. La tecnología, al igual que ha ocurrido con el oído, se ha convertido en una gran aliada para quienes sufren diferentes tipos de ceguera. En el mundo, 217 millones de personas presentan una deficiencia visual de moderada a grave y 36 millones son ciegas, según datos de la Organización Mundial de la Salud (OMS).

La solución está en unos pequeños chips. «El implante de retina es un sistema de visión artificial que estimula eléctricamente las células nerviosas de este tejido sensible a la luz situado en la superficie interior del ojo, y reemplaza la función de las células fotorreceptoras dañadas en algunos pacientes para, a partir de ahí, transmitir la información visual al cerebro a través del nervio óptico», señalan desde el Instituto de Microcirugía Ocular, en Barcelona.

Aunque no pueden ver de la misma forma que una persona sin problemas de visión, mediante la percepción de señales de luz y un proceso de rehabilitación visual para aprender a ver de forma biónica, los pacientes consiguen localizar e identificar fuentes de luz, objetos y movimientos, lo que les ayuda a desenvolverse en su vida diaria.

«En teoría, uno puede corregir muchos tipos de ceguera a través de la estimulación eléctrica de áreas concretas del cerebro, siempre que los afectados hayan visto antes de perder la visión. Lamentablemente, las personas ciegas de nacimiento no pueden beneficiarse de estos dispositivos», explica Guillaume Buc, director de Tecnología de Pixium Vision (Francia).

Desde que en los años 90 empezarán a utilizarse este tipo de implantes retinianos, los últimos avances han permitido que la información visual que reciben los pacientes sea cada vez de mayor calidad. En la actualidad, se emplea un dispositivo consistente es un microchip a base de silicona que se coloca encima o debajo de la retina del paciente y que contiene electrodos. A mayor número de electrodos, mayor es la resolución las imágenes obtenidas. Unas gafas incorporan una minicámara bioinspirada en el ojo que imita el funcionamiento de la retina humana y capta en tiempo real los cambios en el campo visual, mediante píxeles independientes. El tercer elemento es un procesador de mano, que recibe las imágenes de vídeo y las vuelve a enviar a las gafas en forma de estímulos que puedan ser interpretados por el cerebro.

Con esta idea, Pixium Vision ha desarrollado la tecnología PRIMA Bionic Vision en colaboración con la Universidad de Stanford (EE. UU.), que cuenta 378 electrodos, lo que mejora la agudeza visual en personas con degeneración macular seca, un trastorno ocular que causa visión central borrosa o reducida debido al adelgazamiento de la mácula —una parte de la retina—. «PRIMA es totalmente inalámbrico y sus píxeles fotovoltaicos se activan externamente mediante luz infrarroja invisible proyectada por lentes especiales de realidad aumentada (RA) en el ojo», indica el doctor Buc. En estos momentos, se están realizando ensayos clínicos con este dispositivo en Europa.

En paralelo, la optogenética está consiguiendo logros importantes para tratar enfermedades o trastornos neurológicos. Basada en haces de luz, esta tecnología emergente, que combina métodos genéticos y ópticos, se está probando en personas que padecen degeneración macular relacionada con la edad, que causa pérdida de visión en individuos de más de sesenta años.

En 2019, Francis Collins, director de los Institutos Nacionales de Salud (NIH) de Estados Unidos, escribía en su blog que tecnologías como OBServ persiguen recrear la función de la respuesta a la luz de la retina dentro del propio cerebro, en lugar de intentar reparar la retina dañada del paciente. Stephen L. Macknik y Susana Martínez-Conde lideran el proyecto OBServ, que, por ahora, se halla en fase experimental con modelos animales. El dispositivo está formado por pequeños implantes neuroprotésicos similares a los implantes cocleares. Los investigadores plantean introducirlos quirúrgicamente para dirigir el proceso visual.

Con la ayuda de unas gafas equipadas con dos cámaras que registran las imágenes visuales, se transmite esta información de forma inalámbrica a los chips implantados en la parte posterior del cerebro. Estos procesan y proyectan la información en un conjunto específico de neuronas subcorticales que, previamente, han sido convertidas en células fotorreceptoras gracias a la optogenética. Así, funcionarán de manera similar a la retina que está dañada en estos pacientes. Y transmitirán la información visual a la corteza para que la procese. «Esta tecnología se podría extender a otras partes del cerebro», plantea Macknik.

En el campo de la salud mental, tras el alzhéimer, el párkinson es la enfermedad neurodegenerativa más frecuente entre los mayores de 65 años, con cerca de 150000 afectados en España. Pero, contra la creencia general, no es un problema exclusivo de personas mayores: el 15% de los pacientes no superan los cincuenta años y, también, se pueden encontrar casos en los que se inicia en la infancia o en la adolescencia. El párkinson afecta al sistema nervioso de manera crónica y progresiva, y se caracteriza por la pérdida o la degeneración de neuronas en la sustancia negra, ubicada en la parte media del cerebro. Esta situación provoca una carencia de dopamina, neurotransmisor que, entre otras cosas, transmite información necesaria para que realicemos movimientos con normalidad. Su déficit provoca que los pacientes tengan el control de movimiento alterado, con los síntomas motores típicos del mal de Parkinson, como el temblor, la rigidez y las alteración de la postura y el equilibrio.

Aunque no tiene cura, cuenta con un tratamiento farmacológico cuyo objetivo es restablecer los niveles dopaminérgicos en el cerebro para mejorar los síntomas y la calidad de vida del paciente. Cuando esta terapia no funciona para reducir los problemas motores, se puede optar por una intervención quirúrgica: la estimulación cerebral profunda. «Esta es una intervención en la que se implantan unos electrodos en un área concreta del cerebro para administrar estimulación eléctrica en esa zona», dice Patricia Pérez, responsable del Área de e-salud, innovación y apoyo a la investigación de la Federación Española de Párkinson. Así se consiguen modular las señales que causan las alteraciones motoras. Los electrodos están conectados a un neuroestimulador que se coloca en el tórax, como si fuera un marcapasos. Se comunican a través de una extensión que se introduce bajo la piel desde la cabeza, pasando por el cuello.

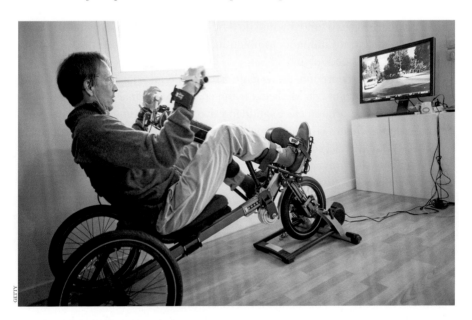

Un hombre tetrapléjico se entrena para participar en el Cybathlon, una competición de personas discapacitadas. Controla el avatar que lo representa en la pantalla con las señales eléctricas que emite su cerebro.

¿SE LLEGARÁ A LEER EL PENSAMIENTO?

Las interfaces cerebro-máquina se han usado para interpretar la actividad neuronal en palabras habladas, pero su precisión no llega al 40%. Aunque una nueva investigación publicada en Nature Neuroscience muestra cómo un algoritmo de traducción automática puede descodificar la actividad neuronal y traducirla en oraciones con altos niveles de precisión. Investigadores de la Universidad de California (EE. UU.) lo probaron con cuatro personas a las que habían implantado electrodos intracraneales para el control de sus convulsiones. Los participantes leyeron oraciones en voz alta mientras los electrodos registraban su actividad neuronal.

Según los autores, la traducción automática descodificó las oraciones habladas a partir de la actividad neuronal del paciente con una tasa de error similar a la de la transcripción del habla a nivel profesional.

«Las personas candidatas deben tener un estado de salud general bueno, que no esté afectada por otras dolencias y que no presenten una alteración de las capacidades cognitivas o trastornos del estado de ánimo, como la depresión», subraya la neuropsicóloga Pérez.

Además de ser un método reversible, una de sus ventajas es que, aunque la mayoría de los pacientes aún necesita tomar la medicación después de someterse a la estimulación cerebral profunda, muchos ven cómo sus síntomas mejoran, por lo que pueden limitar el consumo de fármacos, según el Instituto Nacional de Trastornos Neurológicos y Accidentes Cerebrovasculares de Estados Unidos. Esto, a su vez, reduce los efectos secundarios de las pastillas, como son los movimientos involuntarios. Esta estimulación no solo sirve para el párkinson. Además, está indicada para tratar los temblores conocidos como esenciales, las epilepsias, las distonías –contracciones involuntarias de los músculos– y el trastorno obsesivo compulsivo. La llamada Iniciativa Brain, que impulsó Barack Obama en 2013 con el objetivo fundamental de dibujar un mapa de la actividad de cada neurona en el cerebro humano, también incluía el uso de la estimulación cerebral aplicada a la salud mental.

En el caso de la depresión, un reciente estudio liderado por Helen S. Mayberg, neuróloga de la Facultad de Medicina Icahn en el Monte Sinaí (EE. UU.), concluyó que la técnica aporta un efecto antidepresivo mantenido en el tiempo. Lo confirmaron con pacientes con depresión resistente al tratamiento, y la estimulación se realizó en un área del cerebro llamada giro cingulado subcalloso. Los resultados del tratamiento duraron entre cuatro y ocho años. «El procedimiento en sí fue, en general, seguro y bien tolerado por los pacientes», aseguran los autores.

Yendo un paso más allá, lo ideal sería anticiparse a estas enfermedades con la ayuda de la tecnología, es decir, borrar de alguna forma su huella en el cerebro para que no vuelvan a aparecer y no haya que volver a estimular para curar. Carmena lo define como el *santo grial*. «Muchos de estos trastornos se adquieren por un episodio traumático que queda grabado en una red que se activa de vez en cuando y causa malestar. Lo que se quiere es inducir plasticidad en ciertos nodos de esa red para que, de alguna manera, el cerebro lo borre y lo desaprenda», sostiene Carmena. Neurociencia de vanguardia para seguir haciendo historia en las próximas décadas.

El misterio
de la sinestesia

ELENA SANZ

PERIODISTA CIENTÍFICA

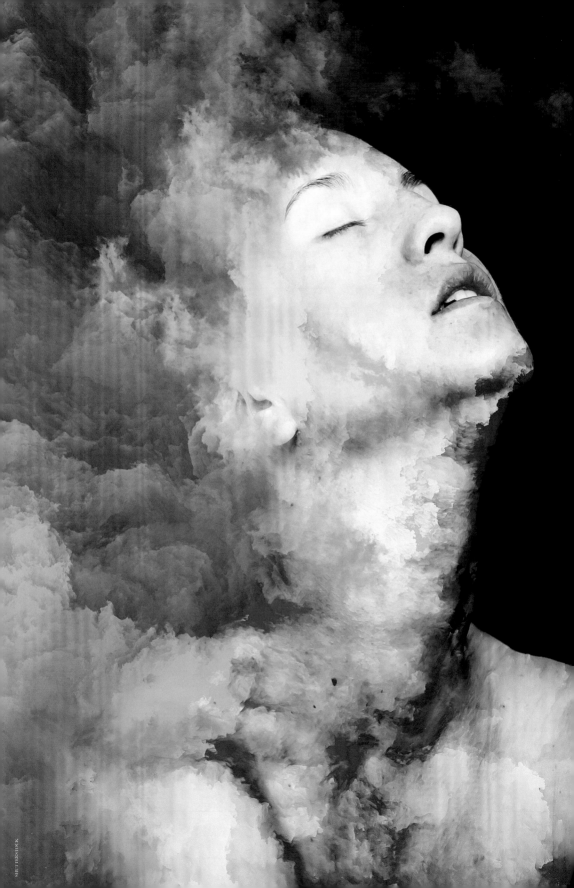

Hablamos de ese colectivo que ve el abecedario en vivos colores, huele los sonidos, palpa el dulzor de la papaya, oye música en los tonos celestes o percibe en el sonido de un violonchelo un inconfundible sabor a magdalenas. Y estos ejemplos son solo la punta del iceberg. Basta rascar un poco para descubrir que hay sinestesias tan variopintas que clasificarlas resulta una ardua tarea. Una opción que convence bastante a Emilio Gómez Milán, investigador de la Universidad de Granada, es diferenciar entre perceptivas y conceptuales.

«Si la letra *a* es roja para un sinésteta y la *A* también, entonces su sinestesia es conceptual; pero si los fotismos son diferentes, es decir, la *a* mayúscula es verde y la *a* minúscula es roja, entonces es perceptual, ligada a la apariencia física y no al concepto», explica Gómez. Y añade que esta *extrañeza* de la percepción humana queda más clara aún con la sinestesia número-color: «Si la cantidad *dos* es roja, y da igual que el número esté escrito en arábigo, con texto o con números romanos, entonces, la sinestesia es conceptual».

Esto se puede extrapolar a otros casos, como los de los sinéstetas que cruzan gusto y color y perciben tonos azules internos cuando se zampan o, simplemente, se imaginan un chuletón de ternera. O a esos individuos para los que afirmar que ciertos sonidos son punzantes y otros redondos o suaves no es una metáfora, sino una sensación real, porque su oído y su tacto están conectados de un modo inverosímil.

La capacidad de combinar distintos sentidos cuando se percibe una misma cosa, como ocurre entre los sinéstetas, podría estar relacionada con los niveles de serotonina y los patrones de conexión cerebrales.

Las combinaciones serían limitadas, si solo hablásemos de cruces de sentidos. Pero resulta que el abanico es bastante más amplio. «El estímulo inductor –una letra, un número, una cara, una acción– y el estímulo concurrente *fantasma*, ese que solo ocurre en la mente del sinésteta, pueden ser sensoriales, pero también conceptos o sentimientos», puntualiza el investigador granadino. Así, nos encontramos con mezclas entre sentidos –la sinestesia común–, entre sentido y concepto –ideaestesia–, entre sentido y sentimiento –sinestesia emocional– y entre sentido y acción –kinetoestesia–. Sin ir más lejos, Gómez conoció a una bailarina que cuando realizaba o, incluso, imaginaba un movimiento de la danza clásica, veía un color concreto para cada paso. También, se han registrado casos de nadadores que evocan diferentes colores en su mente en función de si nadan a braza, a crol, de espaldas o con estilo mariposa.

Hay a quien la tristeza literalmente le provoca frío, porque la temperatura de su piel varía en función de las emociones. Para otros no es un juego de palabras afirmar que los lunes son negros como el tizón, los martes azul turquesa y los miércoles verde pistacho, porque realmente *ven* los días de la semana –y, a veces, también los meses– de colores. James Wannerton, actual presidente de la Asociación de Sinestesia del Reino Unido, creció asociando el nombre de cada uno de sus compañeros, de personajes históricos como Charles Darwin y hasta de sus novias a sabores específicos: mermelada de fresa, mostaza, pera... Algunos sinéstetas no pueden evitar vincular a cada persona con la que se cruzan un animal, y nos perciben con cara de ruiseñor, de ardilla, de iguana o de león. Luego, están

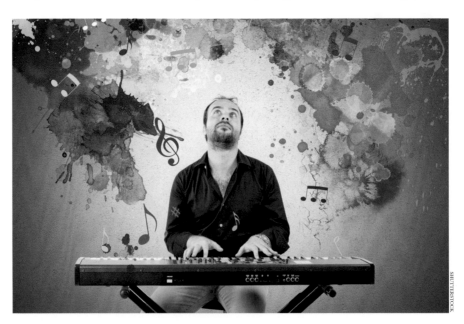

Los artistas tienen más papeletas para experimentar este fenómeno. Por ejemplo, algunos músicos perciben las notas de colores, como le pasa a Lady Gaga y Farrell Williams. Stevie Wonder creó su famoso acorde púrpura –The purple chord– mientras veía ese color al tocarlo en el piano.

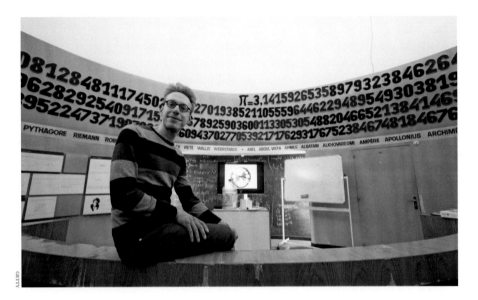

GETTY

En su autobiografía *Nacido en un día azul*, el matemático Daniel Tammet –abajo– cuenta cómo es vivir con una mezcla de capacidades tan explosiva como la suya: además de sinestesia, tiene el síndrome del savant, con un talento sorprendente para el cálculo. Para él, cada número posee su forma, color, textura y emoción. Opina que el 289 es «especialmente feo», el 333, «atractivo» y pi, «especialmente hermoso».

los que personifican las cifras e identifican que cada número tiene un género y una personalidad, dos características propias de los seres humanos. Por ejemplo, pueden describir el número ocho como femenino y exigente.

En total, un reciente manual de la Universidad de Oxford (Reino Unido) sobre la sinestesia hablaba de 150 formas distintas identificadas hasta la fecha. Y la lista sigue creciendo. Una de las últimas en sumarse a la colección ha sido la sinestesia tacto-espejo. Los que la experimentan sienten en sus propias carnes las mismas sensaciones físicas que otras personas muestran en una pantalla cuando alguien las toca, las acaricia, las abraza o sienten dolor. Una especie de *tacto fantasma*. Según un artículo que publicaba hace poco la revista *Cortex*, lo que sucede es que ciertas zonas de la corteza somatosensorial del cerebro de los sinéstetas se hiperactivan cuando ven a otros experimentar sensaciones táctiles. Dos de cada cien personas, para ser exactos, viven literalmente en la piel de los demás por esta causa.

Tu relación con los que te rodean también puede verse alterada si la sinestesia color-espejo va contigo. En ese caso, cada vez que miras el rostro de una personas percibes un color a su alrededor. No es su aura, como venden algunos supuestos curanderos, que lo confunden con un don paranormal. «Se trata una sinestesia con inductor persona y concurrente color», diagnostica Gómez, que hace poco publicó una investigación sobre el tema en la prestigiosa revista *Consciousness and Cognition*. «Pero dos sinéstetas que vean la supuesta aura, percibirán a la misma persona con colores distintos». Eso significa que «Juan puede ser verde para un sinésteta y azul para el otro». Además de que el valor emocional de cada color puede variar en cada sinésteta. «Por tanto, el aura es un cualidad o propiedad secundaria del sujeto, que no dice nada de Juan, sino de cómo cada uno percibe a Juan», matiza el investigador. Nada esotérico, salta a la vista.

Además, tenemos la sinestesia de calendario, algo tan intangible como el tiempo en imágenes. Uno de cada cien habitantes del planeta ve los meses del año delante de sus narices en tres dimensiones. Si les pides recitar los meses del calendario al derecho y al revés, no necesitan recurrir a su memoria. El giro angular de la sesera lo proyecta ante sus ojos.

Con unas fronteras tan difusas, ¿cómo distinguimos la sinestesia de otros fenómenos? Vilayanur S. Ramachandran, uno de los neurocientíficos que más empeño ha puesto en intentar explicarla, habla de tres requisitos. En primer lugar, dice, debe ser estable a lo largo del tiempo. Es decir, que si alguien experimenta que el siete es de color verde manzana, durante toda su vida este número será verde manzana. También es imprescindible que surja de forma espontánea, involuntaria, automática e incontenible. Y, por último y no menos importante, ha de ser memorable y con carga afectiva. Hasta tal punto de que, si el siete está impreso en amarillo u otro color *incorrecto*, el sinésteta se sentirá incómodo y molesto. Lo mismo le ocurrirá a un individuo que asocie colores a nombres de personas y encuentre una incongruencia, por ejemplo, una persona alegre que tiene un nombre que él percibe como negro. O a otro al que hay palabras que le saben a cigarrillo o a café amargo, y no puede evitar una mueca de asco al escucharlas.

Salvados estos momentos de incoherencias desagradables, los sinéstetas coexisten bastante a gusto con su condición. Aunque el resto de los seres humanos podríamos pensar que lidiar con semejante bombardeo de sensaciones debe ser extenuante, la realidad es bien distinta. No viven confundidos, ni tampoco dis-

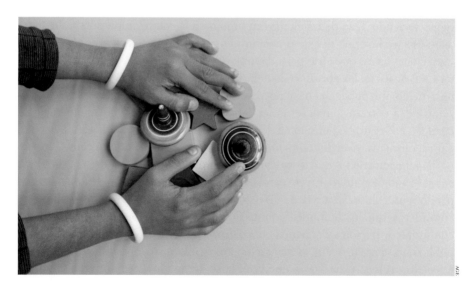

Si tuvieras que nombrar a las figuras de esta imagen y pudieras elegir entre llamarlas kiki o bouba, ¿cómo bautizarías a cada una? En un experimento, se demostró que el 95 % de las personas elige kiki para las piezas con aristas y bouba para las redondeadas. Es decir, no es tan raro asociar palabras a formas visuales, aunque no se sea sinésteta reconocido.

traídos, ni mucho menos abrumados por sus experiencias multisensoriales. Forman parte de su normalidad. Tanto, que si se les ofrece *librarse* de su sinestesia, todos se niegan en redondo.

«Para entenderlos mejor, hay que imaginarse a un sordo al que le colocan un implante coclear», sugiere Virginia Gross, neurocientífica de la Universidad de Boston (EE. UU.). De repente, se encontrará con que a sus oídos llega una avalancha de sonidos: el zumbido del aire acondicionado, los clics del teclado, el tictac de un reloj, las conversaciones de fondo, el ruido del tráfico al otro lado de la ventana... «Y se sentirá aturrullado, algo que ni por asomo les ocurre a los que

¿Cuántos sinéstetas hay en el mundo?

Responder a esta pregunta no es fácil. Hay quien habla de uno por cada 100 000 seres humanos, mientras otras estimaciones más recientes apuntan a que un 4 % de los habitantes del planeta son sinéstetas, cifra que hasta ahora se había subestimado. De acuerdo con la neurocientífica Verónica Gross, de la Universidad de Boston (EE. UU.), "a los ojos de un sinésteta lo que él percibe debe verlo también el resto del mundo". Comenta la investigadora que "cuando un sinésteta se da cuenta de que lo que le pasa no es usual, puede plantearse no decirlo por miedo a ser tachado de loco o de friki". Incluso, de brujería si vives en ciertos lugares del mundo. "Es habitual que no se lo cuenten a nadie durante décadas, hasta que un reportaje o una entrevista en la radio les hace cambiar el chip y se dan cuenta de que no están solos", afirma Gross, que justifica así la dificultad que supone tener estadísticas reales de la sinestesia mundial.

Lo que sí parece indiscutible es que, cuando en una familia hay un caso de sinestesia, lo habitual es encontrar más. Todo apunta a que tiene una base genética compleja, que aún no ha sido descifrada del todo. Aunque ya hay indicios de que esta habilidad multisensorial depende de regiones de ADN ubicadas, al menos, en cinco cromosomas diferentes.

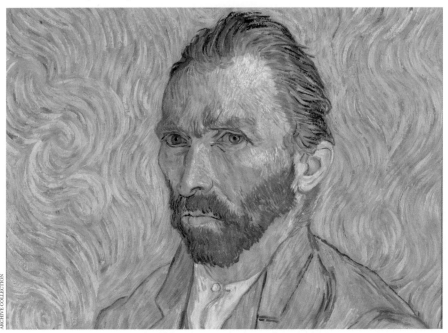

Vincent van Gogh contaba que percibía los sonidos con colores, y que el amarillo y el azul eran como fuegos artificiales en su mente.

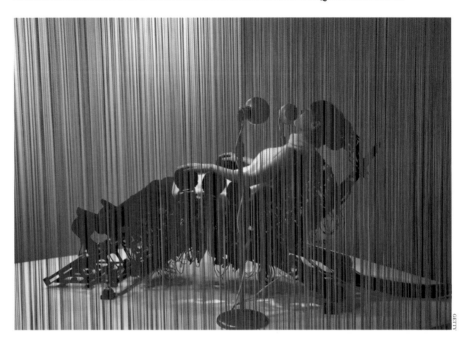

El dispositivo de diseño japonés Synesthesia X1-2.44 incluye luces suaves, varios altavoces y 44 sistemas hápticos – una forma de recrear el sentido del tacto mediante la aplicación de una serie de fuerzas, vibraciones y movimientos– para que el usuario viva una experiencia multisensorial parecida a cómo percibiría el mundo un sinésteta.

nacen oyendo y manejan todos esos sonidos desde el primer minuto sin hacerles apenas caso», puntualiza Gross. Los sinéstetas son como los oyentes: los estímulos que perciben desde que nacen no les parecen, ni mucho menos, excesivos.

Es más, los hay que han llegado a convertir su sinestesia en una enorme ventaja. Es el caso de Daniel Tammet, un brillante matemático británico que sufre epilepsia, sinestesia, síndrome de Asperger y síndrome del savant o del sabio. «Lo más impactante que he hecho en mi carrera ha sido estudiar a Tammet, que tenía una forma rara y extremadamente amplia de sinestesia, además de una increíble memoria», nos confiesa el neurocientífico Daniel Bor, de la Universidad de Cambridge (Reino Unido). De hecho, Tammet usó su capacidad de percibir los números de colores para memorizar los primeros 22 514 decimales del número pi en apenas una semana. Y puede calcular operaciones con cinco dígitos antes de que a cualquiera de nosotros nos de tiempo a teclearlos en la calculadora.

Su retentiva para los números y su habilidad para el cálculo se deben, según demostró Bor, a la combinación entre la capacidad para prestar atención a los detalles y una sinestesia que le hacer ver los números con colores, formas y texturas. Una especie de truco mnemotécnico innato e infalible.

La experiencia con Tammet cambió el punto de vista de este investigador sobre el cruce de sentidos. «Los científicos aún seguimos debatiendo qué causa la sinestesia», advierte Bor. Y añade: «Una de las teorías que se barajan propone que se produce la activación simultánea de regiones sensoriales adyacentes del cerebro». De hecho, varios estudios con resonancia magnética funcional (IRMf) muestran que, en las personas con sinestesia grafema-color, existe una activación cruzada dentro de una región conocida como giro fusiforme entre los grupos de neuronas que procesan las letras y los responsables de percibir colores. «Pero lo cierto es que esta teoría solo explica algunas modalidades del fenómeno», reflexiona el científico.

Hace poco tiempo, Daphne Maurer, de la Universidad McMaster (Canadá), puso sobre la mesa otra posibilidad. En una serie de experimentos, Maurer demostró que todos los bebés hasta la edad de tres o cuatro meses mezclan la visión con el oído, el tacto y el gusto. Y eso permite a los neonatos *experimentar gustativamente* la voz de su propia madre, entre otras cosas. Lo que Maurer deduce a partir de ahí es que, al nacer, los centros cerebrales que procesan los sentidos están conectados y que, a lo largo del desarrollo, se diferencian y se especializan en procesar uno u otro estímulo. Salvo si eres un individuo sinestésico y conservas uno o varios de esos lazos neuronales precoces. «Pero esta teoría también deja cuestiones sin resolver», opina Bor.

Tampoco termina de convencerle del todo otra corriente que defiende que no hay conexiones extra en el cerebro con sinestesia, sino que existen las mismas que en cualquier otra mollera, aunque solamente las personas sinestésicas las hacen conscientes.

En lugar de eso, Bor esgrime que «el significado y las ideas son la fuerza conductora de la sinestesia». Es un fenómeno que, en su opinión, estaría vinculado a la memoria, y se *estancaría* en la sesera como lo hacen los hábitos. «La base neurológica sería más heterogénea, como lo es la de la adquisición de hábitos o de trucos mnemotécnicos», subraya el investigador. Que en la lista de sinéstetas de la historia figuren los pintores Vincent Van Gogh y Vasili Kandinski, el escritor Vladimir Nabokov, la actriz Marilyn Monroe y los músicos Steve Wonder y Jimi

UN DON QUE SE PUEDE PERDER... Y RECUPERAR

La sinestesia se puede anular y, después, recuperar. Un estudio irlandés publicado en el *European Journal of Neuroscience* lo documentaba con dos casos prácticos. El primero, el de una sinésteta que, tras sufrir meningitis y el impacto de un rayo, perdió temporalmente la asociación entre notas musicales y colores con la que había vivido desde que tenía uso de razón. El otro fue el caso de un hombre que vio desaparecer su sinestesia innata al consumir antidepresivos. Cuando la medicación cesó, su habilidad volvió. Intacta. Y la de la chica, también, después de un tiempo.

Ambas vivencias apuntan a que, detrás de la sinestesia, además de conexiones cerebrales diferentes, existe un sustrato neuroquímico, posiblemente relacionado con la serotonina, la molécula del bienestar. Y lo que es más importante, dicen los autores que de aquí se deduce que «existen asociaciones sinestésicas grabadas a fuego en la anatomía de la sesera que pueden sobrevivir, incluso, a largos períodos de total anulación».

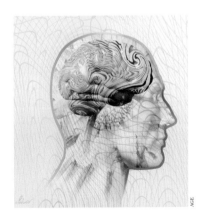

Midiendo el volumen de la materia gris, se ha demostrado que las personas con sinestesia grafema-color tienen más grande el lóbulo temporal inferior del cerebro.

Hendrix no es casualidad. Además de contribuir a la memoria, tener sinestesia supone un acicate para la creatividad. Un estudio de la Universidad de California (EE. UU.) estimaba a que es siete veces más común en poetas y artistas. Y no por azar. Según ha propuesto Ramachandran, la comunicación entre áreas normalmente separadas del cerebro permitió a nuestra especie tener ideas originales, romper el molde. Hasta tal punto que ser sinésteta pudo suponer una ventaja evolutiva.

Claro que, si nos ponemos puntillosos, en cierto modo, todos experimentamos sinestesia. «El domingo es amarillo para mí y no soy sinésteta», nos confiesa Gómez. «Y ahí tenemos el *efecto kiki-bouba*, que es universal», recuerda el investigador granadino.

Se refiere, ni más ni menos, al fenómeno por el cual, cuando a cualquier persona del mundo se le pide que mirando dibujos de dos formas sin sentido –uno puntiagudo y otro curvado– elija entre las palabras *bouba* y *kiki*, más del 95 % bautiza *bouba* al dibujo redondo y *kiki* al picudo. Dice también Gómez que, si mientras tomas un trozo de chocolate negro sostienes un guijarro en la mano, te parecerá más amargo de lo habitual y, si al probar chocolate blanco sujetas un pedazo de algodón, te resultará más dulce. ¿Cruce de sentidos? Incluso, analizándolo detenidamente, leer se puede considerar una sinestesia «porque tu cerebro comunica zonas visuales –lo escrito– con zonas auditivas –el eco de la lectura silente–, transformando grafemas en sonidos sin que abramos la boca», reflexiona Gómez.

Bor va más allá y defiende que se puede desarrollar sinestesia con el entrenamiento adecuado. Vamos, que aunque normalmente el sinésteta nace, con empeño también se hace. Hace cuatro años, llevó a cabo una serie de experimentos junto a sus colegas de la Universidad de Sussex (Reino Unido) para hacer que individuos normales asociaran entre sí letras y colores. Y resulta que no solo lo consiguió, sino que además quienes se sometieron a este entrenamiento también aumentaron su cociente intelectual en un promedio de doce puntos. Aunque hay una pega. La idea inicial era que la sinestesia adquirida durase para siempre, pero se torció. «Aún no hemos encontrado un interruptor permanente que la deje activa indefinidamente», se lamenta Bor. Dos meses después de cesar el entrenamiento, los efectos se disipaban. ¿Quizá se vuelva permanente si el adiestramiento es más largo? Esa es su esperanza.

Los esquivos superpoderes de la mente

LUIS ALFONSO GÁMEZ

PERIODISTA CIENTÍFICO

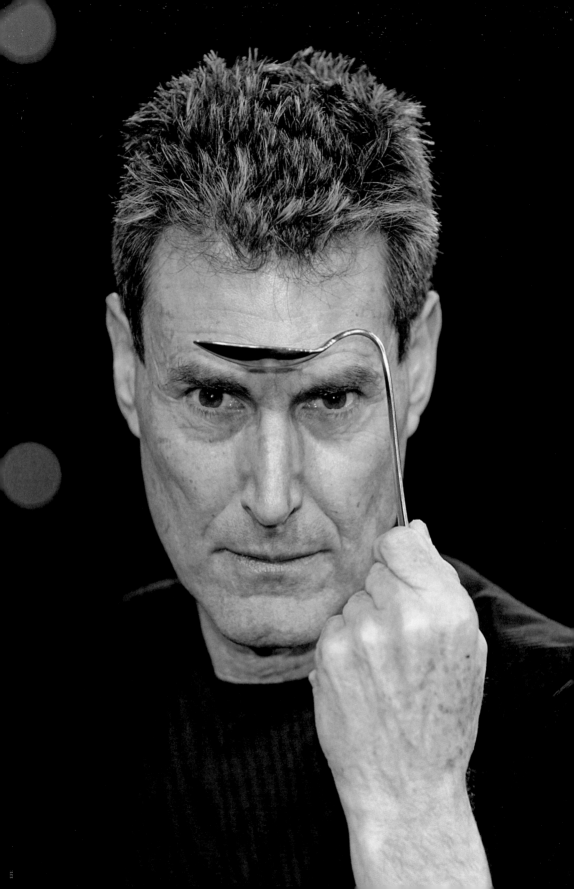

Estábamos hablando sobre poderes paranormales sentados en un sofá de un vestíbulo de un hotel. Él es un personaje mundialmente conocido por hacer cosas increíbles, desde doblar cucharas por arte de magia hasta leer la mente. Yo estaba entrevistándole. Cuando acabamos, me dijo que cogiera un ejemplar de la típica guía para turistas que hay en los hoteles. Lo tomé de un mostrador y me pidió que, a sus espaldas, rodeara con un bolígrafo una palabra cualquiera de una página cualquiera, la arrancara y me la guardara en un bolsillo. Lo hice. La metí doblada en uno de los interiores de la americana, junto a la cartera. «Que no se te olvide traerla esta tarde a la conferencia», me dijo.

Horas después, delante de más de trescientas personas, explicó lo que habíamos hecho, me animó a que me concentrara en la palabra que había marcado con el boli y, con un rotulador, mirándome a los ojos y concentrándose, escribió *eta* —y, en lengua vasca— en una gran hoja de papel. Era la palabra que yo había marcado en la guía turística.

De vez en cuando, nos pasan cosas increíbles, que parecen ir más allá de nuestro entendimiento. Los libros de parapsicología están llenos de hechos como el que me sucedió a mí hace casi una década. Hay gente que con un péndulo encuentra cosas perdidas, tipos que mueven con la mente objetos metidos en urnas, individuos que se comunican con los muertos, otros que se ponen delante de una cámara de fotos y en los negativos aparecen misteriosas entidades… Llamamos

Durante años, el ilusionista Uri Geller fascinó a millones de personas con su supuesta capacidad para doblar cucharas o detener relojes con el poder de la mente, pero se trata de trucos de magia escénica.

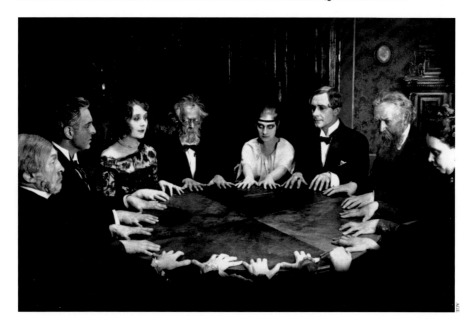

En las sesiones de espiritismo, muy populares a mediados del siglo XIX, una médium simulaba entrar en trance y contactar con los espíritus de los difuntos, como recrea esta escena del filme *El doctor Mabuse* (1922), dirigido por Fritz Lang.

a ese tipo de manifestaciones fenómenos paranormales, y la disciplina que los estudia, la parapsicología, fue reconocida como una más por la Asociación Estadounidense para el Avance de la Ciencia en 1969, con la oposición de destacados miembros de la entidad a quienes el tiempo ha dado la razón. Porque, más de cincuenta años después, la parapsicología se encuentra en el mismo limbo que la ufología, la criptozoología y las pseudoterapias.

La parapsicología nació a mediados del siglo XIX. Al principio se llamó *investigación psíquica*, y los primeros sujetos que estudió fueron los médiums. El contacto con el mundo de ultratumba había sido un asunto reservado a sacerdotes, brujos, hechiceros y místicos hasta que en 1848 dos niñas de once y catorce años, Kate y Maggie Fox, demostraron ante sus familiares y vecinos de Hydesville, un pueblecito del estado de Nueva York, que los espíritus se comunicaban con ellas mediante golpes.

En realidad, las pequeñas hacían los ruidos con las articulaciones de los dedos de los pies, según comprobaron algunos escépticos y confesaron ellas décadas después, y empleaban en sus sesiones tanto la lectura fría –lo que podemos averiguar de un sujeto por lo que dice, su aspecto y sus reacciones– como la lectura en caliente, la información facilitada por terceros. Pero fue tal su éxito en la crédula sociedad de la época que pronto surgieron miles de imitadores y, a mediados de la década de 1850, solo en Estados Unidos había ya unos 40 000 intermediarios con el más allá.

La segunda mitad del siglo XIX fue la época dorada del espiritismo. Los médiums se multiplicaron en Europa y América, los sistemas de comunicación con los muertos evolucionaron hasta dar lugar a la güija, y el nuevo credo cautivó a grandes mentes de las artes y las ciencias, aunque no a todas. El naturalista Alfred Russel Wallace —coautor con Charles Darwin de la teoría de la evolución—, el astrónomo Camille Flammarion, el fisiólogo Charles Richet y escritor y médico Arthur Conan Doyle fueron apasionados espiritistas. Pero otros, como Michael Faraday y Santiago Ramón y Cajal, eran incrédulos. «Pena da pensar que, en los absurdos de la moderna brujería, hayan caído hombres de ciencia como Crookes y Richet, y filósofos como Krause y William James. Yo confieso, un poco avergonzado, mi irreductible escepticismo», lamentaba el neurocientífico español tras asistir a sesiones mediúmnicas y comprobar que lo admirable «no eran los *sujetos*, sino la increíble ingenuidad de los *asistentes*». Quienes desde el principio se habían dado cuenta de eso fueron los ilusionistas.

Uno de los primeros de ese gremio que tuvo éxito en el desenmascaramiento público de médiums fue John Nevil Maskelyne (1839-1917). Aficionado a la magia desde crío, tenía nueve años cuando las hermanas Fox simularon su primera comunicación con el más allá y veintiséis cuando los hermanos Ira y William Davenport visitaron su pueblo, Cheltenham (Reino Unido). Estos médiums, que habían nacido en Búfalo —cerca del pueblo de las Fox—, empleaban un gran armario de tres puertas: detrás de la central colocaban instrumentos musicales, y cada uno de ellos se sentaba en una silla tras una de las puertas laterales. Inmovilizados por cuerdas, cuando se cerraba el armario y se apagaban las luces, los instrumentos empezaban a sonar y alguno hasta salía volando al exterior.

Tras diez años de exitosas giras por Estados Unidos, los Davenport recalaron en marzo de 1865 en Chentelham, con la mala suerte de que, en la oscuridad de su espectáculo, un cómplice de Maskelyne descorrió una cortina, la luz del sol iluminó el escenario y el público vio cómo uno de los hermanos lanzaba instrumentos fuera del armario. El joven ilusionista se levantó entonces de su butaca y dijo a sus vecinos: «Señoras y caballeros, he descubierto cómo hacen el truco». Tras el imprescindible entrenamiento, tres meses después cautivó a sus paisanos con un espectáculo similar al de los Davenport ¡a plena luz del día!

Fundador de una estirpe de magos, Maskelyne fue un pionero en la lucha contra los fraudes paranormales. Entre sus herederos en ese quehacer, destacan Harry Houdini, Carlos María de Heredia, Joseph Dunninger, John Mulholland y, más recientemente, James Randi y Steven Shaw, conocido artísticamente como Banachek. Durante la segunda edad de oro del espiritismo, tras la Primera Guerra Mundial y sus 16 millones de muertos con muchos de los cuales querían contactar sus parientes, Houdini, Heredia, Dunninger, Mulholland y otros ilusionistas asistieron a numerosas sesiones espiritistas, pillaron a los médiums haciendo todo tipo de trampas –desde tener a colaboradores metidos en armarios hasta manos postizas– y los denunciaron públicamente.

También empezaron a examinar a sujetos que hacían gala de otros poderes extraordinarios, como Joaquín María Argamasilla de la Cerda y Elio, undécimo marqués de Santacara, que aseguraba tener visión de rayos X: decía que era capaz de ver, con los ojos tapados, lo que había escrito en un papel metido en una caja metálica.

Sin embargo, cuando Houdini le puso a prueba en Nueva York, en 1924, comprobó que el aristócrata español se vendaba los ojos de tal manera que podía ver –algo que sabe hacer cualquier mago– y que, además, solo utilizaba para sus prodigios dos cajas de su propiedad que tenían holguras en los cierres. Es decir, dentro de ellas podía echar una ojeada por una ranura al menor despiste del público.

Los primeros intentos de desarrollar una suerte de parapsicología científica se remontan a 1884, cuando un individuo demostró ante Charles Richet —que acuñó el término ectoplasma en 1894 y recibió el Premio Nobel de Medicina en 1913 por sus investigaciones sobre la anafilaxis (reacción alérgica causada por diferentes sustancias alérgenas)— su capacidad para adivinar bajo hipnosis qué carta había metido en un sobre. El éxito inicial de Richet, a quien años después engañó el pícaro Argamasilla, se tornó en nada en cuanto el sujeto repitió el experimento ante un grupo de científicos de Cambridge. Su superpoder se esfumó.

La Universidad de Stanford (EE. UU.) fue la primera en disponer de un laboratorio para investigar la telepatía. Entre 1912 y 1916, el psicólogo John Edgar Coover realizó 10 000 pruebas en las que 97 emisores trataron de transmitir mentalmente imágenes de cartas a 107 receptores. «Los datos estadísticos no revelan ninguna causa más allá del azar», concluyó Coover, que tampoco encontró pruebas de habilidades extraordinarias en otros supuestos dotados con los que trabajó. De hecho, su libro *Experiments in Psychical Research* (Experimentos en

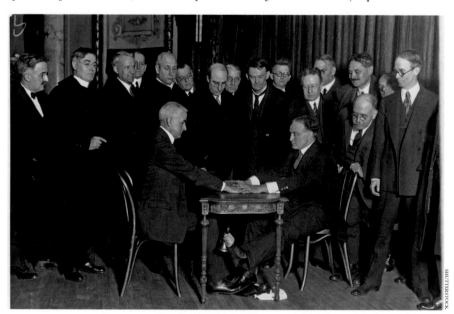

Houdini dedicó parte de su carrera a denunciar los fraudes y trucos usados por espiritistas. Aquí hace sonar una campana oculta con un pie, como hacían algunos para sugestionar al público con supuestos sonidos de ultratumba.

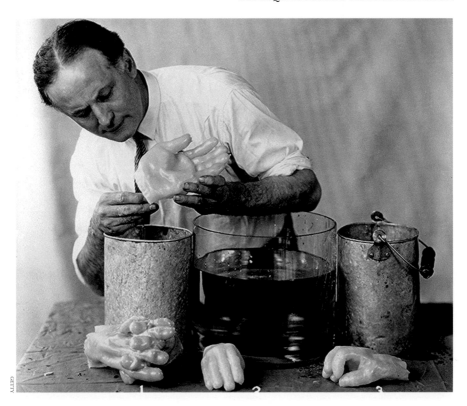

El célebre escapista Harry Houdini (1874-1926) muestra cómo los médiums y sus cómplices replicaban con moldes las huellas de un fallecido para luego hacerlas aparecer ante su audiencia.

investigación psíquica), de 1917, se considera un ejemplo de rigor científico aplicado al estudio de lo paranormal, algo que no puede decirse de la obra del más célebre de los parapsicólogos, Joseph Banks Rhine (1895-1980).

En 1899, el filósofo y psicólogo Maximilian Dessoir inventó el término *parapsicología* para referirse a la ciencia de los fenómenos parapsíquicos, "que salen del proceso habitual de la vida interna". Pero la propuesta no arraigó y, hasta bien entrado el siglo XX, se siguió hablando de investigación psíquica. Fue Rhine, botánico de formación, quien lo adoptó en los años 30 del siglo pasado. En su opinión, la parapsicología tenía que ser una rama de la psicología. En colaboración con psicólogos y, usando un mazo de veinticinco cartas con cinco símbolos –un signo de más, una estrella, un cuadrado, un círculo y tres líneas onduladas– y un dado, Rhine experimentó con alumnos en su laboratorio de la Universidad Duke y asombró al mundo.

Hasta ese momento, todos los estudios de percepción extrasensorial que se habían hecho habían dado resultados compatibles con el azar. Rhine y sus colaboradores se encontraron, sin embargo, con que los aciertos de algunos sujetos con las cartas Zener –se llaman así porque las diseñó el psicólogo Karl Zener, miembro del equipo– superaban el 20%. Uno de los individuos más exitosos

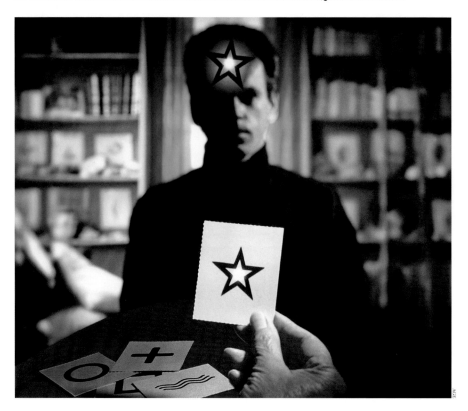

En los experimentos con las cartas Zener, un individuo intenta adivinar qué símbolos se ocultan tras ellas.
Hay quien cree que una alta tasa de aciertos demostraría la existencia de algún tipo de percepción extrasensorial.

fue el estudiante de teología Hubert Pearce, a quien sometió a prueba en 1933 y 1934 el psicólogo Joseph Gaither Pratt, uno de los colaboradores de Rhine.

El experimentador sacaba del mazo una carta en el laboratorio y Pearce, que estaba en una sala de la biblioteca de la universidad, tenía que adivinarla haciendo uso de sus poderes. En las series, el estudiante a veces obtenía resultados muy malos, pero otras extraordinariamente buenos, muy por encima de lo esperado. Después de decenas de miles de pruebas, los resultados buenos de Pearce y de otros sujetos llevaron a Rhine a concluir que los poderes paranormales existían, y así lo defendió en su obra *Extrasensory Perception* (Percepción extrasensorial), de 1934.

Sin embargo, los intentos de reproducir sus resultados y la revisión de su trabajo no solo demostraron que sus experimentos tenían fallos de seguridad, sino que también pudo haber alterado en algunos casos los registros en favor de sus deseos. Así, tras 25 000 ensayos con 132 sujetos, W. S. Cox, de la Universidad de Princeton (EE. UU.), no encontró en 1936 «ninguna prueba de percepción extrasensorial». No fue el único. Otros laboratorios de psicología fueron incapaces de obtener las conclusiones de Rhine, quien creía que una quinta parte de la población tenía facultades extrasensoriales. «Ahora sabemos que cada experimento contenía fallos graves —de diseño y control— que pasaron desapercibidos» para Rhine y sus colaboradores, sentenció en 1985 el psicólogo británico Charles Edward Mark Hansel.

El control de los sujetos, para que no pudieran hacer trampas, había sido bastante pobre. En el caso de las pruebas de Pratt con Pierce, nadie vigilaba al estudiante en la biblioteca, por lo que en las series con más aciertos puede

EL FIASCO DEL PROYECTO ALFA

James S. McDonnell, presidente de la compañía McDonnell Douglas, donó en 1979 medio millón de dólares a la Universidad de Washington, en San Luis, para la investigación paranormal. Así nació el Laboratorio McDonnell de Investigación Psíquica, que, dirigido por el físico Peter Phillips, se marcó como objetivo estudiar la psicoquinesis, la capacidad de mover y alterar objetos con la mente. Tras poner un anuncio en la prensa para dar con sujetos con los que experimentar y recibir trescientas solicitudes, los científicos eligieron a dos candidatos de dieciocho y diecisiete años.

Durante unas 180 horas repartidas en tres años, los jóvenes hicieron todo tipo de prodigios ante el equipo de Phillips y los parapsicólogos que visitaban el centro para asistir a los experimentos: alteraron grabaciones de vídeo, adivinaron dibujos metidos en sobres, volvieron locos relojes digitales… ¿Se habían demostrado por fin los poderes paranormales en condiciones controladas? Ni mucho menos.

En marzo de 1983, el mago James Randi reveló en la revista *Discover* que los dos sujetos que habían deslumbrado a la flor y nata de la parapsicología eran aprendices de mago. Porque eso eran en realidad Steven Shaw y Michael Edwards, quienes no se conocían antes de ser seleccionados por los investigadores del Laboratorio McDonnell y que, tras ser elegidos, se pusieron cada uno por su cuenta en contacto con Randi, a quien contaron que eran ilusionistas aficionados y les habían aceptado en el proyecto.

El veterano mago, muy popular tras haber desenmascarado a Uri Geller, había enviado a Phillips una serie de recomendaciones sobre medidas de control a tomar para evitar que les engañaran con trucos, pero no había recibido ninguna respuesta. Ante eso, puso en marcha con Shaw y Edwards el Proyecto Alfa. Su objetivo era demostrar que, si no se tomaban las precauciones debidas, cualquiera medianamente entrenado podía engañar a los parapsicólogos por mucho dinero que tuvieran para sus investigaciones.

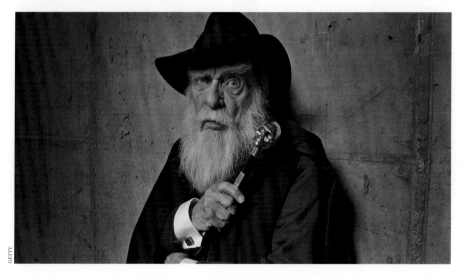

James Randi ha ofrecido grandes sumas a quien pruebe que posee poderes psíquicos, pero nadie lo ha logrado.

que simplemente se acercara hasta el laboratorio de Rhine, se asomara por la ventana y viera las cartas se que sacaban del mazo.

La presunción de honradez de los *dotados*, como se conoce a quienes dicen tener poderes paranormales, es el principal punto flaco de la parapsicología, cuya investigación se limita hoy a unas pocas universidades y por la que ya no se interesa ni el Pentágono, que hasta 1995 soñó con disponer de soldados con superpoderes.

EL PRODIGIOSO EFECTO IDEOMOTOR

El médico y zoólogo inglés William Benjamin Carpenter bautizó en 1852 como *efecto ideomotor* a los movimientos musculares inconscientes debidos a nuestras creencias y expectativas. Los había observado en los zahoríes –que creen encontrar agua o metales bajo tierra guiados por los movimientos de los péndulos, varillas o ramas de madera– y en quienes se ponían alrededor de un mesa –con las manos apoyadas sobre ella– y se concentraban para que esta girara por sí sola, después de haber establecido un código de comunicación con un supuesto espíritu para que la moviera.

A medidos del siglo XIX, las mesas giratorias causaron sensación en los salones de Norteamérica y Europa, y atrajeron la atención de científicos como Michael Faraday. Convencido de que el fenómeno se debía muchas veces a movimientos musculares involuntarios de los participantes, el físico y químico británico ideó un dispositivo para averiguar si el mueble arrastraba a los participantes o estos lo empujaban.

Cuando lo puso a prueba con personas «muy honorables, y muy claras en sus intenciones, buenos giradores de mesas, muy deseosos de tener éxito en establecer la existencia de una energía peculiar, completamente sinceros y muy eficaces», comprobó que eran los sujetos los que movían el mueble involuntariamente, según sus expectativas.

Aunque parezca asombroso, el efecto ideomotor es un fenómeno natural que, cuando no hay un granuja en la sesión, está también detrás de los movimientos del puntero de la güija, que se queda quieto o transmite mensajes sin sentido si los participantes tienen los ojos vendados o el tablero se ha puesto boca abajo.

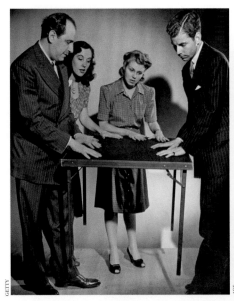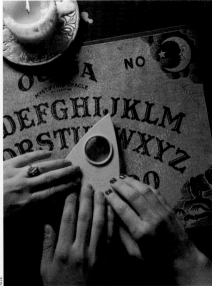

Son los participantes —y no los espíritus— quienes mueven el puntero de la güija. Algo parecido sucede en el truco de la mesa giratoria, que algunos ilusionistas llegan a alzar con un gancho oculto en la manga –izquierda–.

Cuando los individuos que han demostrado dones increíbles ante los investigadores entusiastas se someten a examen por ilusionistas y psicólogos escépticos, sus poderes se esfuman. A principios de los años 70, Uri Geller asombró con su habilidad telepática a los parapsicólogos Harold Puthoff y Russell Targ. Sin embargo, cuando, a petición de la Agencia de Proyectos de Investigación Avanzados de Defensa estadounidense, examinó su trabajo el psicólogo Ray Hyman, concluyó que las medidas de control habían sido insuficientes y que Geller era «un completo fraude». Puthoff y Targ perdieron su contrato con el Pentágono para el desarrollo de los poderes paranormales con fines militares.

Geller engañó con sus trucos de mago al presentador José María Íñigo en TVE en 1975, dos años después de no doblar ni una cuchara en el Tonight Show de la NBC gracias a que el presentador, Johnny Carson, era un mago aficionado y había seguido unos sencillos consejos del ilusionista James Randi. «Fallé delante de 40 millones de personas», reconoció el *dotado*, cuyos efectos replica cualquier prestidigitador.

Que algo nos asombre no significa que sea inexplicable. Los científicos piensan como científicos y los magos como magos, como profesionales que nos hacen disfrutar con sus engaños, consistan estos en hacer aparecer conejos en sombreros o en simular la telepatía. Cuando en septiembre de 2012 un hombrecillo de barba blanca adivinó la palabra que horas antes yo había remarcado con un bolígrafo en una página de una guía para turistas que luego recorté, yo sabía que me había hecho una trampa, pero una de las buenas, de las que nos hacen disfrutar en los teatros. Porque él era James Randi, el mago que en los años 70 había desenmascarado a Geller. «¿Quieres que te explique el truco?», me preguntó después. Le dije que no. Tampoco te lo voy a contar a ti. Pero te voy a dar dos pistas: había varios ejemplares de la guía en el mostrador del hotel y yo no me quedé con el que había mutilado; solo con la página que arranqué.

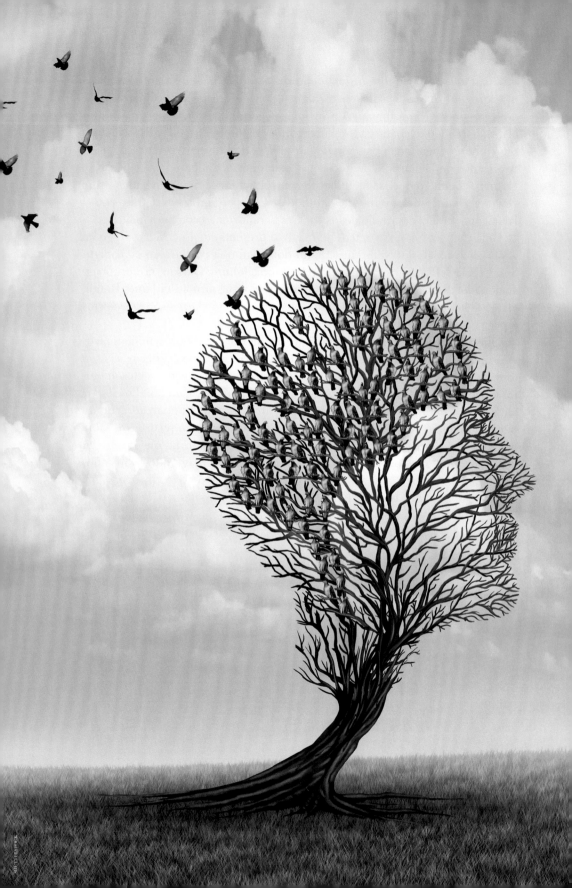

Pérdida de neuronas

FRANCISCO CAÑIZARES

PERIODISTA ESPECIALIZADO EN SALUD

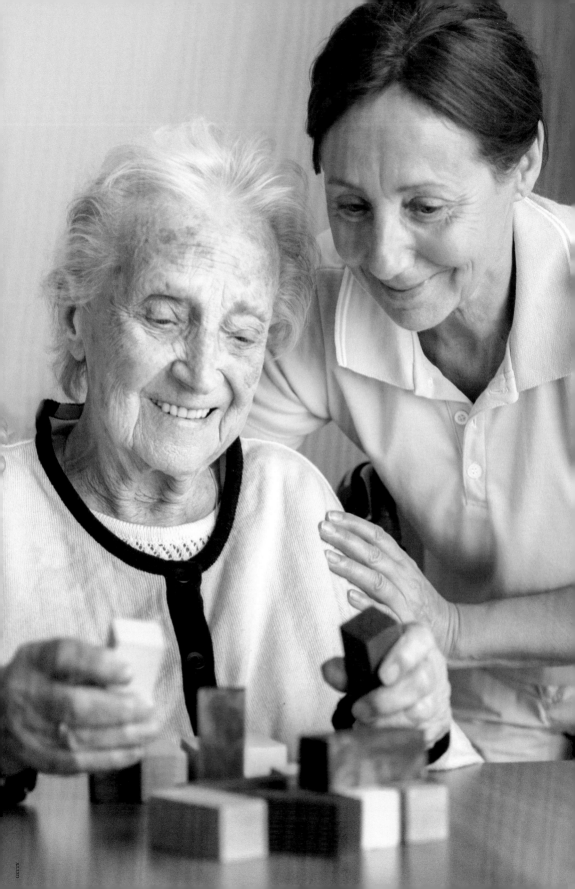

En 1994, el expresidente de Estados Unidos Ronald Reagan escribió: «Hace poco que me han dicho que soy uno de los millones de estadounidenses a quienes atacará la enfermedad de Alzhéimer [...]. Comienzo el viaje que me llevará al ocaso de mi vida». Al año siguiente, le aplaudieron al entrar en un restaurante al que acudió con su mujer, pero él ni siquiera recordaba ya que diez años antes había sido el inquilino de la Casa Blanca. Un cuarto de siglo después de este hecho anecdótico, ¿qué ha cambiado en el diagnóstico y el tratamiento de los trastornos neurodegenerativos, y especialmente en el principal de ellos, el alzhéimer, que representa el 70 % de las demencias?

En los últimos veinticinco años, ha habido avances muy importantes en medicina: se ha conseguido hacer trasplantes de cara, desarrollar vacunas y otros medicamentos contra enfermedades incurables, mejorar las técnicas quirúrgicas empleando robots o prolongar hasta diez años la esperanza de vida de un enfermo oncológico con metástasis, gracias a la inmunoterapia. Sin embargo, la investigación parece estancada en las dolencias relacionadas con el deterioro cognitivo, que afectan a 65 millones de personas en el mundo, casi un millón en España. Según David Pérez, jefe de Neurología del Hospital Universitario 12 de Octubre de Madrid, «se desconoce en gran medida su origen y fisiopatología. En el alzhéimer, se ha trabajado durante las últimas décadas en la eliminación del ß-amiloide, un péptido [molécula formada por la unión de varios aminoácidos]

Usar el cerebro para resolver retos como parte de las rutinas diarias previene y retrasa la aparición de síntomas del alzhéimer y del párkinson. Los expertos recomiendan realizar cualquier tipo de tarea que divierta y estimule.

que se acumula en los cerebros con dicha enfermedad. Pero las distintas terapias, en especial, las inmunológicas, no han logrado un beneficio claro».

La detección de placas de ß-amiloide en el cerebro llegó a plantearse como método de cribado. Si una persona presentaba estos depósitos, que se podían visualizar mediante una tomografía por emisión de positrones (PET), cabía deducir que dentro de diez o quince años desarrollaría la enfermedad. Sin embargo, la teoría se vino abajo como un castillo de naipes.

Como explica Antonio Maldonado, jefe de Medicina Nuclear del Hospital Quirónsalud de Madrid, «se vio que había muchos pacientes que no presentaban depósitos y sí tenían alzhéimer, y a la inversa: otros presentaban placas, pero no la dolencia. Se comprobó que esos sedimentos aparecían también en boxeadores, veteranos de guerra o personas con síndrome de Down que no desarrollaron el trastorno».

Los grandes de la industria farmacéutica, como Bayer, Novartis, Pfizer y Roche, han virado sus investigaciones en los últimos años hacia otro compuesto que también se acumula en el cerebro en forma de ovillos, la proteína tau, cuyos niveles en las neuronas se encuentran detrás de la aparición del alzhéimer. «La cantidad de placas de ß-amiloide no guardaba relación con la gravedad de la enfermedad, mientras que esta asociación sí ocurre con la proteína tau: la progresión del mal es mayor cuanta mayor es la acumulación de esta sustancia», apunta

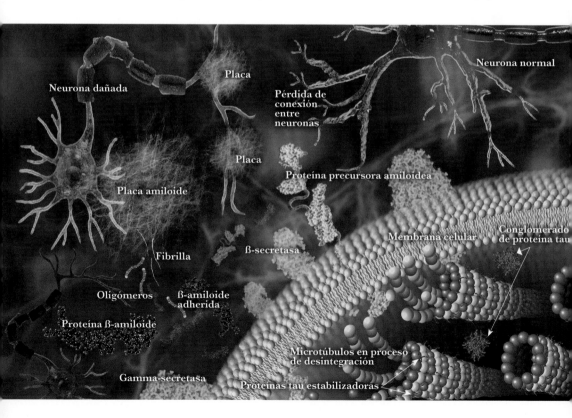

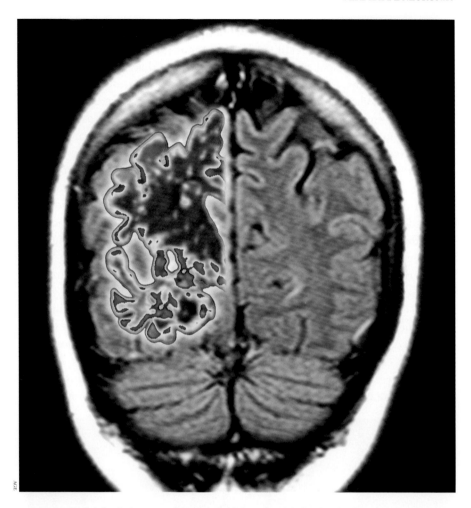

La ilustración de la izquierda muestra cómo afecta el alzhéimer al cerebro. Los depósitos de proteína ß-amiloide se adhieren a las dendritas que unen las neuronas entre sí, con lo que interfieren con la actividad de los neurotransmisores. También se pegan a la superficie de las células y forman placas que antes se creían causantes de la dolencia; hoy se piensa que podría ser un mecanismo defensivo del organismo para arrinconar la sustancia citotóxica. De todos modos, un exceso de placas entorpece la función neuronal. Arriba, resonancia magnética de un encéfalo que se ha encogido por la muerte de neuronas que causa este trastorno.

el doctor Maldonado. A partir de esta evidencia, la innovación farmacéutica se enfoca en desarrollar compuestos que, a través de pruebas de imagen, detecten estos sedimentos neurológicos y, a su vez, diseñar tratamientos que impidan su acumulación.

Y es que el alzhéimer comienza a gestarse décadas antes de que aparezcan los primeros síntomas, de ahí la importancia de una detección precoz. En muchos hospitales, ya se emplean pruebas de imagen para descubrir los depósitos de cuerpos tau. Confirmada su presencia, se puede predecir con diez o quince años de antelación si una persona va a sufrir la enfermedad, una anticipación capital para retrasar su evolución.

Parece que al fin se ha encontrado la puerta de entrada a este trastorno en la proteína tau, o en la proporción entre sus distintas variables –isoformas– en las neuronas. Es la principal sospechosa de originar esta dolencia neurodegenerativa, así como otras, caso del párkinson y la demencia fronto-temporal, ya que juega un papel clave en la transmisión de los impulsos nerviosos. Las proteínas se sintetizan en el cuerpo de la neurona y después son trasladadas al axón, la prolongación por la que el impulso nervioso llega hasta otra neurona.

Ese proceso se realiza a través de unos microtúbulos a los que se cree que queda adherida la proteína tau para facilitar la transmisión. Una de las teorías que se barajan es que el alzhéimer se origina cuando en el cerebro se rompe el equilibrio entre dos tipos de proteínas tau, la 3R, llamada así porque tiene tres puntos de anclaje con los microtúbulos; y la 4R, con cuatro puntos de anclaje.

Desde otro punto de vista, expertos en microbiota, como Esteban Orenes, responsable de la Unidad de Proteómica del Hospital Clínico Universitario Virgen de la Arrixaca (Murcia), sostienen que la flora intestinal arrojará mucha luz sobre esta clase de enfermedades. «El crecimiento de bacterias perjudiciales guarda relación con el aumento de la permeabilidad de la barrera hematoencefálica, un sistema de seguridad que tiene el cerebro para protegerse de los agentes externos. Traspasado ese muro, pueden penetrar en el cerebro toxinas o ácidos grasos que favorezcan los depósitos de proteínas tau», dice el doctor Orenes. Así, una de las estrategias que se investiga es el uso de probióticos, microorganismos que tomados en altas concentraciones han demostrado su eficacia en la prevención y

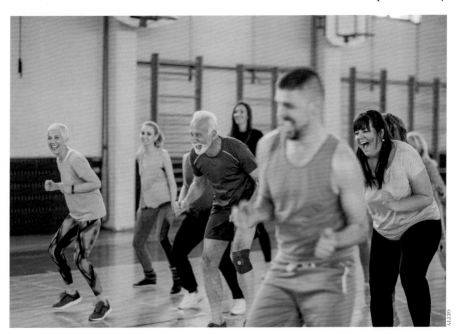

El ejercicio físico es un eficaz método de protección contra las enfermedades neurodegenerativas y los factores de riesgo cardiovascular relacionados con ellas, como son la hipertensión, el sobrepeso y la diabetes.

el tratamiento de problemas como la diarrea y el estreñimiento, al restablecer el equilibrio bacteriano en el intestino.

El objetivo es reducir la población de microorganismos que sintetizan ácidos grasos con un potencial daño neurológico. ¿Cómo es posible que tengan efecto en un lugar tan remoto del intestino? La razón es que estas moléculas viajan por todo el cuerpo e intervienen en todos los sistemas del organismo. De ahí, la importancia también de la alimentación en la prevención de los trastornos neurológicos —los ácidos grasos saludables se producen en la síntesis, por ejemplo, de alimentos con fibra—.

Mientras, de las hemerotecas podrían recuperarse docenas de titulares que en las últimas décadas anunciaban curas para dolencias neurodegenerativas que luego han resultado fallidas. Sin embargo, tan equivocado como levantar falsas expectativas es transmitir un panorama teñido de negro. Las dos más frecuentes, el alzhéimer y el párkinson, se pueden prevenir, en parte, con hábitos de vida saludables, algo que muchas personas desconocen. La Fundación Pasqual Maragall (Barcelona) lanzó el año pasado la campaña Cuando te cuidas, el alzhéimer da un paso atrás, que se basa en un metaanálisis publicado en *Lancet Neurology*. Según aquel, uno de cada tres casos de este tipo de demencia podría evitarse. La revista sostiene que cualquier estrategia preventiva de salud pública debe basarse en cinco pilares, todos ellos relacionados, dicho sea de paso, con otros muchos problemas de salud.

Para empezar, se trata de evitar los factores de riesgo cardiovascular —diabetes, hipertensión, colesterol, tabaquismo, sobrepeso—; practicar ejercicio físico regularmente; y seguir una dieta sana y variada. Esta debe incorpore alimentos ricos en fibra —frutas, verduras—, pescado azul y agua en abundancia, y limitar o prescindir del azúcar, la sal y las grasas saturadas. Las otras dos recomendaciones son cuidar el sueño y mantenerse activo intelectualmente.

Eso sí, la evidencia científica sobre la capacidad neuroprotectora de la actividad intelectual es solo indirecta. «Sabemos que aquellos que tienen un nivel educativo más alto presentan más resistencia a desarrollar un deterioro, es lo que se conoce como reserva cognitiva», explica el doctor Pérez.

En el caso de que ya exista un daño cerebral, el objetivo es ralentizarlo manteniendo activa la mente. Para lograrlo, tan útil es cuidar las relaciones sociales, como leer, aprender un idioma, bailar o cultivar todo aquello que le interese al paciente. Como apunta este neurólogo, «lo ideal es planificar un programa de tareas y actividades ajustadas a cada sujeto por preferencias, motivaciones y, por supuesto, nivel cultural. Favorecer las aficiones previas puede ser una estrategia muy interesante».

En cuanto al último de los factores señalado por *Lancet Neurology*, sabemos que los trastornos del sueño, entre otros factores de riesgo, podrían contribuir al deterioro cognitivo y también a la progresión de la dolencia, sobre todo, cuando se padecen desde hace mucho tiempo. Esto ocurre porque, por una parte, una fragmentación crónica del sueño puede conducir a la acumulación de las proteí-

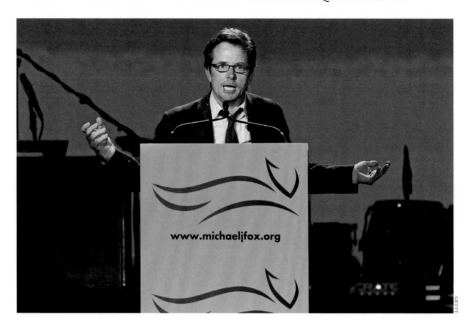

A sus 60 años, el actor Michael J. Fox convive con el párkinson gracias a la medicación, una cirugía y la meditación. Desde la fundación que lleva su nombre, apoya la investigación y lucha contra el estigma social de la enfermedad.

nas ß-amiloide y tau en el cerebro. «El sistema glinfático, encargado de eliminar las sustancias de desecho cerebral cuando dormimos, deja de funcionar adecuadamente debido a la discontinuidad del propio sueño y, en vez de expulsar estos desechos al torrente sanguíneo, los acumula en el cerebro», explica José Luis Cantero, catedrático de Fisiología de la Universidad Pablo de Olavide (Sevilla). Asimismo, el agravamiento de los problemas de sueño puede ser una señal del avance de la enfermedad.

«Cuando el alzhéimer progresa, no solo se produce una mayor fragmentación del sueño, si no que aparecen también alteraciones del ritmo circadiano que impiden que el paciente pueda mantener un ciclo vigilia-sueño normal», afirma el doctor Cantero, cuyo equipo investiga qué mejoras pueden introducirse en la calidad del descanso para reducir la prevalencia de la enfermedad de Alzheimer.

Numerosos estudios han confirmado la relación entre estar menos tiempo de lo normal en brazos de Morfeo —por debajo de cinco horas al día— y esta demencia, pero no hay ninguna cantidad de tiempo que pueda considerarse neuroprotectora, dado que las necesidades de sueño dependen de cada individuo. Hay personas que tienen suficiente con cinco horas al día y otras precisan hasta nueve para funcionar bien. Lo que está claro es que dormir mal o menos de lo que uno necesita pasa factura al organismo. Algunos efectos son inmediatos: sin ir más lejos, la inevitable somnolencia diurna entorpece la concentración en tareas rutinarias como la conducción.

«Es decir, la falta de descanso habitual produce un deterioro cognitivo subclínico imperceptible en la mayoría de los casos, pero real», explica el doctor Cantero. Si el problema se vuelve crónico, las consecuencias en el organismo podrían ser sistémicas y conducir a problemas cardiovasculares, metabólicos, neurológicos y de otra índole que, por ejemplo, pueden afectar al sistema inmunitario.

En la misma línea, por los daños que ocasionan y su frecuencia entre la población general, los síndromes de apnea del sueño, que afectan a entre cinco y siete millones de personas en España, podrían jugar un papel esencial en los trastornos neurodegenerativos. El doctor Cantero apunta que «los problemas respiratorios durante el sueño generan daños vasculares en el cerebro, que aparecen causados por las innumerables paradas respiratorias que se producen, y deterioran progresivamente la función cognitiva. En ocasiones, esto podría desembocar en un caso de alzhéimer».

ADIÓS A LOS GOLES DE CABEZA

Desde comienzos de 2020, los niños escoceses menores de doce años que juegan al fútbol no pueden rematar el balón de cabeza. Con esta decisión, la Asociación Escocesa de Fútbol pretende evitar el riesgo de lesiones cerebrales que esta práctica puede ocasionar a largo plazo, según un estudio de la Universidad de Glasgow (Reino Unido). La investigación establece que los futbolistas tienen 3,5 veces más probabilidades de desarrollar una enfermedad neurodegenerativa en el futuro que el resto de la población. Desglosados los datos por trastornos, la probabilidad de sufrir alzhéimer se multiplica por cinco, mientras que la de padecer párkinson se duplica.

Si el riesgo es concluyente, ¿por qué solo se prohíbe cabecear a los chavales y no en todas las categorías del fútbol? Es una de las preguntas que queda en el aire. El estudio, publicado en *The New England Journal of Medicine*, se basa en una amplísima muestra: los investigadores chequearon la salud de 7676 futbolistas de más de cuarenta años y de otros 23 028 hombres que no practicaron este deporte; ambos grupos con hábitos de vida similares. En Estados Unidos se adoptó la medida neuroprotectora hace un lustro.

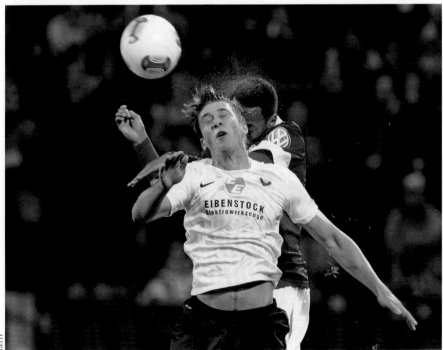

GETTY

En el párkinson, la segunda de las enfermedades neurodegenerativas por prevalencia, es muy frecuente el trastorno de sueño agitado, con gran impacto en la vida del paciente y de su entorno. Los afectados se mueven mucho y escenifican sueños en los que con frecuencia reviven peleas o luchas que les llevan a intentar defenderse físicamente, incluso con patadas y puñetazos. Es uno de los signos, junto a la pérdida de olfato, el estreñimiento o la depresión, que aparecen antes de los síntomas motores característicos de este mal. Resulta capital detectarlos para hacer un diagnóstico precoz, ya que, como en otros trastornos cognitivos, su origen se desconoce y el tratamiento se centra en reducir la velocidad de progresión con fármacos, ejercicio físico, logopedia y otras técnicas de rehabilitación. Aunque la mayoría de los casos corresponde a mayores de 65, un 30 % de los diagnósticos se producen en personas por debajo de esa edad.

Uno de las terapias más extendidas contra el párkinson incluye la levodopa — el precursor metabólico de la dopamina—, que el neurólogo Walther Birkmayer y el bioquímico Oleh Hornykieviczr dieron conocer en 1961. «Los pacientes que no podían incorporarse y los que no podían arrancar a caminar realizaron esas actividades, hasta corrieron y saltaron tras una inyección», señalaban entonces los investigadores austríacos. La levodopa penetra en el cerebro atravesando la barrera hematoencefálica, y, una vez dentro, algunas neuronas la transforman en dopamina, el neurotransmisor que el cerebro de los enfermos de párkinson

ADIÓS A LOS GOLES DE CABEZA

Además del párkinson y el alzhéimer, otras tres dolencias neurodegenerativas dejan una gran huella por distintos motivos: su alta mortalidad, la dificultad de diagnóstico o la incapacidad para desarrollar una actividad normal. Su prevalencia, sin embargo, es mucho menor que las dos patologías más conocidas. Alguna de ellas es tan poco frecuente que se engloba entre las enfermedades raras, por afectar a menos de cinco de cada 10 000 personas.

ESCLEROSIS MÚLTIPLE

Es un trastorno en el que el sistema inmunitario ataca las neuronas y daña la capa grasa que las rodea, la mielina. Ataca a dos mujeres por cada hombre y, en España la sufren entre 40 000 y 50 000 personas. Se atribuye a una conjunción de causas: ambientales –falta de vitamina D–, la acción de virus, el tabaquismo o una dieta poco saludable. Los tratamientos, por el momento, solo retrasan la progresión de la enfermedad. En cuanto a los signos, varían: el cansancio afecta al 96 % de los enfermos, el 90 % tiene problemas de equilibrio y coordinación, y un 75 %, trastornos visuales.

ESCLEROSIS LATERAL AMIOTRÓFICA (ELA)

La sufren entre 3000 y 4000 personas en nuestro país, es más frecuente en los hombres –60 % del total– y tiene una alta tasa de mortalidad –el 80 % de las personas fallece en menos de cinco años–. Afecta a las neuronas motoras del cerebro y la médula espinal, y conduce a una parálisis completa. Entre un 5 % y un 10 % de los casos se atribuyen a causas genéticas, del resto se desconoce su origen y, por tanto, cómo prevenirla. Los tratamientos se encaminan a prolongar y mejorar la calidad de vida.

ENFERMEDADES NEUROMUSCULARES

Engloban un gran número de dolencias –distrofia muscular, miastenia grave– y afectan a entre 60 000 y 146 000 pacientes, según los escasos estudios epidemiológicos existentes. Pueden ocasionar debilidad o atrofia a los nervios que controlan los músculos. También aparecen otros síntomas, como espasmos, dolor y contracciones involuntarias, que intentan controlarse con los tratamientos. En la mayoría de estas dolencias, el origen es desconocido, y unas pocas son de origen autoinmune o genético.

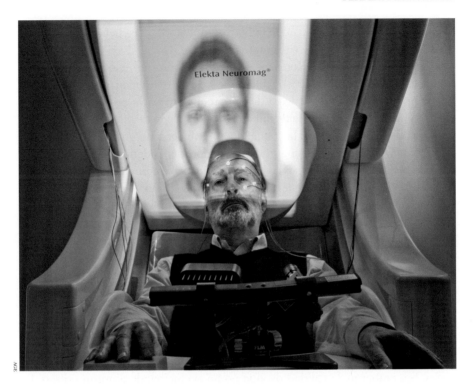

Un dispositivo que sigue los movimientos del ojo combina la información con la actividad cerebral captada por el escáner. El Centro para la Actividad del Cerebro Humano de la Universidad de Oxford (Reino Unido) emplea este método para investigar trastornos neurológicos como el alzhéimer.

segrega en menor cantidad de la necesaria. El fármaco marcó un punto de inflexión en el tratamiento de la enfermedad. La mala noticia es que no la cura, y, con los años, va perdiendo efectividad.

En estos momentos, se investigan una treintena de medicamentos que garanticen a largo plazo el control de los problemas motores de los enfermos —solo en España hay unos 150.000—. Algunos de estos pacientes han encontrado en la cirugía una solución a dos de los síntomas característicos de la enfermedad: el temblor y la rigidez. Consiste en colocar electrodos para realizar estimulación cerebral continua en las áreas cerebrales que regulan el movimiento.

«Los electrodos se colocan en el núcleo subtalámico. Se ocupan de hacer pasar una corriente eléctrica modulada de forma individual en cada paciente. Así, se resetea la actividad neuronal aberrante que está ocurriendo cuando le falta dopamina al cerebro, para hacerla más parecida a la normal a través de los impulsos eléctricos», explica María Cruz Rodríguez, jefa de Neurología de la Clínica Universidad de Navarra, el primer centro que aplicó la técnica en España.

La cirugía tiene un porcentaje de éxito del 80 %, siempre que se escoja bien al paciente: aquel en el que la medicación ha dejado de tener el efecto permanente deseado, pero al que la progresión de la enfermedad no ha afectado a áreas más amplias del cerebro. La segunda condición es que la intervención, por su complejidad, la lleve a cabo un equipo muy experimentado y sea personalizada para cada paciente en función de sus síntomas.

Como señala la doctora Rodríguez, «es muy importante colocar bien los electrodos en el núcleo subtalámico y, dentro de este, en el lugar preciso. Sabemos que tiene una parte que participa de los circuitos motores cerebrales, mientras que otras áreas, con diferencia de milímetros, participan de otros circuitos asociativos que tienen que ver con la cognición, o límbicos, que guardan relación con las emociones». De la precisión en la operación dependerá que el paciente no tenga secuelas indeseadas. El éxito, en último lugar, se completa con ajustes muy finos en la medicación «porque, aunque se reduce bastante la dosis, el objetivo es conseguir una sinergia entre ambas terapias», apunta la doctora Rodríguez.

La cirugía se aplica en personas que presentan síntomas en todo el cuerpo y, por eso, se colocan dos electrodos, uno en cada hemisferio cerebral. En las que manifiestan solo síntomas unilaterales, se aplican ultrasonidos enfocados de alta intensidad —HIFU, por sus siglas en inglés—, un procedimiento no invasivo que concentra calor en las neuronas afectadas por el temblor y tiene un porcentaje de éxito similar al de la intervención quirúrgica.

Hoy en día, los avances en cirugía, los progresos en la lucha contra las enfermedades infecciosas y la mejora de las condiciones higiénicas, entre otros factores, han multiplicado por dos la esperanza de vida en los países más desarrollados. Sin embargo, la calidad de vida no ha evolucionado al mismo ritmo. La impaciencia por encontrar una solución al alzhéimer o al párkinson no es arbitraria. Se basa en datos. La previsión de las organizaciones internacionales que recoge en un informe la Alianza Española de Enfermedades Neurodegenerativas (Neuroalianza), en Madrid, refleja que los casos de demencias vinculadas al envejecimiento se duplicarán cada dos décadas, lo que plantea un reto asistencial con las personas que sufrirán este tipo de trastornos neurodegenerativos.

El coste de atender a un paciente de alzhéimer alcanza de media 29 184 euros al año, según el Instituto Nacional de Estadística (INE), un gasto que recae en un 80 % en las familias. Para hacernos una idea, una silla de ruedas eléctrica para una persona con esclerosis lateral amiotrófica (ELA) cuesta unos 2800 euros, una grúa para un enfermo de alzhéimer, alrededor de 1000 euros, el mismo precio que tiene una cama articulada. Pero, al margen del coste económico, hay otro personal y emocional que justifican con creces el esfuerzo por ganar la guerra contra los trastornos neurodegenerativos.

Deja volar
tu creatividad

LUIS MUIÑO

TERAPEUTA Y DIVULGADOR DE PSICOLOGÍA

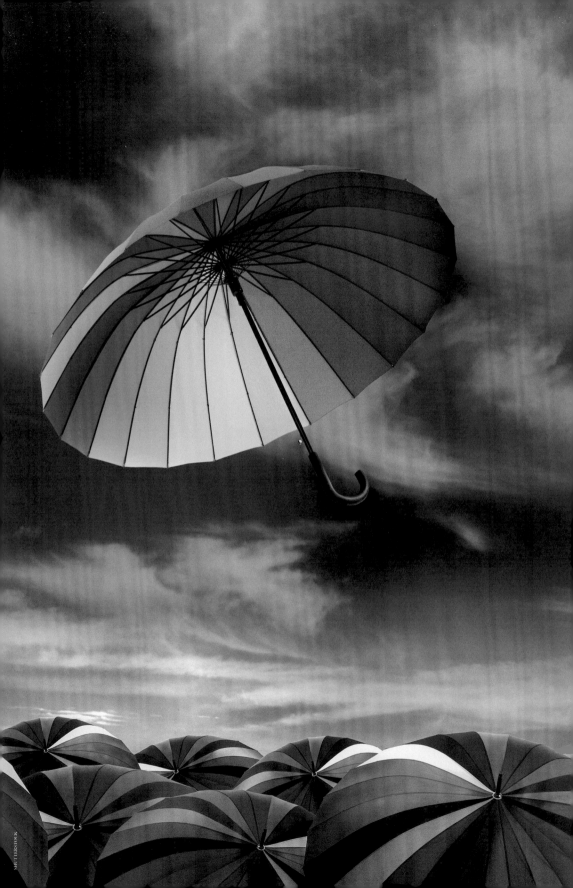

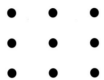

¿Puedes unir los nueve puntos con cuatro líneas rectas sin levantar el bolígrafo y sin pasar dos veces por el mismo sitio?

Antes de empezar a hablar de este tema, sugiero al lector que dedique unos minutos a intentar resolver el acertijo superior:

Es un ejercicio que tiene todas las características de los problemas que necesitan creatividad para resolverse. En primer lugar, funciona mediante un proceso de *insight* (visión súbita): la solución llega de manera repentina y nos parece sencilla una vez que la hemos visto. ¿Te acuerdas de Vickie el Vikingo? Un buen rato frotándose la nariz y después un fulminante «¡Ya lo tengo!». O como lo expresaba Federico García Lorca en lenguaje más poético: «La hija directa de la imaginación es la metáfora, nacida a veces al golpe rápido de la intuición, alumbrada por la lenta angustia del presentimiento».

Otra de las particularidades de estos procesos intuitivos: para encontrar la solución hay que *salirse de la caja*. La creatividad exige que el pensamiento abandone los automatismos, que haga algo fuera de lo habitual. Y una última singularidad de estas tareas: no podemos asegurar si las podremos resolver. El resto de destrezas del ser humano son permanentes: sabemos que seguiremos sabiendo conducir cuando nos sentemos al volante, que sabremos cocinar nuestro plato estrella cuando volvamos a hacerlo o que mantendremos las habilidades necesarias para nuestro trabajo que hemos usado una y otra vez. Sin embargo, el éxito creativo es impredecible. No podemos saber si nos surgirá la intuición.

El carácter inaprensible de este fenómeno ha hecho que el ser humano intente, a lo largo de su historia, encontrar un único origen mágico que lo explique.

La creatividad, que surge de la diferencia, nos permite adaptarnos mejor al mundo en el que vivimos.

En la Grecia clásica, por ejemplo, la creatividad provenía de un capricho de los dioses. El individuo era, para ellos, un recipiente vacío que solo al ser poseído repentinamente por las deidades se convertía en imaginativo. Posteriormente, en la Edad Media, empezó a ser temida como algo casi diabólico; por eso era habitual que los autores se negaran a firmar sus obras, sobre todo si su concepción cuestionaba la norma. Pero, a partir del Renacimiento, vuelve a ser considerada un factor deseable. Ya en épocas más modernas, en 1767, William Duff escribe sus *Ensayos sobre el genio original*, donde se empieza a hablar de la distinción –que ahora forma parte del imaginario colectivo– entre talento, entendido como destreza repetitiva, e innovación. A partir de ahí, surge la gran revolución que mitifica la creatividad: el Romanticismo. Desde esa época, tener una mente revolucionaria, hacer algo diferente a lo que hacen los demás, es la mayor aspiración de muchos seres humanos.

¿Tiene sentido esta mitificación? ¿Es tan útil la creatividad? La función de este factor es una de las primeras cuestiones que la ciencia ha intentado dilucidar. Uno de los teóricos que avanzan hipótesis sobre ese tema es Gerd Gigerenzer, del Instituto Max Planck de Berlín (Alemania). La teoría ecológica de este autor postula que en ciertos ámbitos es improductivo ceñirse a reglas previas. Hay, según Gigerenzer, tres tipos de situaciones en las que no tiene sentido hacer «más de lo mismo». Las primeras son aquellas en las que no podemos confiar en los datos que tenemos sobre el problema. Las segundas son las circunstancias en las que nuestra mente no puede procesar todas las opciones de solución que tiene por delante. Y las últimas son las situaciones en las que no tiene sentido seguir una estrategia metódica porque sería poco eficaz. Seguro que muchos de los lectores han pensado en los problemas laborales o personales que le han surgido a partir de la crisis de la covid-19 como ejemplo de este tipo de circunstancias.

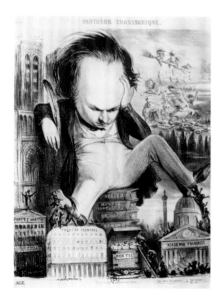

Todos hemos tenido que tomar decisiones para las que no podemos fiarnos de los datos que tenemos –la información sobre lo que está ocurriendo está muy sesgada–, en las que parece imposible barajar todas las opciones posibles –¿cómo fabricar un algoritmo que integre miles de posibilidades que se abren para la humanidad en el futuro?– y en las que debemos tomar decisiones rápidas sin tiempo para ser sistemáticos. Para este tipo de situaciones, según Gigeren-

Se cree que el escritor francés Victor Hugo (1802-1885) pudo sufrir una enfermedad mental llamada *parafrenia fantástica*, vinculada a las ideas extravagantes, las alucinaciones y la megalomanía. En la imagen, caricatura del autor realizada en 1841 por Benjamin Roubaud.

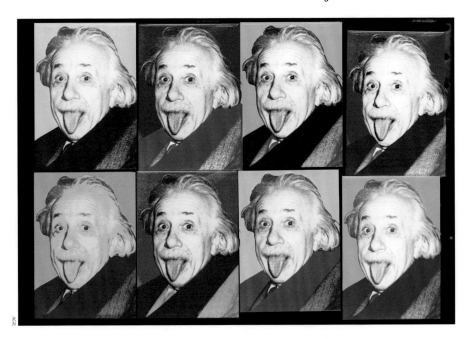

El científico más popular del siglo XX, el alemán Albert Einstein, defendía que «la imaginación es más importante que el conocimiento. El conocimiento es limitado y la imaginación circunda el mundo».

zer, existe el pensamiento creativo. Ser intuitivos y salirnos de nuestros esquemas mentales habituales es lo más adaptativo en épocas de transición.

Los teóricos de la Gestalt fueron de los primeros en analizar cómo se producen esas salidas del marco. De hecho, estudiaron muchos problemas similares al propuesto al principio del artículo. Ellos introdujeron el concepto de *insight*. Se trataría de una nueva comprensión espontánea del problema –hay quien lo denomina *fenómeno ¡eureka!* o *¡ajá!*–. Para estos científicos, la creatividad emerge cuando encontramos un punto de vista nuevo sobre todo el conjunto: disponemos de los elementos que teníamos hasta ahora de una manera diferente. Y así, aunque los componentes sean los mismos, forman un conjunto alternativo.

Un reciente estudio de Yongtaek Oh y John Kounios, neurólogos de la Universidad Drexel (EE. UU.), nos habla de las bases biológicas de esos *momentos eureka*. Mediante técnicas de neuroimagen descubrieron que, en los instantes en que encontramos una idea novedosa, se desencadena una explosión de actividad en el sistema de recompensa del cerebro. De hecho, esos *insights* de los que habla la Gestalt producen la misma cantidad de endorfinas que las situaciones que tradicionalmente relacionamos con el placer: sexo, comida apetitosa, drogas, etc. Eso explica por qué muchos seres humanos se dedican a actividades inventivas por puro placer –dibujar, tocar un instrumento, diseñar ropa…–, incluso a veces en contra de las circunstancias, como los artistas incomprendidos y perseguidos. Según estos científicos, que la naturaleza disponga de esta gratificación interna demuestra que la creatividad es adaptativa en el ser humano. La selección natu-

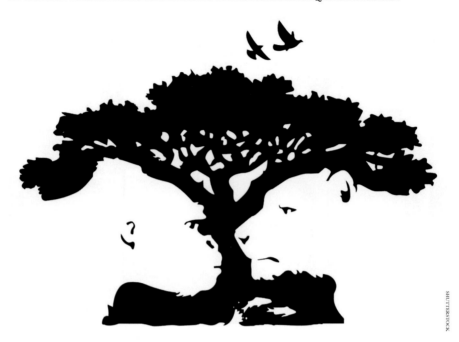

El principio de la relación figura-fondo de las leyes de la Gestalt explica que nuestra
mente no puede interpretar un objeto como figura y fondo al mismo tiempo.

ral ha favorecido a aquellos que en ciertas circunstancias −¿quizá aquellas que explicita Gigerenzer?− han sido capaces de innovar.

Esta mirada fuera del marco es tan importante que muchos psicólogos suscribirían que la persona solamente se descubre a sí misma cuando se muestra creadora. Pero hay un inconveniente que inhibe esa capacidad de buscar soluciones alternativas: la vergüenza. Gerd Binnig, el físico que abrió las puertas a la humanidad al fascinante mundo de la nanotecnología con sus innovadoras ideas sobre los microscopios, afirmaba que «la capacidad de pasar vergüenza se adquiere practicando en hacer el ridículo». Como todos los pioneros, este científico, para llevar a cabo sus descubrimientos, tuvo que exponerse a menudo y asumir grandes errores. Asumió el bochorno que supone equivocarse públicamente y siguió adelante, pero esas sensaciones seguramente hubieran detenido a otros.

Por eso los estudios sobre creatividad hablan de la personalidad audaz como uno de los condicionantes de las mentes innovadoras. Malcolm Westcott, psicólogo de la Universidad de York (Reino Unido), entiende que la propensión a lanzarse a lo novedoso es un factor de personalidad . Hay personas que podríamos denominar *mentalmente precavidas:* no se sienten seguras de sus conclusiones hasta que han acumulado muchos datos y en su vida general tienden al control y a mantener su mundo ordenado. Tienen poca tolerancia a la incertidumbre y eso se nota en que prefieren relaciones personales más estructuradas. En el otro extremo de la escala estarían los individuos *mentalmente atrevidos,* personas que pueden arriesgarse a equivocarse porque confían más en su propio criterio. Les encanta asumir riesgos y no les importa estar expuestos a la crítica y al desafío. Si estos individuos tienen ideas creativas, es más fácil que se arriesguen a exponerlas.

La anécdota que define a los «mentalmente atrevidos» es muy conocida. Cuando le preguntaron a Thomas Alva Edison si no se arrepentía de la vergüenza que había pasado al anunciar de forma fallida, en numerosas ocasiones, que había descubierto un método para generar electricidad, respondió: «No me equivoqué mil veces para hacer una bombilla: descubrí mil maneras de cómo no hacer una bombilla». La audacia parece uno de los rasgos de personalidad de las personas creativas. Artistas como Goya o Chagall, músicos como Beethoven o Sting e, incluso, personajes de ficción como Sherlock Holmes o el doctor House son individuos que asumen que sus grandes equivocaciones forman parte de su proceso de inventiva.

Eso plantea otra de las grandes cuestiones acerca de la innovación: la motivación que lleva a las personas a arriesgarse a encontrar soluciones diferentes. La psicóloga de la Universidad de Harvard (EE. UU.) Teresa Amabile, que lleva décadas estudiando a este tipo de personas, tiene una teoría acerca de esto. Según Amabile, los creadores parten siempre de una motivación intrínseca. Se llama así al tipo de impulso que proviene de factores internos, y no necesita refuerzo del exterior. Cuando somos genuinamente creativos nos dejamos llevar por la apertura a nuevas experiencias, por el hedonismo que supone descubrir nuevos mundos o por la motivación del logro, es decir, el reto que nos supone alcanzar la solución a un enigma que otros no han podido desentrañar. Se trata, siempre, de impulsos internos, que no responden a las motivaciones extrínsecas –presiones externas o necesidad de reconocimiento–. Por eso, observa Amabile, son tan habituales fenómenos como los del *fiasco del segundo disco:* un grupo saca al mercado

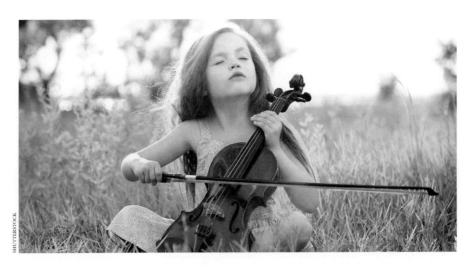

Siempre se ha pensado que la música potencia el proceso creativo. Pero podría no ser así. O eso señala un estudio publicado en 2019 por la Universidad Central de Lancashire (Reino Unido), cuyas conclusiones sugieren que empeora el rendimiento, ya que nos distrae.

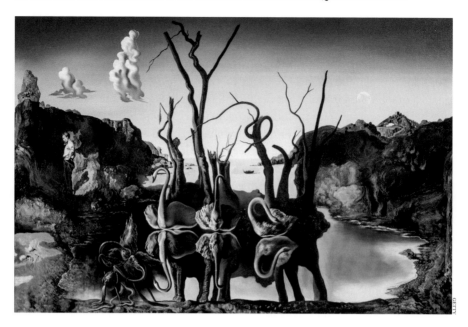

Salvador Dalí solía recurrir a las ilusiones ópticas y a las dobles imágenes para sorprender al mundo.
Como con este lienzo, titulado *Cisnes reflejando elefantes*, que data de 1937.

un primer conjunto de canciones que proceden de sus motivaciones intrínsecas y, después, cuando tienen éxito, son demasiado conscientes de la mirada externa y pierden la creatividad.

Si como dicen estos investigadores la creatividad tiene que surgir de la satisfacción de necesidades internas y ser independiente del medio, eso explicaría el estereotipo del *genio incomprendido,* la persona que sufre al ser agredida por sus ideas innovadoras. Arthur Schopenhauer afirmaba que «malograrse pertenece a la obra del genio, es su título nobiliario». Y muchos artistas malditos han asumido ese destino. Oscar Wilde repetía insistentemente su lema: «Sé bello y sé triste». Y Edgar Allan Poe explicaba: «Los hombres me han llamado loco. Pero aún está por aclararse si existe la locura o si no se tratará de la más elevada inteligencia, si mucho de lo que es maravilloso, si todo lo que es profundo, proviene de desvaríos del pensamiento, de los humores de una mente exaltada a expensas del común entender».

¿Qué opina la ciencia sobre esa asociación entre desequilibrios internos y creatividad tan arraigada en el imaginario colectivo? No existe un criterio claro. Por una parte, es evidente que muchos grandes creadores –Miguel Ángel, Piotr Tchaikowsky, Virginia Woolf, Kurt Cobain…– han sufrido perturbaciones anímicas. Pero hay otros –Vivaldi, Lope de Vega, Renoir, Paul McCartney, etc.– que no parece que necesitaran sufrir para ser extraordinarios.

Quizá, por eso, los científicos están divididos. La psiquiatra Kay Jamison, de la Universidad Johns Hopkins (EE. UU.), afirma en su libro *Touched with Fire* que esa asociación proviene del mito romántico. Argumenta que los estudios muestran que la mayoría de los individuos que sufren trastorno del estado de ánimo no son especialmente imaginativos. Y nos recuerda que muchos análisis sobre el desequilibrio de ciertos artistas provienen de una tergiversación posterior que intenta adaptarlas al estereotipo de creador atormentado. Según ella, es, por ejemplo, lo que ha ocurrido con muchos músicos de la antigüedad. Se ha creado la imagen de que hay que ser complejo para ser descubridor de nuevos mundos mentales, pero, como decía el músico de jazz Charles Mingus: «La creatividad es más que ser simplemente diferente. Cualquiera puede hacer extravagancias, eso es fácil. Lo difícil es ser tan simple como Bach».

Otras investigaciones, sin embargo, se apuntan a la hipótesis de que es necesario un cierto grado de inestabilidad interna. El psiquiatra británico Adam Perkins, en una investigación publicada en 2015, relacionaba, por ejemplo, el pensamiento inventivo con el neuroticismo. Esta última palabra designa a los individuos que tienen tendencia a sobrellevar mal las frustraciones cotidianas, a sentirse amenazados a menudo y a sumergirse en pensamientos negativos la mayor parte de su vida. Podemos decir que son personas que no se resignan a que la vida sea diferente a lo que ellos querrían. Pues bien, en sus investigaciones Perkins ha encontrado correlación entre ese rasgo de personalidad y la creatividad. La hipótesis de este científico es que los mecanismos cerebrales que llevan a ese malestar autogenerado aceleran los procesos de memoria y abstracción que favorecen el nacimiento de ideas nuevas. Cuando estamos en un momento de pensamiento circular y rumiativo, activamos áreas neurológicas que no son las habituales y eso nos ayuda a generar ideas diferentes.

Dos ejemplos de este fenómeno son, según este autor, Darwin y Newton, dos científicos a los que se recuerda por su carácter neurótico: los dos eran hipocondriacos y habitualmente estaban malhumorados y abstraídos en sus propias ideas negativas. Pero a la vez se trata de dos de las personas que más han revolucionado la ciencia con sus ideas novedosas. Y no son, obviamente, los únicos ejemplos de creadores con altibajos de estados de ánimo que los llevaban a sumergirse en su propio mundo.

El psicólogo Arnold Ludwig halló en un estudio que en torno al 65 % de los artistas, escritores y músicos sufrían desequilibrios en su estado de ánimo, algo que solo ocurría aproximadamente con el 25 % de los profesionales no artísticos.

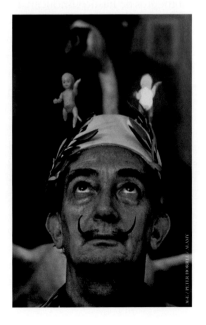

El pintor catalán tenía un carácter provocador y excéntrico. «Seré un genio, y el mundo me admirará. Quizá seré despreciado e incomprendido, pero seré un genio», escribió con solo quince años.

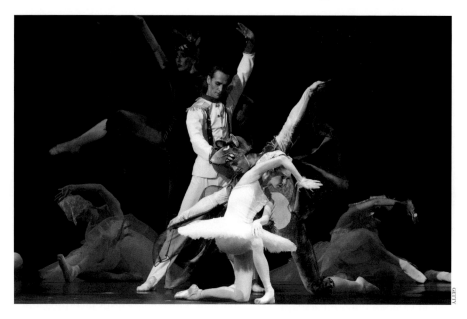

Los bailarines sienten zonas de su cuerpo que los que son ajenos a ese universo no perciben.

En todo caso, estos datos encajan con una hipótesis que sostienen muchos científicos: la creatividad se genera cuando determinadas circunstancias –como podría ser un momento de «pensamiento excesivo»– nos llevan a usar procesos mentales alternativos. Un ejemplo de la vida cotidiana: una reciente investigación dirigida por la psicóloga Guihyun Park estudió el poder que tiene el aburrimiento como generador de ideas nuevas. Según Park, en ciertas personas, los momentos de hastío conducen a la introspección y, de ahí, a la apertura a nuevas experiencias. Estos individuos más flexibles utilizan el tedio y la falta de presión como señal de alarma para buscar más estimulación en algo distinto.

Según este tipo de teorías que creen que la creatividad tiene que estar favorecida por las circunstancias, determinados momentos –altibajos del estado de ánimo, aburrimiento, etc.– llevan a estados de conciencia alterados en los que usamos mecanismos neurológicos diferentes de los habituales. Uno de ellos sería, por ejemplo, la hiperestesia: en los momentos creativos, los sentidos se intensifican. Una curiosa investigación publicada en la revista *Psychophysiology* veía ese efecto en los bailarines. El estudio encontró que las personas con experiencia en danza obtenían mejores puntuaciones en las pruebas que consistían en percibir emociones a partir del lenguaje corporal. Tenían un mayor nivel de interocepción –captación de sensaciones internas–, eran más conscientes del ritmo de los latidos de su corazón y sentían zonas de su cuerpo que los que son ajenos a ese mundo no perciben. De hecho, ese mayor nivel de captación de los detalles es común en las experiencias de creatividad. Según muchos estudiosos, esta percepción sensorial fuera del foco habitual es precisamente lo que nos lleva a salirnos de los pensamientos más trillados y a buscar ideas innovadoras.

Test: mide tu potencial creativo

Este cuestionario te servirá para averiguar si te encuentras en un momento de creatividad de tu vida. Para completarlo, tienes que contestar sinceramente a las veinte preguntas, vinculándolas a los últimos meses. Cero significa que la afirmación no se corresponde a ti en absoluto; uno, que solo se te aplica en muy pocas ocasiones; dos, que es algo con lo que te identificas en determinadas ocasiones; tres, que a veces sí y a veces no; cuatro, que casi siempre te reconoces en la frase; y cinco, que estás totalmente de acuerdo con esa afirmación.

1) Tengo la sensación de que soy bueno conectando puntos, viendo relaciones entre datos que no parecen tener nada que ver.
⓪ ① ② ③ ④ ⑤

2) Me fijo mucho en detalles que los demás no perciben.
⓪ ① ② ③ ④ ⑤

3) Me produce mucho placer pensar sobre problemas complicados y encontrar una solución.
⓪ ① ② ③ ④ ⑤

4) No me importa cambiar de opinión a menudo.
⓪ ① ② ③ ④ ⑤

5) Me aburren las conversaciones tópicas.
⓪ ① ② ③ ④ ⑤

6) Encuentro soluciones a los problemas en ámbitos diferentes al que está planteado el asunto.
⓪ ① ② ③ ④ ⑤

7) Me resulta indiferente que los demás esperen una determinada respuesta de mi parte: digo lo que pienso.
⓪ ① ② ③ ④ ⑤

8) Me atraen los problemas que no tienen una solución clara y definida.
⓪ ① ② ③ ④ ⑤

9) No me importa hacer el ridículo exponiendo una idea innovadora.
⓪ ① ② ③ ④ ⑤

10) Me fío mucho de mi instinto y mi intuición.
⓪ ① ② ③ ④ ⑤

11) Para las demás personas es un misterio mi forma de llegar a una solución y no suelen entender mis razonamientos.
⓪ ① ② ③ ④ ⑤

12) Cuando tengo una idea creativa, dejo lo que estoy haciendo y la apunto.
⓪ ① ② ③ ④ ⑤

13) Practico actividades creativas, que no dependen de destrezas repetitivas.
⓪ ① ② ③ ④ ⑤

14) Soluciono problemas de repente, mediante una idea que me viene y explica todo lo que está ocurriendo.
⓪ ① ② ③ ④ ⑤

15) Muchas personas me dicen que suelo dar "ideas locas", que van más allá del sentido común.
⓪ ① ② ③ ④ ⑤

16) Me siento bien en las situaciones en las que hay que improvisar porque no existe un protocolo de actuación claro.
⓪ ① ② ③ ④ ⑤

17) Suelo dejar que mi mente se abstraiga y vague sin un rumbo fijo.
⓪ ① ② ③ ④ ⑤

18) Prefiero arriesgarme y hacer algo nuevo aunque eso suponga aumentar el potencial de error.
⓪ ① ② ③ ④ ⑤

19) Me gusta más sacar mis propias conclusiones de manera intuitiva que recopilar datos sobre el problema.
⓪ ① ② ③ ④ ⑤

20) Prefiero rodearme de personas con ideas fuera de lo común.
⓪ ① ② ③ ④ ⑤

Resultados: Suma las puntuaciones. El resultado se podría considerar tu tanto por ciento de potencial creativo en este momento de tu vida.

A partir de estas investigaciones que hemos ido mencionando, va surgiendo la idea de que la creatividad es un estado de conciencia que consiste en una forma alternativa de pensamiento que surge en determinados momentos. Si es así, podemos potenciarla buscando esas situaciones y esos mecanismos neuronales. El psicólogo Robert Epstein, autor del libro *Cognition, Creativity, and Behavior*, resume en cuatro ideas sencillas las condiciones que debemos propiciar para estimular nuestra capacidad innovadora:

1. Tener algún lugar donde archivar las ideas que vayan surgiendo. Picasso nos recordaba que la inspiración «ha de pillarnos trabajando».

2. Atesorar una buena base de conocimientos sobre los temas en los que queremos innovar. «La suerte favorece solo a las mentes preparadas», decía Louis Pasteur. Si a través del aprendizaje adquirimos muchos datos, ideas e imágenes con las que trabajar, más oportunidades para combinar esas piezas mentales de modos nuevos.

3. Elegir proyectos que no tengan soluciones claras. Los mejores son aquellos en los que empezamos por un «no sé», con una tormenta de ideas porque tenemos claro que las ideas viejas no nos van a servir.

4. Rodearse de personas con puntos de vista originales. Muchos de los grandes artistas han estado en ambientes estimulantes que los obligaban a pensar creativamente. La Grecia clásica, el Renacimiento o la Generación del 27 son ejemplos de la importancia de los «grupos inteligentes» que nos presionan para sacar lo mejor de nosotros mismos.

Decía Truman Capote que «todas las personas tienen la disposición de trabajar creativamente. Lo que sucede es que la mayoría jamás lo nota». Quizá uno de los grandes efectos de la crisis de la covid-19 es que hemos descubierto las sensaciones de un parón vital. Desde el aburrimiento hasta la hiperestesia, pasando por los proyectos sin solución clara o la necesidad del pensamiento audaz. Ojalá eso nos ayude a ser más creativos, porque quizá la tendencia a hacer siempre «más de lo mismo» sin mirar fuera de la caja sea uno de los fenómenos que nos han llevado a vivir este problema.

Desmontando las piezas de la inteligencia

ESTHER PANIAGUA

PERIODISTA CIENTÍFICA

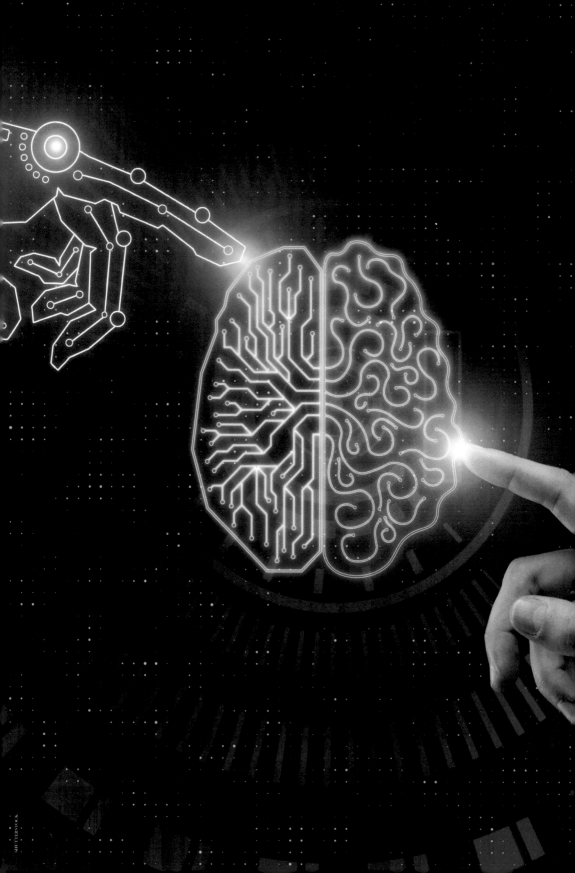

Qué pasaría si juntaras todo el talento de una institución que lleva más de 150 años investigando en todo tipo de disciplinas –elegida como la universidad número uno del mundo por octavo año consecutivo y habitada por cerca de 20 000 cabezas pensantes entre profesores, investigadores y alumnos– para tratar de descubrir los fundamentos de la inteligencia? Es, *grosso modo,* lo que pretende el MIT Quest For Intelligence, una iniciativa del Instituto Tecnológico de Massachusetts (MIT) puesta en marcha por su propio presidente, Rafael Reif.

El español Antonio Torralba, director de la Facultad de Inteligencia Artificial y Toma de Decisiones (IA+D) del MIT, capitanea el proyecto como director inaugural desde su creación. La revista *Muy Interesante* le ha entrevistado en su despacho en el Laboratorio de Ciencias de la Computación e Inteligencia Artificial –el conocido CSAIL–, en Boston, donde combina clases, investigación y tareas como investigador principal. También codirige el laboratorio MIT-IBM Watson AI Lab, y es parte del centro Cerebros, Mentes y Máquinas del MIT. Torralba ha recibido numerosos premios por su trabajo como investigador, tanto por su carácter innovadorvomoy por su excelencia docente.

«El Quest for Intelligence es una iniciativa de alto nivel que nació desde la presidencia del MIT con el objetivo de entender qué es la inteligencia y cómo funciona el cerebro humano no solo desde la perspectiva de la neurociencia, sino a nivel cognitivo», explica Torralba. Quest, como lo llama abreviadamente el investigador, representa la visión del MIT sobre la importancia de la inteligencia artificial para desarrollar la próxima generación de herramientas de aprendizaje automático. «Es un proyecto a muy largo plazo que nace con la ventaja de tener,

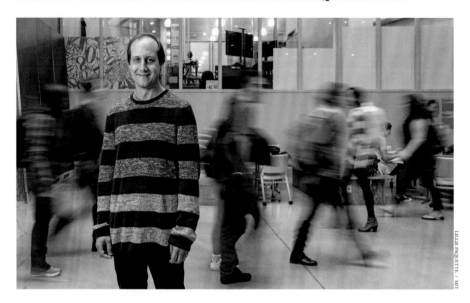

Profesor de Ingeniería Eléctrica e Informática en el Instituto Tecnológico de Massachusetts (MIT), Antonio Torralba es un experto en los mecanismos de la visión humana y su emulación mediante la inteligencia artificial.

en un espacio condensado, mucha investigación en neurociencia, ciencia cognitiva y *machine learning*, con numerosos investigadores que observan al cerebro a todos niveles y estudiosos de ciencias sociales y humanidades que tratan de entender el impacto de la IA en la sociedad», resume.

Quest engloba a todo el campus del MIT y a la cúpula de directores. «Es un caldo de cultivo único», afirma Torralba. Su trabajo como director es buscar financiación para cada área de investigación, a las que denominan *moonshots*; algo así como 'lanzamientos de cohetes a la Luna'. También se ocupa de organizar eventos y talleres para generar comunidades interdisciplinares y que la propia gente del MIT se conozca. Se trata, en definitiva, de fomentar interacciones y conexiones que desemboquen en perspectivas diferentes con el fin de atajar problemáticas similares.

Actualmente, hay veinte departamentos del campus con proyectos dentro del Quest relacionados con las claves de la inteligencia natural y artificial, sin perder de vista su aplicación a variopintos campos de conocimiento. Por ejemplo, se puede usar en química para predecir nuevas moléculas con propiedades muy concretas. «Así, en lugar de explorar todas las combinaciones posibles e ir probando hasta encontrar cuál tiene la característica que buscas, puedes construir un sistema que predice qué molécula o mezcla es más probable que adquiera dicha propiedad», ilustra Torralba. El Quest también pretende comprender los problemas reales de la industria y proporcionar soluciones que tengan un impacto en la sociedad.

De entre los *moonshots* actualmente en marcha, Torralba destaca varios. Uno que le apasiona es el que dirige el experto en ciencias cognitivas y del cerebro

Josh Tenenbaum, que trata de entender el desarrollo de un niño desde que nace hasta que tiene un año y medio. «Ese periodo del desarrollo es muy interesante desde el punto de vista de la IA porque se ponen de manifiesto algunos de los mecanismos que luego serán importantes en la edad adulta. Como sistema que interactúa con el mundo, un bebé de un año es ya experto en muchas cosas, aunque no sepa nada de la vida», afirma Torralba.

Lo que se trata de entender es cómo una persona de corta edad es capaz de aprender todo lo necesario para llegar hasta ahí, «que es lo verdaderamente sorprendente». Por ejemplo, la adquisición de una noción tridimensional perfecta del mundo en el que se encuentra, o la precisión mecánica y el nivel de agilidad suficientes para manejar objetos. «Un robot tendría muchas dificultades para hacerlo», señala el investigador.

Este proyecto examina las sutilezas en el desarrollo mental que explican por qué en un determinado momento los pequeños se sorprenden por una cosa –como cuando alguien se oculta detrás de sus manos y aparece de nuevo– y en otro no. O cuándo exactamente los bebés japoneses –capaces de entender la diferencia entre los fonemas correspondientes a nuestras letras erre y ele– se dan cuenta de que existen unas estructuras *atómicas*, indivisibles, para asimilar el lenguaje, crean el concepto de categoría fonética, descubren que en su entorno erre y ele son un mismo sonido y pierden la capacidad de distinguirlos.

Por otra parte, el ser humano cuenta desde que nace con diferentes modalidades sensitivas, percibe el exterior fundamentalmente a través de imáge-

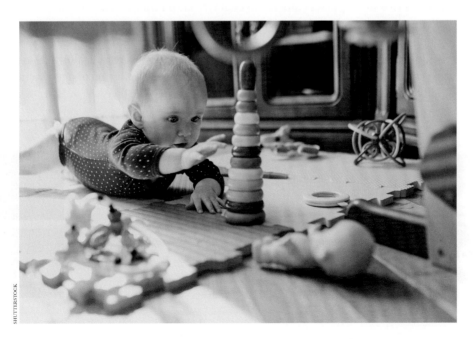

SHUTTERSTOCK

Aproximadamente en los primeros mil días de nuestra vida, hasta que cumplimos año y medio, nuestro cerebro desarrolla unas capacidades cognitivas asombrosas que los expertos intentan emular con la inteligencia artificial.

nes, sonidos y estímulos táctiles. Por eso, los científicos del Quest trabajan en la construcción de un sistema que pueda integrar las tres vías citadas. Su primera aproximación es desarrollar una tecnología capaz de identificar en una imagen qué objetos están haciendo sonidos, de captar qué píxeles están produciendo el estímulo sonoro y qué componente del ruido viene de ese píxel.

Lo que trata de imitar este sistema es el fenómeno cerebral conocido como el *efecto de fiesta de cóctel:* en una celebración hay mucho ruido de fondo, que puede ser más potente que la voz de la persona con la que estamos hablando, pero aun así podemos entenderla y mantener una conversación. «Con la música pasa lo mismo. Queremos un sistema capaz de ver vídeos de música y descubrir automáticamente que existen diferentes instrumentos, saber que estos pertenecen a clases concretas y aislar el sonido que viene de cada cual, de forma que escuche cada instrumento por separado en una grabación multicanal», explica Torralba.

Por el momento, han demostrado que el uso de la visión y la audición de manera simultánea permite resolver este problema mucho mejor que si solo se utiliza uno de los dos. Sus hallazgos se plasman en el proyecto The Sound of Pixels —el Sonido de los Píxeles—, donde además de la explicación de los estudios se puede encontrar una demostración.

En cuanto al tacto, Torralba señala que es el sentido clave para los seres humanos —y no la vista, como comúnmente se cree—, ya que determina la posición en el espacio físico. «Hay muy pocas personas que carecen de tacto porque, sin él, tendrían muy pocas posibilidades de supervivencia. La evolución ha hecho que este error no se pueda cometer, lo cual refleja su importancia», señala.

Por eso, resulta esencial también conferir tacto a los robots. Por el momento, lo que se hace es integrar en ellos sensores, pero estos todavía son demasiado sencillos y poco sensibles. «Estamos empezando a crear sensores a la altura de los visuales; al menos, lo suficiente como para reconocer y recrear una imagen táctil de suficiente calidad del objeto y poder actuar al respecto», dice.

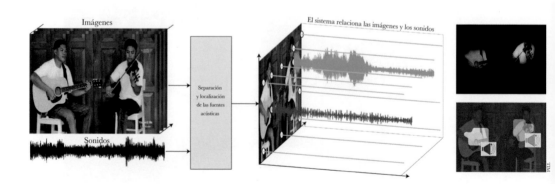

Uno de los proyectos más llamativos del MIT Quest for Intelligence es The Sound of Pixels, sistema de aprendizaje automático capaz de discernir de dónde proceden las señales acústicas en un vídeo tras entrenarse con otras grabaciones.

LUCES Y SOMBRAS DEL APRENDIZAJE AUTOMÁTICO

Los orígenes del MIT Quest For Intelligence se remontan a una reflexión sobre la importancia de la inteligencia artificial a partir del trabajo de Antonio Torralba como codirector del Watson AI Lab, laboratorio conjunto del MIT e IBM dedicado a investigación básica en aplicación de machine learning. Aunque no tiene fines comerciales, sí impulsa la creación de empresas a partir del trabajo realizado para los diferentes proyectos del laboratorio. Algunas de esas ideas confluyen con investigaciones del Quest, como la del denominado aprendizaje automático sin supervisión. He aquí dos de sus posibilidades.

UN CIBERPINTOR CON INICIATIVA

GANPaint es una sencilla herramienta de edición por ordenador que permite dibujar objetos de forma automática. Está basado en un sistema de aprendizaje profundo que usa las llamadas redes neuronales artificiales GAN –acrónimo de Generative Adversary Networks–, capaces de reproducir imágenes muy realistas de escenas que no existen, a partir de otras reales que han visto anteriormente.

«Nadie les ha enseñado una silla o una lámpara, pero a partir de una cocina dibuja otras cocinas diferentes», explica Torralba. Esto quiere decir que el sistema distingue entre los elementos y los ubica en los sitios correctos. Lo que han encontrado Torralba y su equipo es que ciertas partes de la red –una neurona o un conjunto de ellas– son responsables de cada concepto u objeto. Y, además, han aprendido a dibujarlos sin que nadie haya etiquetado previamente esos elementos, que es como funcionan los algoritmos de aprendizaje automático comunes.

Las aplicaciones posibles se traducen no solo en desarrollar herramientas útiles para la industria gráfica. Un ejemplo es la creación de un robot capaz de saber si se encuentra en la cocina o en el salón sin necesidad de contar con un montón de datos e imágenes de entrenamiento ni con personas que le indiquen qué es cada cosa.

Pero también tiene su lado oscuro, como los denominados *deepfakes*, que aprovechan sistemas de aprendizaje profundo para generar contenido falso. Dos exponentes son la web que genera caras de personas que no existen o vídeos donde alguien dice algo que no es real, como el famoso de Obama insultando a Trump.

IA CONTRA LAS SUPERMENTIRAS

«Ahora es posible que casi cualquiera pueda crear y difundir falsificaciones a una audiencia masiva», afirma Torralba. El lado positivo es que el hecho de que nosotros mismos podamos manipular tan fácilmente información –textos, imágenes o vídeos– nos hace conscientes de hasta qué punto se puede adulterar. «La democratización del acceso a las nuevas herramientas hace que el público general pueda educarse en este sentido. La única forma de combatir los *fake news* es tener razonamiento y juicio crítico. Si no puedes juzgar si algo tiene sentido o no, te la van a colar de cualquier manera», asegura el investigador.

La tecnología, no obstante, puede ayudar en ello. Su laboratorio participa en un proyecto de Facebook –el Deepfake Detection Challenge– para desarrollar una herramienta capaz de detectar cuándo una imagen ha sido modificada y etiquetarla como tal.

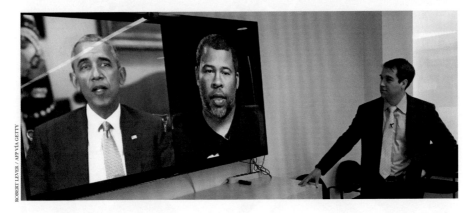

El cineasta Jordan Peele –derecha de la pantalla– cambia lo que dice Obama en un vídeo gracias a un programa de IA.

También trabajan en cómo integrar la vista y el tacto: entrenar al sistema para predecir cómo va a sentirse antes de tocar algo. Por ejemplo, para evitar que meta los dedos en el fuego porque sabe que quema, o para identificar por dónde debe agarrar un objeto.

Otro de los *moonshots* del Quest intenta resolver el problema de insertar la inteligencia artificial en una estructura física. «La IA necesita un cuerpo, pero hoy en día la robótica no está lo suficientemente avanzada para integrarlo. La mayor parte de sistemas de IA *viven* en un ordenador y toda la interacción se realiza dentro de una pantalla,no *juegan* con el mundo real. Y los robots que existen hoy en día son demasiado sencillos», señala Torralba.

Por eso quieren estudiar modelos de IA que residan en una estructura mecánica para desarrollar este sistema conjuntamente: que sea capaz de interactuar con el mundo y que aprenda a través de dichas interacciones para adaptarse al entorno. «Queremos profundizar en el problema de estudiar el mundo de la percepción y del aprendizaje desde la experiencia de un robot», señala el investigador.

IA PARA TODOS LOS PÚBLICOS

Entre los proyectos del MIT Quest for Intelligence no podía faltar uno centrado en educación. Lo lidera The Bridge, organización cuyo propósito es que las personas se sientan tan cómodas con la IA como lo están con los ordenadores o los móviles.

La iniciativa tiene tres patas. La primera se enfoca en el laboratorio del futuro: hacer fácil y seguro para los científicos usar la IA mediante aplicaciones, y que estas sean públicamente reconocibles, accesibles y personalizables.

La segunda pata es la del aula de futuro: la incorporación de principios, prácticas y herramientas de inteligencia artificial en los programas de primaria, secundaria y la universidad.«Nos planteamos cómo desarrollar un curriculum para enseñar IA desde muy temprana edad», afirma Torralba.

Y la tercera pata es la de la biblioteca del futuro, que apoya la capacidad de descubrir, combinar, manipular, visualizar y crear nuevos datos sobre este campo; de compartir resultados y garantizar que los nuevos artefactos de conocimiento persistan en el futuro.

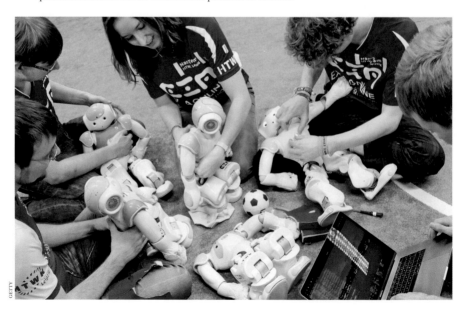

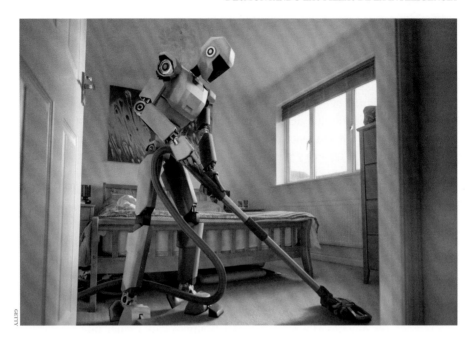

GETTY

Torralba cree que sería un gran logro desarrollar un robot que hiciera autónomamente
las tareas del hogar, algo largamente anticipado pero aún lejos de volverse realidad.

El binomio IA/ética protagoniza otro proyecto del Quest destacado por Torralba. Trata de entender cuál es el impacto de ciertas herramientas de inteligencia artificial en la sociedad y cuáles son los parámetros con los que debemos
guiarnos a la hora de construir sistemas inteligentes. «Inteligentes entre comillas,
porque más bien hablamos de herramientas capaces de tomar decisiones complejas, que empiezan a comportarse de formas susceptibles de perpetuar sesgos
y prejuicios o cometer errores injustos con diferentes tipos de población», indica.

Para Torralba, lo interesante es saber si un sistema es injusto o no. Y averiguar-
lo resulta más fácil que con las personas, ya que estas pueden negarlo o justifi-
carse. «El sistema simplemente es una función que obtiene una entrada –input– y
produce una salida –output–, y podemos cambiar el tipo de entrada para saber si
tiene un sesgo o no», explica. Esto permite establecer los fundamentos teóricos en
los que expresar dichos problemas y plantear la posibilidad de medir si un sistema
actúa de manera discriminatoria.

El segundo paso a seguir es que, si es posible definir las desviaciones, ¿cómo
se podrían integrar dichas definiciones en un sistema para que no discrimine?
¿Cómo incorporar normas de moral o nuevos términos en modelos de aprendizaje automático para asegurar que cuando estos aprenden no lo hacen con
los sesgos que existen en la base de entrenamiento? Pensemos, por ejemplo, en
un sistema automático que se encarga de dar recomendaciones para contratar
a trabajadores en función de los currículos presentados y cuya base de entrenamiento reconoce en los datos que los hombres blancos han sido más proclives a

ser elegidos. La máquina incorporará esos atributos como elementos positivos a tener en cuenta.

«Una persona que tienda a beneficiar a perfiles masculinos o a personas de determinada edad no lo reconocerá. Sin embargo, con la máquina puedes comprobarlo cambiando la etiqueta del currículo para indicar que es hombre o mujer o su edad, y viendo qué decisión toma en función de ello», señala Torralba. No es siempre tan sencillo, pues puede haber otros elementos en el currículo que permitan predecir el género y la edad de alguien, así como en qué año se graduó. «Es necesario tener esto en cuenta para manipular también dichos parámetros y observar si tiene un efecto en el resultado», apunta el investigador español.

Otro de los retos vinculados a este asunto radica en establecer quién decide qué atributos son buenos o malos para elaborar un juicio, ya que a veces ciertas características pueden parecer importantes en el proceso de predicción. ¿Cuándo usarlas o cuándo no? Y después, ¿cómo evaluar el sesgo? Hay muchas formas y todas abocan a resultados distintos. Esta compleja área sigue en proceso de investigación.

El gran reto es definir los valores sobre los que se asientan los sistemas de IA, que pueden ser muchos.«La sociedad y los políticos van a tener que decidir los axiomas en los que nos vamos a basar y, a partir de ahí, tomar medidas. Mientras tanto, nosotros podemos identificar parte de estos problemas; el beneficio de colaborar con la industria es que nos abre los ojos a ellos», comenta Torralba. No hay establecida una forma concreta y correcta sobre cómo proceder éticamente en la IA −subraya−, sino que es algo por investigar. «Tener estas herramientas permite formalizar el problema y convertirlo en un área de estudio. No vamos a obtener respuestas definitivas, sino que va a haber una evolución de las mismas. Debemos ir aprendiendo, y lo que exista hoy parecerá primitivo en cincuenta años», predice Torralba.

La máxima ambición del investigador, «aunque suene un poco cliché», es construir sistemas que puedan percibir el mundo como lo hacen los humanos. Como primer paso, le gustaría tener un robot capaz de vivir en casa y ayudar con las tareas domésticas. «Esto no es fácil; si lo fuera, ya estarían aquí. Todos los problemas que hay que resolver para ello están aún muy verdes», afirma.

Y hablando de clichés: ¿cree Torralba que desarrollaremos máquinas superinteligentes capaces de volverse en nuestra contra o destruir a los humanos? «La IA no va a querer que desaparezcamos porque carece de deseos. Solo sigue objetivos que pueden ser buenos o malos, pero los definimos nosotros». ¿Tendrá conciencia algún día? «No en los próximos cien años. Es poco probable que pase antes, porque no tenemos ni idea de cómo funciona. Es muy posible que la conciencia desempeñe un papel muy importante en la inteligencia, y si es así, vamos a tener que entenderla, se convertirá en un objetivo. Pero hoy en día no sabemos siquiera cómo plantearlo como pregunta», sostiene.

Torralba da más motivos para avanzar en la vía de la superinteligencia: «Forma parte de la naturaleza del ser humano entender el mundo que le rodea para adaptarse y ser capaz de llegar donde otras especies no lo hacen. En ese proceso se incluye comprendernos a nosotros mismos y nuestro sitio en el mundo. Las respuestas las vamos encontrando a partir de investigaciones de este tipo. También hay cuestiones que no tienen contestación o que el ser humano nunca estará capacitado para contestar. Aunque mi hipótesis es que este no será el caso, ya que el cerebro parece poseer la estructura necesaria para averiguar cómo funciona o incluso para mejorarse a sí mismo y acabar entendiéndolo».

«El estudio de la IA es muy interesante para la gente en general, no solo para los científicos o para las empresas que la van a aplicar», añade. ¿Por qué? Porque construir máquinas que pueden razonar nos hace reflexionar sobre nuestros propios mecanismos de razonamiento y esto puede ayudarnos a mejorar cómo pensamos −de qué forma discriminamos o somos sensibles a sesgos, etcétera−, corregirlo y mejorarlo. «Cuando herramientas así surgen, nos hacen cambiar como sociedad. Si no evolucionamos para usarlas de manera correcta, nos extinguiremos. El fuego nos enseñó ciertas cosas y la IA nos enseñará otras», concluye.

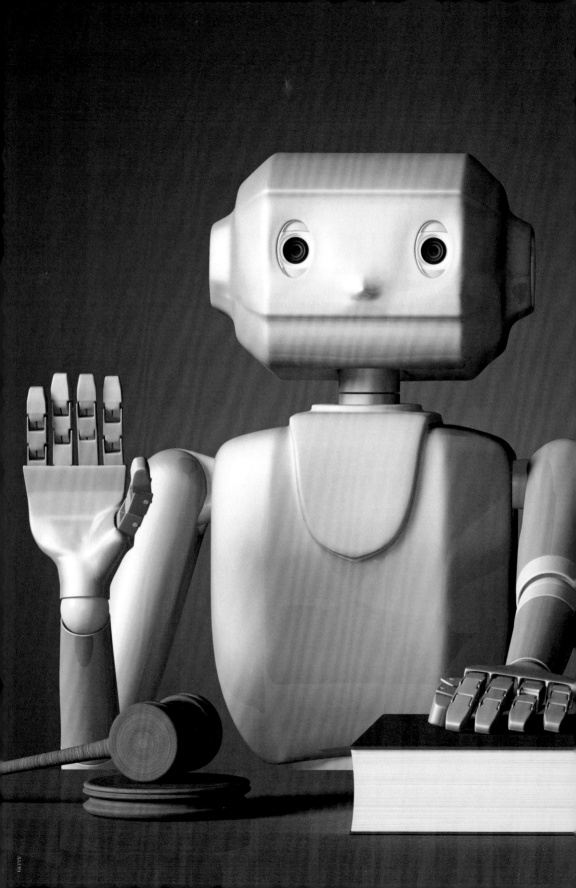

Hacia una IA con ética

ALBERTO PAYO

PERIODISTA ESPECIALIZADO EN TECNOLOGÍA

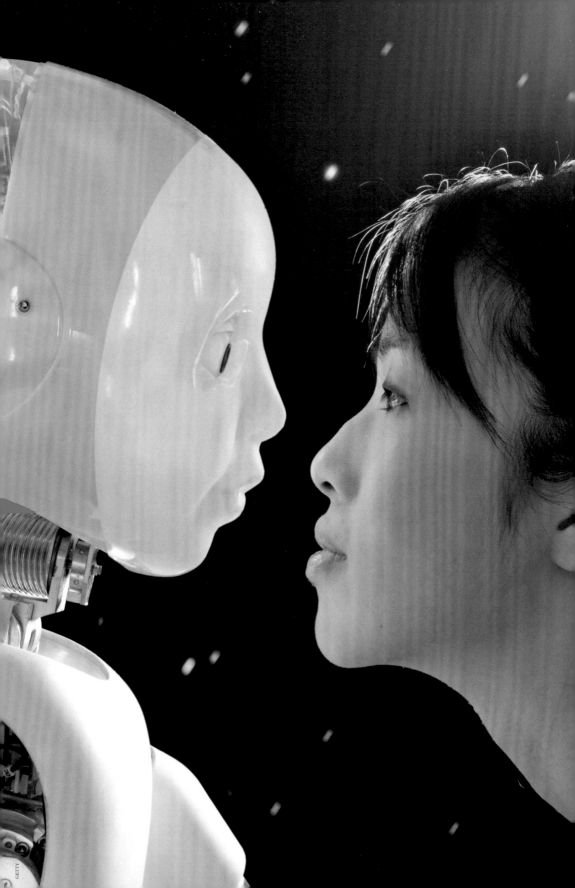

La inteligencia artificial (IA) registra tus gustos, hábitos y necesidades, e intenta adelantarse a ellos. Lo hace gracias al *machine learning* o aprendizaje automático. Lo malo es que, en esa interacción con los humanos en la que está en constante aprendizaje y reinterpretación de los datos, la IA a veces falla e incluso se pervierte, según con quién se relacione. Puede volverse racista, homófoba, sexista… Le ocurrió a Tay, un chatbot — aplicación informática basada en la inteligencia artificial que permite simular una conversación con una persona— experimental de Microsoft que aprendía de sus charlas con la gente y que, en solo unos días, pasó a tener ideas neonazis y obsesionarse con el sexo. Google también lo sufrió. Su herramienta de organización de imágenes Google Photos empezó a incluir a personas de raza negra en una categoría dedicada ¡a los gorilas!

Pero ¿y si estos fallos no solo ocurren en un chatbot con capacidades conversacionales o meramente organizativas? ¿Y si se dan en una IA con cierta capacidad de decisión —asistentes virtuales como Alexa o Google Home—, un coche autónomo o un robot militar? La llegada de la inteligencia artificial alimenta el debate sobre si debe dotarse de cierta ética a las máquinas, tanto en su programación o diseño como en sus posibilidades evolutivas. ¿Qué valores deberían introducirse en el software? ¿Puede conseguirse que este sea *moral*?

El neurobiólogo español Rafael Yuste, catedrático en la Universidad de Columbia (EE. UU.) e impulsor del programa estadounidense de investigación

La inteligencia artificial dota a las máquinas de habilidades para aprender a partir de la experiencia y, sobre todo, de su interacción con los humanos. Pero no todos los individuos les enseñarían las mismas cosas, ni con el mismo enfoque moral. ¿Qué aprendería el robot de alguien con la personalidad de un psicópata? ¿Cómo controlar eso?

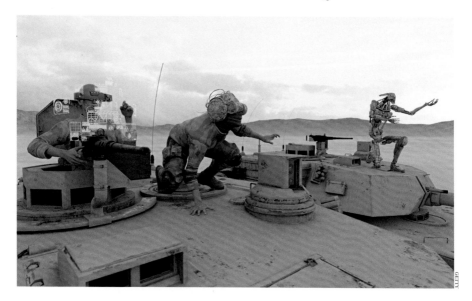

Un androide dotado de aprendizaje de máquinas podría tomar decisiones con sesgos no previstos en su programación. Algo a valorar con cautela, cuando ese robot en cuestión tiene capacidad para matar.

BRAIN –Investigación del Cerebro a través del Avance de Neurotecnologías Innovadoras–, trabaja con un grupo de expertos con los que ha establecido unas normas éticas para una correcta aplicación de las llamadas neurotecnologías, esto es, herramientas capaces de influir en el cerebro humano.

Estos investigadores creen que los datos personales obtenidos de la interacción hombre-máquina deberían ser siempre privados. Opinan que el aprendizaje automático, que empresas como Google usan para recopilar información de sus usuarios y construir nuevos algoritmos a partir de los datos obtenidos, debería ser sustituido por el *federated learning*. Dicho *aprendizaje federado* es un proceso que se da en el dispositivo del usuario, sin que la información generada se envíe a la nube. De este modo, Google y otras compañías recibirían en sus servidores solo las lecciones extraídas a partir de los datos, ya que los textos, los correos electrónicos y similares se quedarían en los aparatos de los clientes.

Yuste y sus colegas defienden que la identidad individual y nuestra capacidad de elección deberían considerarse derechos humanos básicos y ser incorporados a los tratados internacionales para defendernos del mal uso de las neurotecnologías y la IA. Temen, sobre todo, los dispositivos de *machine learning* y las interfaces cerebrales que pueden llegar a suplantar al individuo y manipular su libre albedrío. Además, advierten del peligro de que se desarrollen tecnologías capaces de conectar varios cerebros, lo que, según ellos, podría afectar a nuestra comprensión de quiénes somos y dónde actuamos.

Según estos investigadores, también debería limitarse el uso de la IA destinado a mejorar las capacidades humanas. Y habría que vigilar su posible aplicación militar. Aunque Yuste es partidario de un debate abierto y profundo, porque «las prohibiciones de ciertas tecnologías podrían empujarlas a la clandestinidad».

La parcialidad y los sesgos que puede tener la IA es otra preocupación creciente para este grupo de trabajo, porque los prejuicios e intereses de sus desarrolladores pueden llevar a la creación de tecnología que privilegie a ciertos grupos sociales. Es un riesgo mayor en los sistemas basados en el aprendizaje automático.

Una manera de evitar el problema podría ser que los grupos de usuarios probables —sobre todo, aquellos más marginados— participen en el diseño de algoritmos y dispositivos para abordar la parcialidad desde las primeras etapas del desarrollo. El documento que han elaborado Yuste y sus colaboradores reconoce que «las diferentes naciones y personas de distintas religiones, etnias y antecedentes socioeconómicos tendrán diferentes necesidades y perspectivas». Y aquí llegamos a un punto interesante: no hay una sola ética, sino muchas.

El Grupo Europeo de Ética de la Ciencia y las Nuevas Tecnologías (GEE) de la Unión Europea, integrado por doce miembros procedentes de diferentes disciplinas, ha propuesto un conjunto de principios éticos fundamentales basados en los valores de los tratados y la Carta de los Derechos Fundamentales de la UE: dignidad humana, autonomía, responsabilidad, justicia, equidad y solidaridad, democracia, estado de derecho y rendición de cuentas, seguridad e integridad física y mental, protección de datos y privacidad, y sostenibilidad.

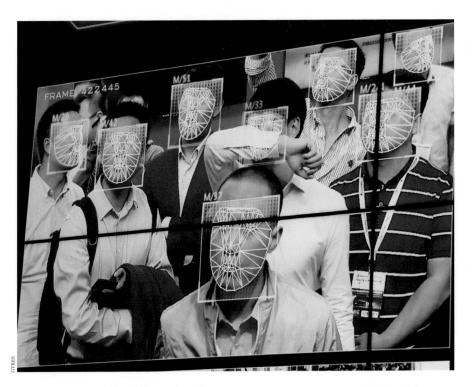

El reconocimiento facial permite descubrir la identidad de las personas aunque estas traten de ocultar o disfrazar su rostro. Pero ¿qué ocurriría si la IA se equivocara a la hora de identificar a un delincuente, por ejemplo?

Países como Alemania han legislado ya sobre este asunto, y grupos internacionales de especialistas están elaborando guías con pautas para eliminar o reducir los peligros de la inteligencia artificial. En ellas colaboran fabricantes y diseñadores de robots, software y dispositivos. La idea es crear estándares y procedimientos que se conviertan en leyes y garanticen que los algoritmos de IA funcionen de acuerdo con estrictos principios éticos.

Pero hay un problema para esta estandarización: como dijimos antes, el concepto de lo que está bien y mal varía entre individuos, sociedades, ideologías, religiones… En un experimento reciente del Instituto de Tecnología de Massachusetts (MIT), los participantes –2,3 millones de personas de 233 países– tomaban parte en un videojuego en el que se convertían en un coche autónomo que tenía que elegir a quién atropellar. Siempre se les daban dos opciones, y habían de escoger la menos mala a su juicio. Se observó que había tres elementos comunes al margen de sociedades y países: velar por la vida humana por encima de la animal, proteger al mayor número de personas posible y salvar a niños frente a ancianos. Los individuos más *salvables* eran, en este orden, un bebé a bordo de un carrito, una niña, un niño y una mujer embarazada. Los más *sacrificables*, también por orden, fueron los delincuentes, los ancianos y los sintecho.

Pero también se apreciaban diferencias en las decisiones de los participantes en el experimento, basadas en las creencias religiosas de las sociedades, que a menudo marcan también la ética y moral de los ateos y agnósticos que han crecido en ellas. La edad, el género, los ingresos, la educación, la ideología y el país de residencia resultaron factores menos determinantes a la hora de elegir a quién atropellar en el videojuego.

Los investigadores del MIT pudieron distinguir varios grupos en función de las decisiones: los participantes norteamericanos y europeos tendían a preferir *salvar* a las personas atléticas antes que a las obesas, y los asiáticos protegían más a los ancianos que los occidentales. En los países pobres se respetaba más a las mujeres que en el resto. Si estas diferencias se replicaran en las máquinas estaríamos ante una situación peligrosa, pero como concluyen los autores del estudio, crear una moral universal para las máquinas sería una labor muy complicada.

Hasta aquí la teoría. Pero ¿cómo construir un robot con ética? La mayoría de estas máquinas trabajan en tres etapas establecidas por sus programadores: objetivos, tareas necesarias para alcanzarlos y acciones motoras. Según Ronald C. Arkin, experto estadounidense en robótica, se puede introducir una *capa ética* entre cada una de esas tres etapas que evalúe si es correcto lo que va a hacer el robot antes de que lo ejecute. Sería una especie de sotware intermediario que decidiría si hay que llevar a cabo o no los pasos establecidos en la etapa anterior. Para ello, evaluaría las alternativas posibles y permitiría escoger la más adecuada.

Es una forma de actuar similar a la humana. El prestigioso psicólogo estadounidense-israelí Daniel Kahneman defiende que las personas solo consideramos unas pocas opciones de comportamiento, y eso nos ayuda a que la toma de decisiones sea más clara y rápida. En el caso de los robots, ocurriría algo parecido:

cuantas menos opciones para escoger, mejor. La evaluación de un número limitado de alternativas conductuales mejoraría su capacidad de respuesta y evitaría que la capa ética retrasara el funcionamiento.

Ya hay empresas trabajando con estos modelos. Por ejemplo, Ethyka es una start–up española que introduce *módulos éticos* en la IA de apps, webs, chatbots, asistentes virtuales o coches autónomos. Asegura que su plataforma previene la corrupción de todo tipo de sistemas de inteligencia artificial y los ayuda a tomar decisiones y resolver dilemas morales. Su cofundadora y directora, Cristina Sánchez, nos explica que «los asistentes virtuales se enriquecen al interactuar con el cliente, pero no distinguen entre el bien y el mal, salvo que les pongamos un módulo ético. Son como niños con los que charlas pero a los que no les aclaras qué es bueno y qué es malo».

El software ético de esta compañía se configura para que conozca los principios éticos de la cultura, la sociedad y la empresa donde esté implantada la IA. Si lo usa una multinacional, puede adaptarlo a cada país y cultura en los que tenga actividad. Una empresa del ámbito legal, por ejemplo, podría añadir todos los principios legales necesarios para tratar con los abogados y jueces locales. Según Sánchez, la tecnología de su compañía detecta los sesgos y prejuicios de sus interlocutores, hasta el punto de que «sabe redirigir la conversación». Sus desarrolladores trabajan para que pueda llegar, incluso, a reconocer la ironía y el sarcasmo.

Idealmente, estos *robots éticos* –tanto si se trata de un coche inteligente como de un chatbot, por ejemplo– podrían evaluar las consecuencias de sus acciones

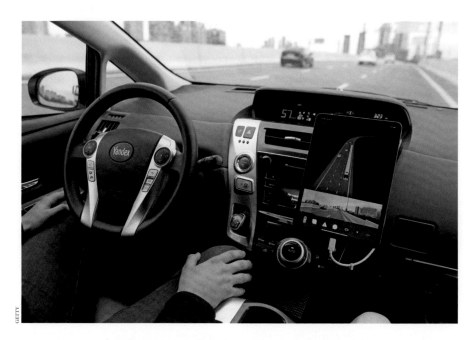

GETTY

Según los expertos, los coches autónomos deben limitarse a respetar ciertas normas técnicas, más que llegar a tomar decisiones o hacer juicios éticos.

y justificar moralmente sus elecciones. Sin embargo, la investigación titulada *The Dark Side of Ethical Robots* –El lado oscuro de los robots éticos–, realizada por expertos de la Universidad de Cincinnati (EE. UU.) y el Laboratorio de Robótica de Bristol (Reino Unido), demuestra a través de tres experimentos lo fácil que es modificar la programación de un robot para que sea competitivo y hasta agresivo. La posibilidad de que un hacker con conocimientos suficientes pueda hacerse con el control de una máquina con IA y *pervertir* su programación siempre estará ahí.

También existe el peligro de que un fabricante sin escrúpulos desarrolle androides destinados a explotar a usuarios ingenuos o vulnerables. Asimismo, el hecho de que los robots incluyan ajustes éticos configurables puede conllevar serios riesgos. ¿Y si un usuario o el propio servicio técnico cambia esta configuración por error o deliberadamente? ¿Y si se produce un ciberataque? Sería posible que las conductas de la máquina dejaran de estar sujetas a su capa ética o que esta fuera manipulada para mal. Inquieta pensar que un coche autónomo o una máquina militar puedan ser pirateados.

Sin embargo, existen varias formas de evitar los hackeos y sus peligrosas consecuencias. Para empezar, sería muy importante cuidar el cifrado. Lo idóneo es que, por defecto, los robots funcionen al iniciarse sin comportamientos éticos explícitos y solo accedan a ellos después de conectarse a servidores seguros. Si se produce un fallo de autentificación para tener acceso a estos últimos, se deshabilitaría ese software y el robot simplemete funcionaría en modo mecánico, sin necesidad de ninguna capa ética de por medio.

¿Es siempre necesaria la roboética? Cuando se lo preguntamos a Carme Torras, matemática y especialista en inteligencia artificial y robótica, lo niega, al menos, en relación a los coches autónomos. «Estos vehículos contarán con unas normas fijas de circulación que no podrán romper. No les puedes dar a elegir. Para el coche autónomo, tomar decisiones no será cuestión de dilemas éticos, sino de unos patrones visuales que, convenientemente procesados, harán que se ejecuten determinadas acciones», señala esta profesora de investigación en el Instituto de Robótica e Informática Industrial del CSIC y la Universidad Politécnica de Cataluña. En este caso se trataría de un asunto puramente técnico. «Lo lógico es que estos coches no vulneren valores ampliamente aceptados, pero no que lleguen a tomar decisiones», nos dice.

En un plano más general, Torras aboga por introducir en las empresas tecnológicas a abogados, filósofos e investigadores en ciencias sociales que colaboren con los programadores. También considera conveniente que los técnicos cuenten con una amplia formación en humanidades y ética y que no se separen tanto las disciplinas en las enseñanzas universitarias. «Sería más importante que las propias personas fueran más interdisciplinares», señala. Es complicado que los robots puedan hacer frente a juicios morales complejos si aquellos que los crean dejan la ética como algo secundario. Parece que será muy difícil debatir de roboética en los próximos años sin que la humanidad se cuestione sus propias normas morales y de comportamiento.

Inconvenientes de ser cavernícolas urbanos

LUIS MUIÑO

TERAPEUTA Y DIVULGADOR DE PSICOLOGÍA

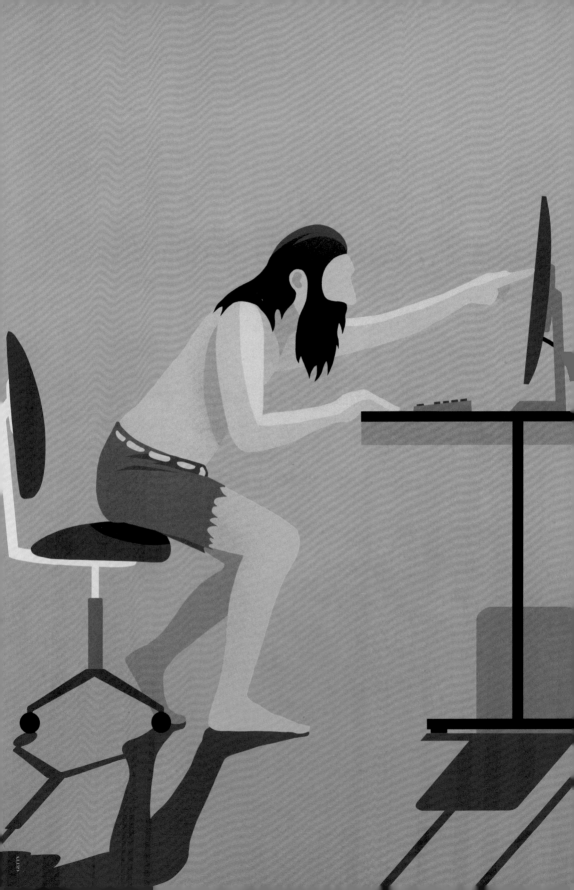

El político y filósofo Marco Tulio Cicerón (106-43 a. C.) es un símbolo de nuestra civilización. Fue una de las personas más influyentes en la vida pública del Imperio romano y movió los hilos del poder junto con personajes tan icónicos como Julio César, Pompeyo y Marco Antonio. Se hizo famoso por su oratoria, sutil y maquiavélica, con la cual manejaba todas las variables de una sociedad compleja que sentó las bases del mundo moderno. De alguna manera, es el paradigma del ser humano civilizado. Sin embargo, dejó aparte todos esos juegos dialécticos y definió con contundencia nuestra cercanía a lo salvaje cuando escribió: «Qué fea bestia es el simio y cuánto se parece a nosotros».

Dos mil años después, la cita ha sido utilizada por Max Brooks para abrir su novela *Involución,* en la que un grupo de seres humanos que quiere vivir una utopía hipertecnológica acaba dejándose llevar por su lado más primario y se comporta como *Homo sapiens* del Paleolítico. En los dos autores subyace la misma idea: aunque vivamos inmersos en una cultura artificial y sofisticada, por dentro seguimos teniendo la misma biología que en la época de las cavernas. Eso significa que nuestras hormonas, nuestro sistema límbico o nuestro córtex cerebral responden a muchos acontecimientos de la misma forma en que lo hubieran hecho hace 300 000 años.

La ciencia araña sin cesar esa superficie civilizada para adentrarse en nuestro interior cavernícola. Y encuentra que multitud de fenómenos psicológicos que creemos refinamientos del siglo XXI son, en realidad, conductas que se fijaron en los tiempos que surgió nuestra especie, porque resultaban adaptativas. Algunas conservan su eficacia, otras la han perdido.

Podemos empezar por nuestro primer mecanismo psicológico: la percepción, la *palanca* que nos sirve para interiorizar lo que ocurre a nuestro alrededor… ¿Un ciudadano actual que busca un taxi en Nueva York utiliza mecanismos similares a los de un cazador-recolector de la sabana paleolítica? Muchos investigadores sostienen que sí, y que, de hecho, ese es el origen del estrés, uno de los grandes problemas psicológicos del mundo actual.

El *Homo sapiens* necesita dar con dispositivos eficaces para seleccionar con precisión e ignorar todo aquello que no sea relevante. Es una necesidad que viene de muy atrás en nuestro pasado evolutivo. El psicólogo David Perrett, de la Universidad de Saint Andrews (Escocia), descubrió que ya existe un mecanismo detector para los acontecimientos biológicamente significativos en los primates. Es como una enciclopedia visual compuesta por células que van analizando los estímulos que llegan al cerebro y responden solo a los importantes para sobrevivir. Al humano paleolítico le pasaba lo mismo: tenía en su encéfalo áreas especializadas en encontrar movimientos anómalos significativos para nuestra supervivencia, formas amenazadoras o rasgos faciales asociados a depredadores. La detección rápida de estos estímulos era indispensable para la supervivencia: de cuando en cuando, un determinado acontecimiento llamaba su atención en medio de una vida plácida en la que casi todos los estímulos podían calificarse como ruido y muy pocos como señal. Y eso activaba puntualmente un estado de alerta.

El problema que tiene el *Homo sapiens* actual, como asegura el psicólogo Stanley Milgram, de la Universidad de Yale (EE. UU.), es que vive en un hábitat que lo somete a un aluvión de datos para discriminar, y eso desborda su capacidad de procesamiento de la información. Esa es, según afirmaba, la causa del nivel de estrés del mundo moderno… Y eso que Milgram falleció en 1984, antes de la era de internet. Detectar un taxi que se acerca entre una multitud de coches, elegir una canción entre la infinidad de posibilidades que nos ofrece una aplicación mientras cruzamos una calle haciendo ejercicio o buscar entre miles de candidatos en una app de contactos son solo algunos de los miles de ejemplos de actos cotidianos que demandan nuestra atención.

En la misma idea inciden los estudios de Stephen Kaplan, psicólogo de la Universidad de Míchigan (EE. UU.). Sus investigaciones lo han llevado a pensar en el hombre moderno como un animal con los recursos psicológicos de un *Homo sapiens* del Paleolítico al que simplemente se le ha aplicado una capa de barniz de civilización. La mayor demostración de que esta es una imagen correcta son los efectos beneficiosos que produce en nosotros la vuelta al medioambiente original en el que surgieron nuestras pautas de atención. En los experimentos de Kaplan aparecen, por ejemplo, mejoras en los niveles de memoria o ejecución de tareas después de un paseo por un lugar tranquilo. La hipótesis de este científico es que los ambientes urbanos más estresantes –calles con tráfico veloz, aglomeraciones, etc.–

En la siguiente página: ¿Qué ves en esta imagen? El humano del Paleolítico poseía áreas del cerebro especializadas en reconocer rasgos asociados a depredadores para así detectarlos rápido y sobrevivir.

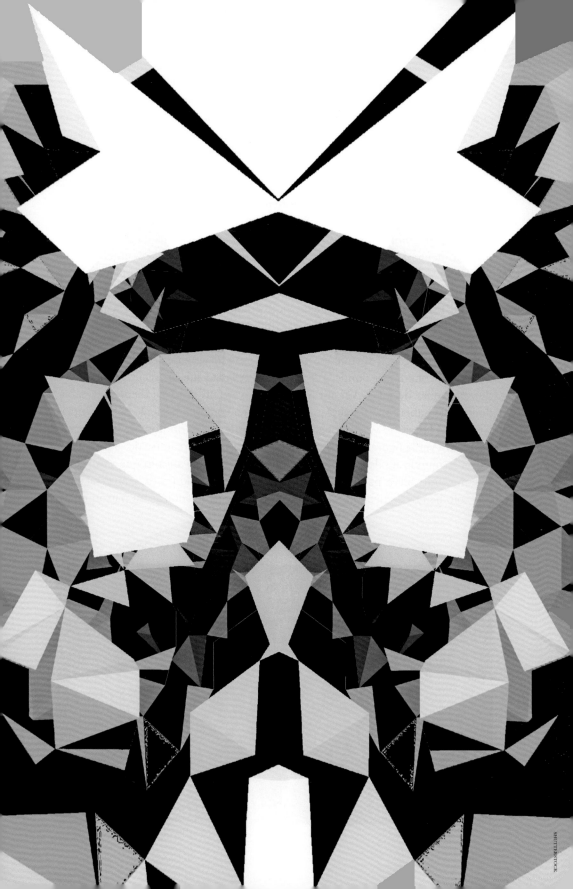

obligan a un trabajo continuo de la atención involuntaria, la que se activa por estímulos fundamentales para nuestra supervivencia. Este continuo flujo nos *come* energía mental y dificulta la atención directa y voluntaria, la que se focaliza en aquello que nosotros queremos atender. Por eso nuestra mente descansa cuando paseamos por la naturaleza. De hecho, basta ver la fotografía de un paisaje para que se produzca el efecto relajante.

La cuestión de la percepción de estímulos aislados es el ejemplo más básico en el que se hace patente que al hombre moderno le faltan recursos psicológicos, porque su evolución interna ha sido mucho más lenta que los cambios externos. Y el tema se complica cuando pensamos en cómo juntamos esos estímulos en nuestra mente. Durante los primeros momentos del *Homo sapiens* en el planeta, su cerebro evolucionó para unir las informaciones aisladas y completarlas con datos que nuestra psique inventa para componer una estructura global con sentido. Esa es la hipótesis de científicos como Christopher French, psicólogo de la Universidad de Londres (Reino Unido), que ha estudiado los mecanismos de la pareidolia, la ilusión que hace que percibamos un estímulo ambiguo como algo definido. French afirma que, desde el punto de vista de la selección natural, encontrar coherencia donde solo hay arbitrariedad fue un recurso adaptativo durante miles de años. Ver un *Smilodon*, esto es, un tigre de dientes de sable, donde solo había ramas mecidas por el viento no era un obstáculo para la supervivencia. El desastre vital, de hecho, hubiera sido que el hombre de las cavernas necesitara ver la figura entera de un depredador para percatarse de su presencia.

En el mundo moderno, seguimos utilizando ese mecanismo que nos resulta bastante útil. Sirve para ser capaces de entender millones de conversaciones que solo hemos escuchado a medias, para tratar de encontrar un patrón en los

Los ambientes urbanos estresantes activan de manera continua nuestra atención involuntaria. Este flujo permanente consume poco a poco nuestra energía mental y perjudica la atención. En cambio, cuando paseamos por el campo, nuestra mente puede descansar.

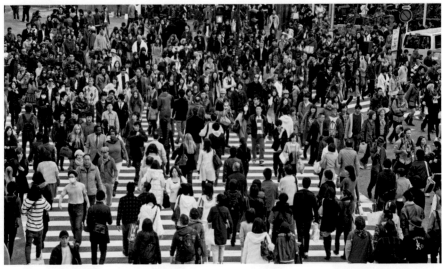

cambios del mercado bursátil o para elegir una carrera mediante los datos que nos llegan sobre las posibles salidas que tiene. Pero esa falta de tolerancia a la incertidumbre puede, también, ser una mala estrategia en muchas ocasiones en un mundo tan complejo como el actual. Durante la pandemia de la covid-19 hemos visto un montón de fenómenos desadaptativos relacionados con esta necesidad de *completar la figura*, de dar un sentido global a lo que está ocurriendo, e inventar los datos que nos faltan para cuadrar nuestras hipótesis previas. *Fake news*, rumores que se extienden con más fuerza que las realidades contrastadas, reacciones viscerales negacionistas y conspiranoicas, bulos contra la seguridad de las vacunas… El ser humano del siglo XXI está asimilando el coronavirus con estrategias cognitivas similares a las de un *Homo sapiens* de la cultura magdaleniense. Y eso sucede porque la pandemia ha acentuado otro elemento que nos lleva a conectar con el cavernícola que llevamos dentro: el miedo.

Desde el pionero libro de Darwin *La expresión de las emociones en el hombre y los animales*, la ciencia ha indagado en el origen adaptativo de la sentimentalidad humana. Efectivamente, somos descendientes de los que expresaron ira y con eso detuvieron abusos que los hubieran hecho menos adaptados al entorno. También de los que manifestaron alegría, porque así los que nos rodean se sienten impelidos a volver a proporcionarnos ciertas experiencias que nos llevan al éxito evolutivo. Nuestros antecesores nos dieron origen gracias a que sus muestras de amor los hicieron más atractivos a ojos de los que eligieron como pareja sexual. Incluso las manifestaciones de tristeza resultaron adaptativas para nuestros antepasados, ya que gracias a ellas despertaron piedad en aquellos que los podían ayudar a sobrevivir.

Pero, aunque muchas de estas necesidades adaptativas siguen vigentes, el medio ha cambiado y ha convertido ciertos sentimientos en caducos. Las emociones fueron moldeadas en una época colectivista, en la que todos nuestros ancestros llevaban vidas similares. Lo que entristecía, producía ira o avergonzaba a un individuo del Paleolítico tenía el mismo efecto en los demás. Y por eso la transmisión de la información era tan útil. Pero hoy la vida de las personas –que antes tenían ritmos uniformes de maduración, búsqueda de bienes materiales y reproducción– es cada vez más diversa. No se parecen en nada los objetivos de un *single* de clase media urbana estadounidense de 35 años adicto al trabajo que los de un hombre de esa misma edad, africano, casado y con seis hijos, que viva en un medio rural. Ni tampoco sus miedos.

Sin embargo, la pandemia ha puesto sobre la mesa que es posible despertar los temores que laten en nuestra atávica biología. Y es que perviven en nosotros antiguos horrores. Un ejemplo clásico: cuando en los experimentos se pregunta a un grupo de niños qué animal les da más miedo, aparecen siempre en primer lugar serpientes o arañas… aunque vivan en una zona del planeta en la que no hay ofidios o arácnidos venenosos. De hecho, es un miedo que no aprendemos de los demás. Ni nosotros ni nuestros primos evolutivos, los primates. Lo demostraron en un experimento Michael Cook y Susan Mineka, del Departamento de

Psicología de la Universidad del Noroeste, de Illinois (EE. UU.). Cuando estos mostraban a un grupo de macacos Rhesus vídeos en los que un congénere reaccionaba con temor ante una serpiente, todos ellos aprendían a tener miedo a los ofidios. Pero si el protagonista del vídeo mostraba la misma reacción ante una flor, esta no se convertía en un objeto temido.

Hay miedos para los que estamos biológicamente programados desde nuestros orígenes como especie. Y ese origen ancestral puede hacer que nuestro temor esté poco adaptado al medio. Como señala Richard McNally, de la Universidad de Harvard (EE. UU.), los seres humanos aprendemos con rapidez a temer a las serpientes, a las arañas y a los acantilados. Cualquier asociación negativa acelera esos temores, porque casi con seguridad eso ayudó a nuestros antepasados a sobrevivir. Sin embargo, estamos menos predispuestos a temer a los coches, a la electricidad, a las armas o al recalentamiento del planeta, que son mucho más peligrosos. El medio en el que habita el ser humano cambia a mayor velocidad que su biología, y eso puede convertir nuestros temores en desadaptativos. Muchas personas están reaccionando a una pandemia global que afecta, sobre

La evolución de la sonrisa sumisa

En una curiosa investigación, el psicólogo Piercarlo Valdesolo, del Claremont McKenna College (California), ha analizado cómo usan la sonrisa los luchadores para influir en la conducta del púgil contrario si creen que van a perder. Cuando un luchador se siente superado, espera la mirada fija del adversario y muestra una sonrisa que, de alguna forma, denota sumisión, ya que está destinada a romper la tensión e inhibir la agresividad del oponente. Los resultados de su trabajo lo corroboraron: los púgiles que emitían más gestos faciales sonrientes eran los que más peleas perdían.

Valdesolo había utilizado un ámbito como la lucha, en el que surgen nuestros gestos más atávicos, para sacar a la luz estrategias de nuestra naturaleza más visceral. De hecho, otros estudios confirman que esa forma de buscar piedad está presente en muchos actos de los seres humanos del siglo XXI. Los investigadores Marc Mehu y Robin Dunbar descubrieron que el *Homo sapiens* moderno tiende a sonreír más cuando tiene un estatus socioeconómico más bajo, como si ese gesto buscara reducir la agresividad de los poderosos.

GETTY

Lo más impresionante de estos estudios es su continuidad con nuestro pasado evolutivo. Un director de una compañía de comunicaciones sonreirá ante un competidor que está ganando poder sobre él de la misma forma que lo haría un chimpancé ante un rival más fuerte. De hecho, este es un gesto tan característico que el primatólogo Frans de Waal lo utiliza para hablar de los gestos que llevan a los simios a tener una sociedad fluida en la que muchos de los conflictos no necesitan resolverse con violencia. En muchos de nuestros primos evolutivos, mostrar los dientes es una señal de subordinación que sirve para evitar enfrentamientos. Su teoría es que el hombre del Paleolítico convirtió ese rictus facial en lo que ahora conocemos como sonrisa: la finalidad social es la misma. La mueca de sumisión parece seguir siendo un gesto vigente en los cavernícolas urbanitas.

todo, a los medios urbanos con sentimientos de pánico muy similares a los de los hombres de la Edad de Piedra. Y quizá esa no sea la forma más racional de afrontar un problema del siglo XXI.

Otro de los grandes desfases entre las exigencias del mundo moderno y nuestra naturaleza atávica es el tema del amor. Nuestra cultura ha intentado dar una pátina civilizada a ese sentimiento, pero investigadores como la antropóloga y bióloga estadounidense Helen Fisher nos muestran que, en realidad, es poco más que una cuestión de búsqueda de la bioquímica adecuada para maximizar la pervivencia de nuestros genes. Fisher insiste, por ejemplo, en el papel que juega el olfato, tal vez por ser el sentido más primario. La memoria olfativa es la que más directamente se asocia a lo visceral. Nos besamos para intercambiar fluidos, medir nuestra compatibilidad biológica y olernos de forma sutil −el beso es un mordisco civilizado−. Esta científica de la Universidad Rutgers (EE. UU.) nos recuerda que la sensación de enamoramiento nos llega poco tiempo después del primer beso profundo en la boca. Sin embargo, el ser humano moderno ha ideado una enorme parafernalia para envolver este sentimiento y poder pensar que responde a causas más racionales.

Para autoengañarnos usamos un mecanismo mental: el efecto halo. Asociamos las sensaciones de atractivo cavernícola a otras más sensatas que realmente no han tenido efecto. Por ejemplo, cuando un individuo nos parece guapo tendemos a creer que es una persona de éxito en la vida. De esta forma, podemos pensar que hemos elegido a esa pareja porque nos gusta su capacidad de emprendimiento y su seguridad en sí mismo, no su olor a compatibilidad bioquímica.

No es sorprendente que las investigaciones de Fisher demuestren que las personas con un olor a *candidato evolutivamente exitoso* −debido a sus anticuerpos, su pH y otros factores biológicos− nos parecen similares a nosotros en escala de valores, desenvoltura sexual y sentido del humor. Como nos recuerda esta científica, por el simple hecho de estar cerca de la persona amada segregamos dopamina, una hormona que produce sensaciones agradables, aunque lo que esté ocurriendo no nos guste. Y eso nos lleva a emitir frases del tipo «me entiendo muy bien hablando con él», «nunca he disfrutado tanto con nadie en la cama» o «me río un montón con ella: tenemos el mismo sentido del humor» para explicar nuestro enamoramiento en el siglo que vivimos. Pero, en realidad, la cuestión funciona al revés: la tormenta química previa nos hace creer que compartimos valores, gustos sexuales y risas.

Evidentemente, el cavernícola que llevamos dentro no nos ayuda mucho a hacer un buen *casting* emocional. El efecto halo lo diluye todo. Pero, además, nos impide relacionarnos de una manera asertiva. Por ejemplo: es muy difícil preguntar a nuestro candidato por temas comprometidos, porque nuestras hormonas buscan crear siempre un clima agradable alfombrándole el suelo a nuestra posible pareja. Lo único que nuestra biología atávica teme es la infidelidad. Pero también lo hace basándose en motivos significativos en nuestro pasado evolutivo que ahora ya son completamente caducos.

En el siglo XXI, lo adaptativo es confiar en nuestra pareja y entender que, si la otra persona tiene una relación externa −sexual o emocional−, lo hablaremos cuando ocurra y tomaremos decisiones racionales sobre el futuro de la relación. Pero David Buss, psicólogo evolucionista de la Universidad de Texas (EE. UU.), quiso averiguar cómo funciona el cavernícola que habita en nosotros y pidió a un amplio grupo de personas pertenecientes a culturas distintas a lo largo del planeta que evocaran una relación amorosa. Después, les planteó que sintieran cómo les afectaría una infidelidad sexual y una emocional y decidieran cuál les parecía más inquietante. El resultado fue llamativo: en todas las culturas se encontraban diferencias de género. Los hombres perdonaban mucho peor un *affaire* sexual, pero se mostraban más indiferentes con un posible vínculo emocional ajeno a la pareja. Con las mujeres ocurría lo contrario: temían más una relación sentimental paralela. La explicación de Buss enlaza con nuestra historia como especie.

Según este investigador, los celos fueron un producto que tuvo éxito evolutivo: somos descendientes de aquellos que evitaron la pérdida de vínculos fundamentales para la supervivencia de nuestros genes. Los hombres, para favorecer el éxito reproductivo de sus espermatozoides, tendían a sembrarlos en la mayor cantidad de mujeres posibles. A ellas les pasaba lo contrario: están condicionadas como sujeto evolutivo al cuidado de los hijos, tanto por la poca cantidad de óvulos como por el peaje que suponen el embarazo y la lactancia. Por eso, si la procreación provenía de una historia meramente sexual, corrían el riesgo de verse abandonadas con el bebé. La mejor estrategia para optimizar un óvulo es hacer un buen *casting*, y seleccionar a un hombre cuya motivación sexual esté asociada con el amor: así las mujeres se asegurarían de sacar adelante alguno de los preciados óvulos disponibles. Un hombre, sin embargo, puede arriesgar espermatozoides dada su gran cantidad. Pero eso sí: tiene que cerciorarse de que dedica los esfuerzos de crianza a sus propios genes. Es decir, tiene que asegurarse de que el hijo es suyo. El resultado es, según los partidarios de esta teoría, una tendencia diferente en los celos de hombres y mujeres: ellos temen más la infidelidad sexual, y ellas, la emocional. Algo que, en el mundo moderno y con una pareja igualitaria, no tiene ningún sentido y plantea múltiples problemas en las relaciones. Una vez más, el problema está en la lentitud de la evolución para eliminar los rastros del cavernícola que arrastramos.

Incluso el fenómeno del que más se habla en los refinados productos culturales de nuestra época puede ser un simple residuo evolutivo. La gran mayoría de las novelas, películas y canciones actuales hablan de una cuestión atávica: la dificultad para hacer el proceso de duelo amoroso. Durante toda la prehistoria −y hasta principios del siglo XX− la esperanza de vida era inferior a los cuarenta años. La mayoría de las personas tenía una sola relación estable a lo largo de sus días. El amor terminaba casi siempre cuando moría uno de los miembros de la pareja, así que el desconsuelo por el final de una relación coincidía con el duelo por el fallecimiento de la otra persona. Y eso hace que estemos muy poco preparados hormonalmente para el simple duelo amoroso: el final de una relación cuando esta deja de tener sentido. Los productos culturales mitifican este proceso y lo convierten en una cuestión trascendental. Pero eso no tiene ningún sentido en el mundo moderno: la esperanza de vida en nuestro entorno supera los ochenta años y es muy probable que tengamos que afrontar varias rupturas de pareja a lo largo de nuestra vida.

Como nos recuerda la psicóloga Judith Viorst en su libro *Pérdidas necesarias*, en un mundo como el nuestro, las técnicas de duelo amoroso deberían ser materia de infinidad de cursos y talleres. Pero no es así. De hecho, el imaginario colectivo sigue inundado de victimismo y autocompasión. Seguimos escuchando canciones o viendo series y películas en las que la ruptura amorosa, en vez de ser catalogada como lo que es –un estado transitorio de meses de melancolía al que sigue un eufórico sentimiento de liberación–, se suele caracterizar como una desgarradora tragedia que crea un trauma permanente.

El escritor argentino Ernesto Sabato decía que «el proceso cultural es un proceso de domesticación que no puede llevarse a cabo sin rebeldía por parte de la naturaleza animal, ansiosa de libertad». El lado salvaje no va a dejar de manifestarse porque lo ignoremos y desatendamos sus impulsos viscerales. Si queremos canalizarlo para adaptarlo a las necesidades del *Homo sapiens* del siglo XXI, primero tenemos que conocerlo. Porque solo se transforma lo que previamente se acepta.

Según afirma una teoría evolutiva, los hombres temen más la infidelidad sexual; ellas, la sentimental

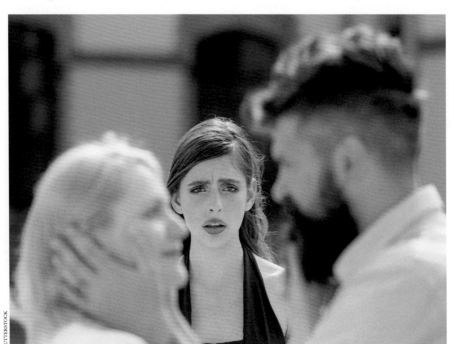

SHUTTERSTOCK

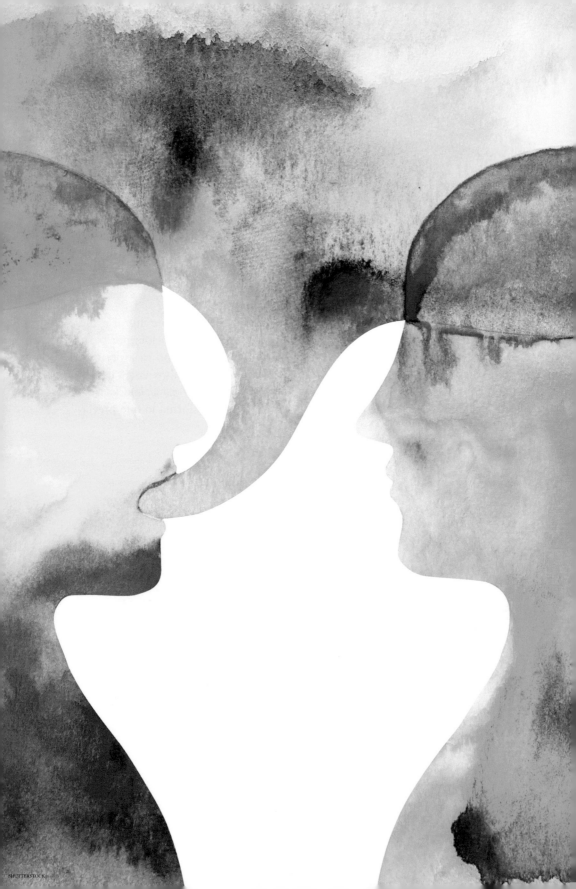

El lado oscuro
de la empatía

LAURA GONZÁLEZ DE RIVERA

PERIODISTA CIENTÍFICA

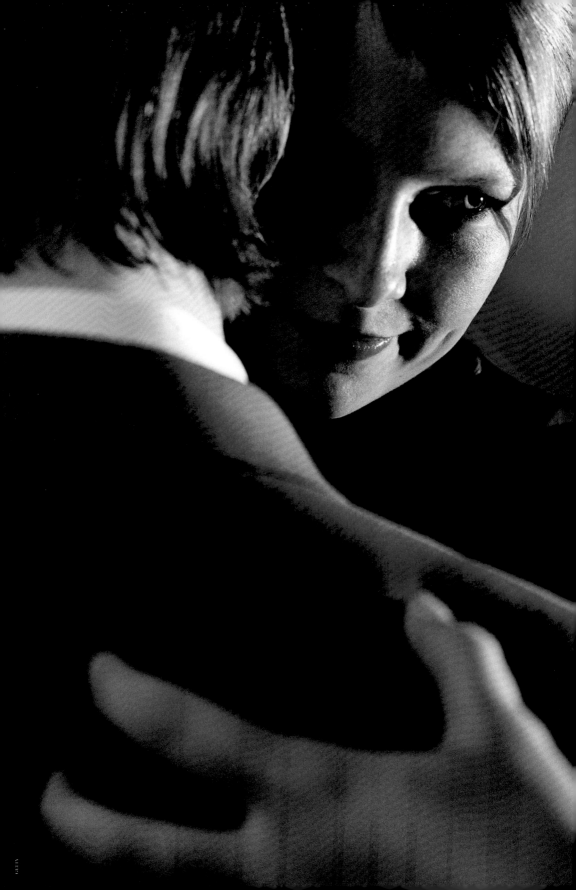

«Es una mala guía moral», dice de la empatía el investigador de la Universidad de Yale Paul Bloom, en su libro *Against Empathy: The Case for Rational Compassion* (Contra la empatía. El caso de la compasión racional). Su lado luminoso ya lo conocemos, llevamos años alabando las virtudes de saber ponernos en la piel del otro: nos ayuda a ser más amables y generosos, a ser sociables y caritativos, a establecer relaciones personales de mayor calidad... ¿Pero de verdad sirve para hacer del mundo un lugar mejor? Bloom tiene claro que no. Más bien, asegura que es todo lo contrario.

Imagina que eres periodista y estás haciendo una entrevista a una víctima de violencia, cuando ella no puede contener las lágrimas en medio del relato de sus sobrecogedoras experiencias. Bajas la vista a tu cuaderno, te tapas los ojos con el flequillo, pero no puedes disimular que tú también estás llorando, imaginándote dentro de esa escena, identificándote con ella, sintiendo su dolor. Es tu empatía, que te está jugando una mala pasada. Mala, porque no te sirve para tu propósito —hacer esa entrevista— y porque tampoco ayuda a tu interlocutora. Igual le vendrían mejor unas palabras de apoyo, de seguridad, de calma, el teléfono de una excelente terapeuta especializada que conoces... o, simplemente, la escucha comprensiva. ¿Pero de qué le vale verte hecho un mar de lágrimas?

Los psicoterapeutas que tratan a diario con el dolor en su consulta tienen que superar el mismo reto. ¿Qué te parecería si tu psiquiatra se pusiera hecho un manojo de nervios cuando le hablas de tus ansiedades? «Cuando tu cuerpo

El psicópata es experto en ponerse en la piel del otro, pero no para mostrar compasión, sino para manipular mejor sus emociones.

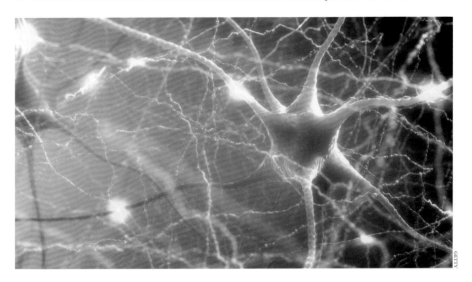

Los sentimientos copiados o inducidos por otra persona surgen de las neuronas espejo del cerebro.

hace suyas las emociones del paciente y caes en las garras de la empatía reactiva, puede que te sientas responsable de aliviar su sufrimiento», reconoce la psicóloga Elizabeth Segal, de la Universidad de Arizona (EE. UU.) y experta en el tema. En estos casos, «tu reacción intrusiva puede hacerle sentir menos comprendido, no respetado... y dañar su sensación de seguridad y respeto. Sentirá que ya no pueden expresarse contigo con libertad», añade Segal.

«No es la empatía lo que te hace rescatar a un niño que se está ahogando en una piscina. De hecho, si te identificaras con lo que el pequeño está sintiendo, lo más probable es que te quedaras paralizado o cayeras presa de la angustia», observa Bloom. Y es que, en muchas ocasiones, ayudar requiere no identificarse emocionalmente con el que sufre, sino tomar distancia para hacer un acercamiento más racional y objetivo al problema.

Es lo que Luis de Rivera llama *ecpatía*, un término que este psiquiatra acuñó en un artículo para la revista científica *Psiquis*, en 2004. «Es una forma de modular la empatía para no se vuelva en tu contra; al mismo tiempo, nos protege de la manipulación afectiva. Si empatía es ponerte en el lugar del otro, la ecpatía es ponerte en tu lugar»«, señala De Rivera en la revista *Muy Interesante*. La clave está en aprender a distinguir entre tus propios sentimientos y los ajenos. «No es lo mismo que ponerse una coraza, ni ser frío ni ignorar a los demás. Te das cuenta de los sentimientos del otro, los compartes, pero no permites que te invadan y actúas conforme a tu propio sentimiento», añade. En su experiencia, es una defensa efectiva contra el contagio emocional –cuando haces tuyos los sentimientos del otro– y contra la fatiga por compasión –cuando estás agotado de ponerte en el lugar del otro–.

Porque... ¿qué es eso que absorbemos cuando estamos siendo empáticos? Como apunta este médico, «los sentimientos son un opinión del cerebro profundo sobre las circunstancias». El circuito del sistema activador reticular ascendente o SARA –que sale desde el tronco cerebral y atraviesa todo el encéfalo, hasta el córtex prefrontal– se ocupa de monitorizar el entorno e indicar qué respuesta tenemos que dar para sobrevivir y cuál es la química cerebral más adecuada para ese momento, según explica el psicólogo Roberto Aguado. «Por ejemplo, si hay miedo, se estimula la producción de glutamato, que nos incita a huir y, tal vez, así, salvar la vida. Las emociones son adaptativas y útiles aunque sean desagradables. No son más que respuestas genéticamente innatas para adaptarse y resolver los retos diarios», nos recuerda Aguado.

Entonces, si necesitamos las emociones para desenvolvernos en nuestro entorno, ¿qué pasa cuando se ven contaminadas? ¿Y cuándo nos invaden otras que no son nuestras? En su trabajo como terapeuta, Aguado sabe que es importante «no hacer lo tuyo mío. Te ayudo a resolver, te acompaño, pero no sufro por ti». Aunque no es una receta fácil cuando se trata, por ejemplo, de un hijo o un ser muy querido. Aun así, «no puedes sufrir por el otro, porque eso no le ayuda. Puedes ser un buen padre, pareja, amigo, terapeuta... y sentirte bien aunque el otro esté hundido», asegura.

También puede pasar que esos sentimientos ajenos que sin querer haces tuyos, hayan sido inducidos por alguien con buenas dotes para contagiar emocionalmente a los demás. «A algunas personas se les da muy bien lograr que otro se sienta como ellos quieren», advierte De Rivera. Puede ser que lo hagan de forma inconsciente –lo que en la jerga psiquiátrica se conoce como *identificación proyectiva*–. Aunque también puede ser fruto de una estrategia meditada y calculada. Este es el *modus operandi* «típico de los psicópatas: saben cómo lograr que te sientas generoso, que tengas miedo, que te sientas culpable... Es lo que se llama *abducción emocional*», indica este psiquiatra.

Por eso, no es cierto que los maltratadores, acosadores y otras especies de torturadores psicológicos no tengan empatía. Al contrario. «Comprenden muy bien cuáles son tus sentimientos y son capaces de anticiparse a ellos. Te conocen mejor que tú mismo, saben lo que te gusta, lo que esperas, pero no les importa un pimiento. Podrían causarte mucho daño sin parpadear siquiera», confirma por su parte Bloom.

En el cerebro de la derecha, se activan áreas similares a las del cerebro que experimenta sufrimiento. Así, el observador puede imaginar lo que siente el otro.

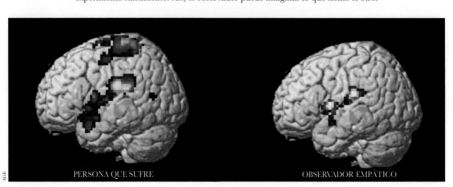

PERSONA QUE SUFRE   OBSERVADOR EMPÁTICO

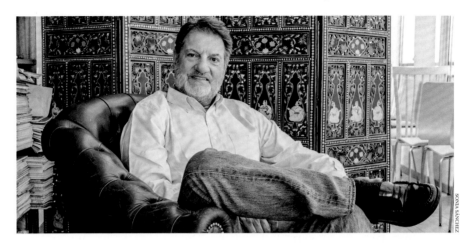

«Si la empatía es ponerte en el lugar del otro, la ecpatía es ponerte en tu lugar», dice el psiquiatra Luis de Rivera.

Por otra parte, en opinión de Aguado, el contagio emocional es más fácil cuando la persona tiene un débil sentido del yo y, por eso, tiende a mimetizarse a los ojos del otro. Un problema que es común en nuestro tiempos: «En nuestra sociedad, enseñamos a los niños que son por lo que tienen, lo que consiguen, lo que hacen. Educar en el ser ayudaría, por el contrario, a tener un sentido más fuerte del yo», nos dice. Conocerte mejor, saber quién eres al margen de lo que pase a tu alrededor, es una fuerte roca a la que agarrarte cuando te sacuden emociones ajenas.

«Para estar mentalmente sano, tienes que liderarte a ti mismo y no abandonar tu capacidad emocional en manos de nadie —aconseja. Y nos da una pista importante—: La salud mental implica que tus emociones provienen de lo que está pasando en la realidad». Es decir, si eso que se te agolpa en el pecho o te encoge el estómago no está provocado directamente por un suceso real que estás viviendo sino por lo que imaginas o de lo que te inducen a sentir, no vas por buen camino. «La ecpatía es una buena herramienta de gestión emocional, que te permite no diluirte como persona, ser capaz de diferenciar la toxicidad que aparece cuando el otro nos envuelve en su sentir», confirma este psicólogo.

A algo parecido se refiere Segal cuando habla de *regulación emocional*, que tiene que ver con tener presente que el otro es alguien distinto de nosotros y que somos solo meros visitantes de su paisaje emocional. Pero esta investigadora estadounidense reconoce que no es fácil y está de acuerdo en que hace falta aprender cómo se hace, practicar mucho y tener paciencia. «Cuando empezamos a notar que nos estamos perdiendo en lo que siente el otro, es hora de echar el freno y retomar conciencia de nuestro propio yo», aconseja Segal. Aunque tengamos que hacerlo una y otra vez.

Si después de leer hasta aquí, te has decidido a cultivar tu ecpatía, lo primero que necesitas es tener una buena percepción emocional, es decir, darte cuenta de lo que sientes y ser capaz de detectar si es un sentimiento que tú has producido –en este caso, procedería del sistema límbico– o si es copiado o inducido por otra persona –vendría de las neuronas espejo–, nos cuenta De Rivera. Precisamente, las últimas investigaciones de Tania Singer, directora del laboratorio de Neurociencia Social del Instituto Max Planck de Cognición Humana y Ciencias del Cerebro (Alemania), se han centrado en demostrar que empatía y *compasión racional* −término que Singer emplea para referirse a la ecpatía− encienden circuitos neuronales diferenciados en el cerebro. Encima, esta científica comprobó que los experimentos donde se entrenaba la primera solían conducir al desgaste emocional del participante. Sin embargo, cuando lo que se ejercitaba −y medía− era la ecpatía, se observaba un fortalecimiento de la resiliencia de los voluntarios y de su capacidad para enfrentarse a situaciones estresantes.

Otra de sus sombras tiene que ver con el foco: la empatía «favorece al individuo por encima del conjunto. Y puede conducir a una situación perversa en la que el sufrimiento de uno solo pese más que el de miles de personas», advierte Bloom. Menciona en su libro una serie de experimentos en que se pedía a los voluntarios que decidieran cuánto dinero iban a donar para pagar el tratamiento médico de niños gravemente enfermos. Por lo general, repartían la cantidad disponible de forma equitativa entre esos supuestos menores desconocidos. Pero si se les enseñaba una foto y se les decía el nombre de un niño en concreto, su decisión cambiaba bruscamente y casi todo el dinero disponible iba para ese personaje, en detrimento de los demás. En otra investigación de la Universidad de Kansas (EE. UU.), un equipo dirigido por el psicólogo social Charles Batson demostraba que los participantes estaban dispuestos a mover al número uno de una lista de espera para un costoso tratamiento médico a una niña enferma de la que habían visto un vídeo contando sus esperanzas y sus padeceres, colándola por delante de otros niños anónimos en la lista, que estaban en peores circunstancias. En la misma línea, un estudio liderado por el psicólogo Daniel Västfjäll,

Para intervenir con eficacia en situaciones de emergencia, no debes dejarte llevar por el dolor del otro, que podría paralizarte. En la imagen, los voluntarios de la organización Proactiva Open Arms, en uno de sus rescates, cerca de Libia.

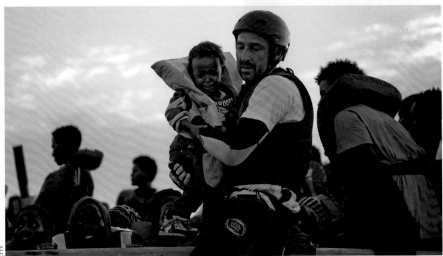

de la Universidad de Linköping (Suecia), concluye que «el declive de la compasión puede empezar con la segunda vida en peligro. Nuestra capacidad de sentir simpatía por la gente que lo está pasando mal está limitada y puede desembocar en una forma de fatiga que provoca apatía e inacción, algo que observamos con frecuencia en cómo la población reacciona ante grandes catástrofes humanas y medioambientales», escribían los autores en la revista *PLOS ONE*, en 2014.

Además, la empatía no es imparcial. Es decir, no nos solidarizamos con los sentimientos de otro ser humano y punto. Lo hacemos más –o solo– con aquellos que nos resultan afines. Es más fácil sufrir cuando tu hijo –o un buen amigo– sufre que hacerlo cuando quien lo pasa mal es el hijo o el amigo del vecino del quinto. Pero no solo eso. Prodigamos más empatía a una joven atractiva que a un viejo feo y desarreglado. Igual que nos cuesta sentirla por personas de otra raza, otro país, otro partido político o del equipo de fútbol contrario. Existen múltiples estudios que analizan estos sesgos, como el realizado por la neurocientífica de la Universidad de Tubinga (Alemania) Sarah Fabi, en 2018, que con un EEG demostraba que la actividad cerebral relacionada con la empatía se disparaba cuando el voluntario veía fotos de personas de su mismo color de piel –y no de otro color– en un situación de dolor físico.

Otro trabajo llevado a cabo en conjunto por las universidades de Harvard y Pensilvania y el MIT, y publicado en *Social Psychological and Personality Science*, recogía

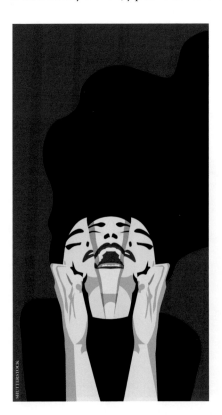

SOS HIPEREMPÁTICOS

Cuando te conviertes en una esponja emocional y tu identificación con los que te rodean es excesiva, cuando te afecta tanto que interfiere en tu vida cotidiana, el manual de psiquiatría DSM-V considera que padeces un trastorno mental. El Centro de Estudio de la Compasión y el Altruismo de la Universidad de Stanford lo llama «reactividad empática». Al contrario de lo que pudiera parecer, «no se trata de tener exceso de empatía, sino de tener un déficit en el control de los sentimientos ajenos», puntualiza el psiquiatra De Rivera.

Tampoco hablamos ya de que otros intenten manipularte ni abusar de tu buen corazón para orquestar tus reacciones emocionales, no. En este caso, el problema está en ti y necesita tratamiento psicológico. Algunos de los síntomas son agotamiento mental, desatención de las propias necesidades, violentos cambios de humor, respuestas emocionales desproporcionadas, incapacidad para poner límites, comportamiento codependiente y victimista, apego ansioso que invade el espacio del otro y anula su autonomía... Además, es un rasgo que suele convivir con trastornos compulsivos y psicóticos.

La reactividad hiperempática es un trastorno mental que hace que actuemos como esponjas, a merced de los sentimientos ajenos.

cómo se sentía un grupo de estadounidenses frente a las desgracias y fortunas de personas del medio este, un grupo de húngaros en relación a los refugiados musulmanes y un grupo de griegos acerca de los alemanes. La conclusión: aunque a ninguno le costaba dar rienda suelta al altruismo hacia los de su mismo grupo, se negaban a dejarse enternecer por los males que padecían los de otro grupo, incluso, tendían a rechazar a ayudarlos en el supuesto de que fueran a sufrir un ataque terrorista inminente. Es decir, ser empático –algo que hacemos de forma selectiva, aunque no nos demos cuenta– no quiere decir ser buena gente.

Por eso, en opinión de Bloom, la empatía no es buena consejera para la toma de decisiones... sino todo lo contrario. «Confiar demasiado en ella explica por qué algunas personas desean ayudar a los perros abandonados o a los pingüinos en extinción, pero no tienen ningún interés en el sufrimiento de millones de seres humanos en otros países o de las minorías étnicas en su propia región», denuncia. Asimismo, es la causante de que, llevados por nuestro impulso de buenos samaritanos, no veamos más allá de esos ojillos de hambre y demos unas monedas al niño que pide limosna en la calle o enviemos comida a los países más necesitados. «En el primer caso, en realidad, acabamos sosteniendo organizaciones criminales que explotan a los menores. En el segundo, colapsamos el mercado con comida importada y dejamos sin trabajo a los agricultores locales de esos países en desarrollo», opina Bloom. Pero la alternativa no es mirar a otro lado, sino ayudar de forma más consciente. «Hacer el bien no consiste en dejarnos llevar por un impulso emocional, sino en analizar los problemas que podrían causar las consecuencias imprevistas», añade. O sea, usar más la cabeza y menos el corazón.

Por si no tuviéramos suficientes pruebas de las trampas de calzarse zapatos ajenos, aún hay algo más. «La gente que es muy empática suele ser más violenta y punitiva cuando ve a alguien que sufre. Por ejemplo, la retórica antiinmigración está motivada, a menudo, por un puñado de historias de violaciones y asaltos por parte de inmigrantes», asegura Bloom en un artículo en *The Guardian*. Y es que la empatía no entiende de estadísticas o porcentajes, solo sabe enfocarse en una historia, en un caso concreto.

Por otra parte, cuando hablamos de igualdad y justicia social, ¿realmente es tan importante ponernos en la piel del otro? Otra vez, este experto alega que no: «La razón es más fiable que las emociones». Por ejemplo, para apoyar la paridad salarial, no hace falta identificarse con las mujeres que cobran menos que sus compañeros de oficina, o para aceptar el matrimonio homosexual no necesito imaginar cómo me sentiría si fuera un hombre que se quiere casar con otro hombre. Basta con razonar un poco y entender que son cuestiones de derechos humanos básicos.

Entonces, ¿existe una manera de beneficiarnos de la empatía para hacer el bien, sin pagar el precio de su lado oscuro? Desde la perspectiva social y de toma de decisiones, Bloom habla de combinar el razonamiento lógico y la compasión consciente, «un término budista que hace referencia a que los demás te importan. Valoras y sopesas su problema, pero no necesariamente haces tuyo su dolor». Tal y como este investigador lo explica, «si siento empatía hacia ti, lo pasaría mal cuando sufres. Sería agotador. Al final, me haría evitarte y evitar ayudarte. Pero si siento compasión por ti, no dejaría de sentirme fuerte y bien conmigo mismo, e intentaría mejorar tu vida en lo que pudiera». O, lo que es lo mismo, la clave está en añadir una buena dosis de ecpatía a la receta de la felicidad.

PONTE A SALVO DEL CONTAGIO EMOCIONAL

Un artículo reciente en *Forbes* concluía que la empatía mal entendida puede ser un lastre cuando tienes que dirigir una empresa. Para el papel de jefe, es útil porque «te permite comprender y apreciar otros puntos de vista basados en experiencias y personalidades distintas a la tuya». Pero cuando llega el momento en que tienes que tomar un decisión, puede ser necesario «apagar los sensores que se enfocan en los demás y centrarte en lo que tú piensas y sientes», escribe la psiquiatra Prudy Gourguechon. Para evitarlo, recomienda protegerte de esas personas que siempre tienen algo negativo que decir y no dejan de sobrecargarte con sus ansiedades; drenan tu energía y paralizan tu capacidad de pensar. Identifica quiénes son y reduce al máximo el tiempo que dedicas a escucharlas. Y decide basándote en lo que tú mismo piensas y sientes –no en los problemas que te han transmitido los demás–, pues serás tú el responsable de las consecuencias. Pero no solo los jefes padecen contagio emocional, existen algunos trucos a los que todos podemos recurrir para no dejar que la empatía nos haga daño.

–**Sé consciente en todo momento** de la diferencia tú-yo. Compartes sus emociones, pero sin olvidar que pertenecen a otra persona que no eres tú. Esa desgracia que te están contando no te ha pasado a ti.

–**Regulación emocional.** Decide conscientemente hasta dónde te haces eco de esos sentimientos ajenos, sin dejar que te sobrepasen.

–**Escuchar al otro con curiosidad** y compasión no debería despertar la empatía reactiva.

–**Toma perspectiva.** Imagina lo que experimenta el otro, sin imponer tus propias interpretaciones. Comprender el contexto ayuda a poner en perspectiva lo que siente el otro y a marcar el límite entre tú y él.

–**Cualquier técnica de mindfulness** es una buena herramienta porque te puede ayudar a permanecer enfocado en el momento, sin reaccionar.

–**Cuida de ti mismo,** de tu salud física y emocional, para poder sostener mejor las emociones del otro.

–**Tómate tiempo.** Si notas que te está sobrepasando el sufrimiento de tu interlocutor, puedes pedirle que te de un respiro para procesar y comprender lo que significa.

Comprender a los demás está bien, pero no te dejes liar. Es importante distinguir entre tus emociones y las que percibes en el otro.

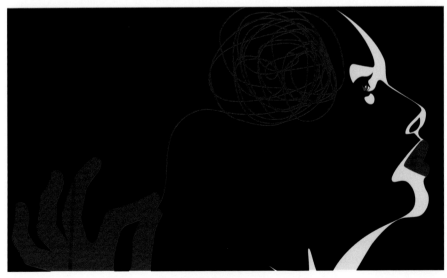

Desafía a tu cerebro

LAURA CHAPARRO

PERIODISTA CIENTÍFICA

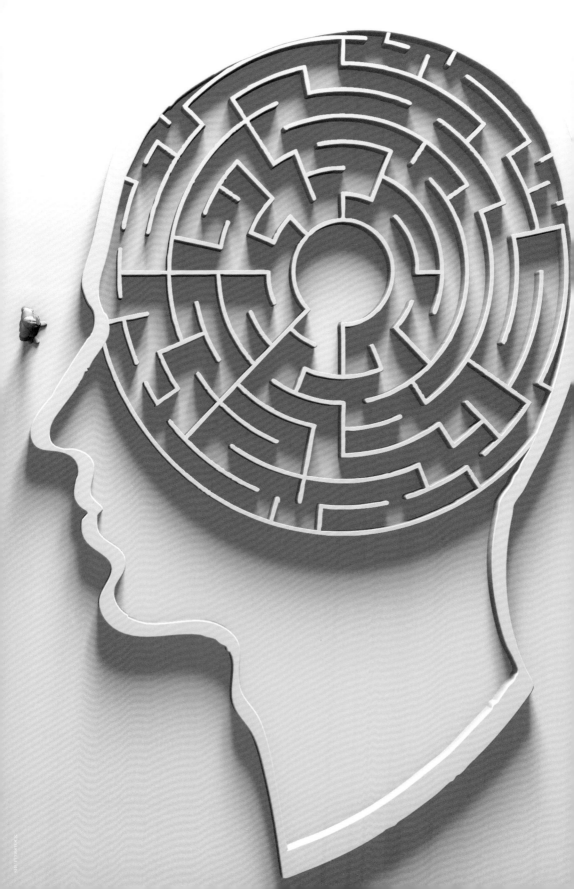

Cambiar de trabajo poco tiene que ver con, por ejemplo, empezar a practicar submarinismo, pero, si lo piensas, ambas acciones tienen algo en común. Se trata de desafíos que tal vez tengas que encarar en un momento de tu vida. En los dos casos, el cerebro pone en marcha una compleja red neuronal para afrontar el nuevo reto, una sofisticada maquinaria de la que la neurociencia cada vez va conociendo más información. «En el momento en que tomamos la decisión de cambiar de trabajo, el cerebro evalúa las recompensas a corto plazo frente a las posibles pérdidas a largo plazo», comenta Manuela Costa, investigadora de neurociencia cognitiva en el Centro de Tecnología Biomédica, con sede en Madrid.

Antes de decidir, en la mente se produce un equilibrio entre el componente emocional y el racional. Cada uno de ellos está relacionado con diferentes áreas encefálicas. En el caso de las emociones, la voz cantante la lleva el sistema límbico, mientras que la parte más racional la dirige la corteza prefrontal.

Dentro del sistema límbico, la amígdala es una estructura compleja, con forma de almendra, que tiene un papel fundamental: «Es el archivo emocional, tanto de las emociones positivas, caso de la alegría y la felicidad, como del miedo y la reacción de lucha y huida», explica José Antonio Portellano Pérez, neuropsicólogo y profesor en el Departamento de Psicobiología y Metodología en Ciencias del Comportamiento de la Universidad Complutense de Madrid.

La neuroplasticidad es la habilidad del cerebro de cambiar tanto su estructura física como su organización funcional para adaptarse a cada circunstancia, y es clave para el aprendizaje y la memoria.

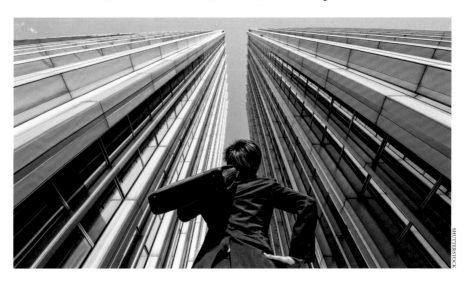

No ser capaz de afrontar retos, como un cambio de trabajo, puede resultar perjudicial para tu mente, ya que, entre otras consecuencias, disminuye tu autoestima. Es preciso saber lidiar con la incertidumbre.

Volviendo al ejemplo del cambio de puesto de trabajo, si lo has hecho en otras ocasiones y el resultado ha sido satisfactorio, la amígdala habrá archivado esa acción como una emoción positiva. Si sopesas volver a cambiar de empresa, esta pequeña área cerebral, del tamaño de una almendra, te impulsará a hacerlo, pues tuviste éxito la vez anterior. En el caso de que el cambio laboral precedente no cumpliera con tus expectativas, Pepito Grillo te recordará que la experiencia anterior no fue buena y hará que tomes la decisión con cautela.

En esta toma de decisiones entra en escena otro actor, el núcleo accumbens, que también tiene que ver con la parte emocional, puesto que se relaciona con la recompensa que esperamos obtener si aceptamos el reto. «Hay indicios de que el núcleo accumbens no solo contribuye a saborear la recompensa, sino que nos lleva a buscarla con más ahínco», afirma Macià Buades-Rotger, del Departamento de Neurología de la Universidad de Lübeck (Alemania) y en la actualidad investigador en el Instituto Donders, de la Universidad de Radboud (Holanda).

El científico no comparte la etiqueta *centro del placer* que se suele otorgar a esta región, puesto que no solo se activa al recibir una recompensa, sino también cuando la anticipamos. Eso puede ocurrir ante cualquier reto positivo que tengamos por delante, como el mencionado cambio de trabajo o una cita romántica. A veces, en cambio, los desafíos no son ni positivos ni placenteros y los vemos como una amenaza, en lugar de como un reto que superar. Aunque en ambos casos se pongan en marcha casi las mismas áreas cerebrales, hay algunas diferencias.

En un estudio publicado en la revista *eNeuro*, 36 mujeres practicaron un juego interactivo en el que tenían que evitar o enfrentarse a un oponente. Buades-Rotger y el resto de científicos analizaron, con resonancias magnéticas funcionales (RMNf), cuál era la base neuronal tanto de las respuestas agresivas como de las que evitaban la amenaza por parte de las participantes.

«Cuando decidían afrontarlo, se activaba la corteza orbitofrontal; mientras que si preferían evitarlo se activaba la amígdala. Además, cuando habían decidido hacerle frente y la amenaza era inminente, se activaba el mesencéfalo», resume el investigador. Esta estructura superior del tronco del encéfalo es la que inicia la respuesta fisiológica y motora para afrontar el peligro.

En cualquier caso, no todas las personas responden de igual manera ante las amenazas, porque incluso algo negativo para unos puede ser visto de forma menos grave por otros. Ana Belén Calvo, directora del máster universitario en Psicología General Sanitaria de la Universidad Internacional de La Rioja (UNIR), pone como ejemplo los temidos exámenes. Aunque sea el mismo estímulo para todos los alumnos, quienes no hayan estudiado o suspendieran en pruebas anteriores los afrontarán de manera diferente que aquellos estudiantes que repasan cada día y tienen buenas calificaciones previas.

En el sistema límbico –en la imagen–, centro de los estados emocionales,
la amígdala reconoce un estímulo como peligroso, positivo o irrelevante.

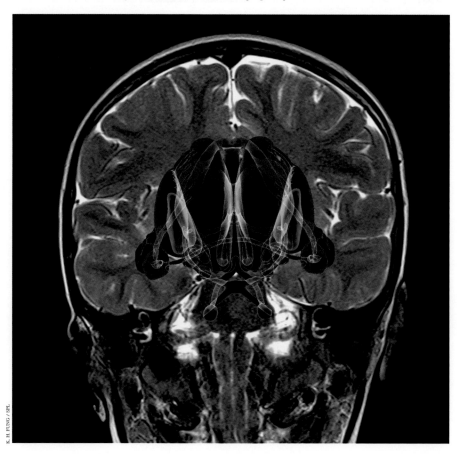

K. H. FUNG / SPL

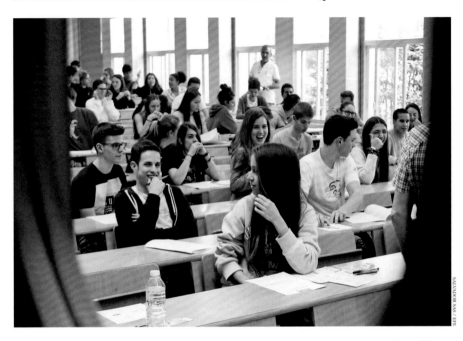

Los sistemas nervioso y endocrino tienen un papel importante a la hora de afrontar
pruebas estresantes, como los exámenes de acceso a la universidad.

En ambos perfiles, además del sistema nervioso, el sistema endocrino tiene un papel importante. «Cuando evaluamos una situación como amenazante o estresante, nuestro cuerpo reacciona segregando una hormona llamada cortisol», señala Calvo. La también conocida como hidrocortisona, esta está muy relacionada con el estrés, y, en un primer momento, al generarla ante situaciones amenazantes, produce un estado de activación frente a ese estímulo que nos permitiría, por ejemplo, huir. Sin embargo, si se sostiene en el tiempo, resulta perjudicial.

Aquí conviene diferenciar entre el estrés positivo o eustrés y el negativo o distrés. El primero es beneficioso y aparece cuando tenemos por delante un reto que nos motiva. Por el contrario, el distrés puede alargarse en el tiempo y llegar a causar problemas mentales y físicos, como ansiedad, aumento de la presión arterial e insomnio.

«El estrés es un proceso que comienza cuando una persona valora como amenazante una situación e inicia una evaluación cognitiva sobre cómo enfrentarse a ella», aclara Calvo. Solo cuando la situación desborda la capacidad de control de esa persona se producen consecuencias negativas, y es lo que se denomina, en el campo de la medicina, distrés.

Otras veces la amenaza es mucho más que un desafío negativo. «Si se produce una catástrofe, un accidente o un peligro inminente, el cerebro evalúa que no es una situación a la que deba hacer frente, sino de la que hay que huir», puntualiza Ana León Mejías, profesora adjunta del Departamento de Psicología de la Educación y Psicobiología de UNIR.

Teniendo en cuenta el estado de excitación que vive el cerebro frente a los desafíos, ¿es positivo o negativo enfrentarse a ellos? Los expertos consultados para realizar este reportaje coinciden en las ventajas de tener un cerebro activo y ágil que se adapta a las novedades que se nos presentan en la vida. Es lo que se conoce como neuroplasticidad, una característica que no presentan otros órganos y que hace única a la mente.

«La neuroplasticidad es clave para el aprendizaje y la memoria, y le da al cerebro la capacidad de cambiar», destaca la neurocientífica Sabina Brennan, quien ha puesto en marcha el proyecto europeo Hello Brain (www.hellobrain.eu), con el que han publicado una página web y una app que ofrecen consejos para mantener el cerebro sano. Según Brennan, que investiga en el Trinity College de Dublín (Irlanda), desafiarlo es bueno para la salud de la mente, porque la satisfacción experimentada al dominar un desafío te hace liberar dopamina y te sientes bien: más positivo y menos deprimido.

Cambiar de trabajo o enfrentarse a algo nuevo «también es bueno para desarrollar la apertura a nuevas experiencias que forma parte del modelo *big five*», añade Mejías. El modelo *big five* −o de los cinco grandes− sirve para describir la personalidad y se resume en la palabra inglesa *ocean*. La *o* corresponde al factor *openness* (apertura a nuevas experiencias), la *c* a *conscientiousness* (responsabilidad), la *e* a *extraversion* (extraversión), la *a* a *agreeableness* (amabilidad) y la *n* a *neuroticism* (inestabilidad emocional).

Personal sanitario y enfermos de covid-19 bailan mientras suena la canción *Resistiré* en el hospital de IFEMA a finales de abril de 2020. Una forma de combatir las emociones negativas en uno de los momentos más duros de la pandemia.

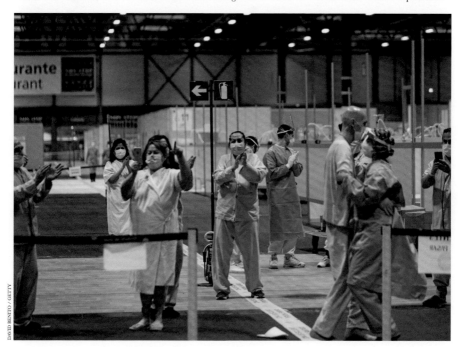

DAVID BENITO / GETTY

LOS SESOS DE LOS ATLETAS DE ÉLITE SON DE ALTO RENDIMIENTO

Si pensamos en actividades que estimulan la mente, quizá la lista incluirá problemas matemáticos, juegos de ajedrez, investigaciones científicas o tareas creativas, como tocar un instrumento. Pero el deporte también debería aparecer, como plantea Vincent Walsh, investigador del University College de Londres (Reino Unido). En un ensayo publicado en 2014 por la revista *Current Biology*, Walsh sostiene que el rendimiento deportivo de élite es la actividad humana que más exigencias demanda al cerebro, solo superada por las maniobras de los soldados en misiones de combate. Bajo el título *Is sport the brain's biggest challenge?* (¿Es el deporte el mayor desafío para el cerebro?), el autor recuerda que el aprendizaje de un atleta de élite puede durar más de dos décadas, un periodo que supera a la formación de un médico, de un académico o de un abogado. Entre las capacidades que debe desarrollar destacan el autocontrol, el aprendizaje de habilidades, la planificación a largo plazo y la resistencia al fracaso. Esto incluye saber afrontar tanto las derrotas como las lesiones, habituales en su carrera. También necesitará una buena memoria y un rendimiento insuperable.

En este sentido, en un estudio liderado por el propio Walsh en 2016, se llegó a la conclusión de que la memoria de los deportistas de élite es un 20 % mejor que la media bajo una situación de una intensa presión psicológica, y su cerebro, un 10 % más rápido. «Estos deportistas de élite llevan a cabo tareas que muchos de nosotros jamás podríamos comprender, pero lo más fascinante es su mentalidad a la hora de abordar dichos desafíos. Cuando algunas decisiones pueden representar la diferencia entre el éxito y el fracaso, quizá no sorprenda que el estudio haya demostrado que los atletas fueron varios segundos más rápidos realizando sus tareas. Unos pocos segundos o un pequeño porcentaje de diferencia pueden no parecer mucho, pero esto es mucho tiempo en el deporte y supone la diferencia entre ganar y perder», explicó el investigador a *The Daily Telegraph*. Entre los deportistas que participaron en el experimento estaban el piloto de motociclismo John McGuinness, el surfista Andrew Cotton y los pilotos de automovilismo Colin Turkington y Oliver Webb.

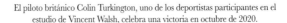

El piloto británico Colin Turkington, uno de los deportistas participantes en el estudio de Vincent Walsh, celebra una victoria en octubre de 2020.

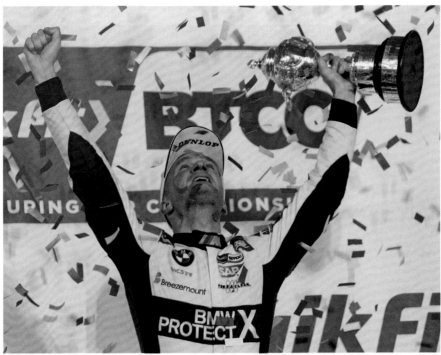

A pesar de lo positivo de abrirse a nuevas experiencias, los desafíos implican riesgos, y no valorarlos o minimizarlos puede ser negativo para la salud. Saltar en paracaídas para unos será una temeridad, puesto que si falla cualquier dispositivo está en juego la propia vida; para otros, conseguir la hazaña compensa cualquier peligro. Precisamente esta delgada línea entre la valentía y la imprudencia fue lo que estudió un equipo de investigadores de Estados Unidos.

Con imágenes cerebrales, cuestionarios y análisis, que publicaron en la revista *NeuroImage*, los científicos querían averiguar si existían diferencias cerebrales y fisiológicas en un grupo de voluntarios que saltó en paracaídas por primera vez.

Las pruebas anteriores y posteriores al salto revelaron que aquellos participantes con un menor equilibrio de los sistemas límbico y prefrontal registraban menos niveles de cortisol, sufrían menos ansiedad, experimentaban una menor sensación de riesgo y no presentaban respuestas de miedo. De esta forma, los investigadores diferenciaron entre dos perfiles diferentes de paracaidistas: los valientes, que sintieron miedo pero lo superaron y saltaron; y los imprudentes, que ni siquiera reconocieron el peligro.

Las adicciones también tienen que ver con este desequilibrio a la hora de sopesar el riesgo. «La incapacidad de valorar contextos de manera adecuada puede conducir a una conducta extremadamente propensa al riesgo y llegar a exponer al organismo a un peligro excesivo, como el abuso de drogas y el juego compulsivo», aduce Costa.

En el caso de personas adictas a determinadas sustancias, preferirán una alternativa de alto riesgo para su propia salud si conlleva una ganancia que ellas consideran alta, como es el consumo de la droga. «El sobreuso exagerado de

El *wingfly* es un deporte de alto riesgo, pero para quienes lo practican la hazaña compensa el peligro.
En la imagen, dos hombres pájaro sobrevuelan la montaña Tianmen, en Zhangjiajie (China).

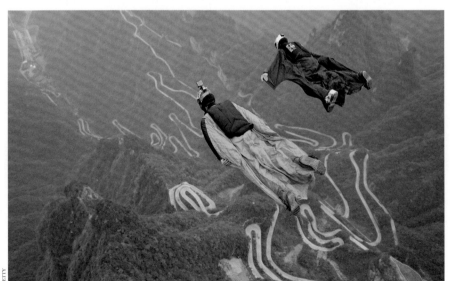

GETTY

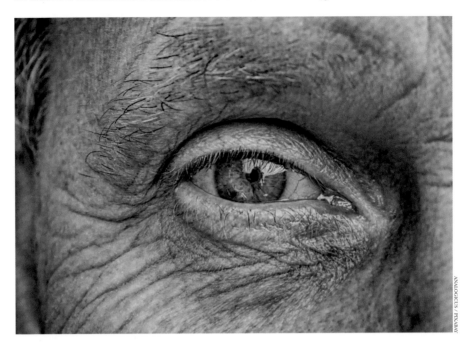

El cerebro humano sigue generando nuevas neuronas incluso a los noventa años, según un estudio realizado por un equipo de científicos españoles coordinado por María Llorens-Martín, del Centro de Biología Molecular Severo Ochoa (Universidad Autónoma de Madrid-CSIC), y publicado en 2019 por la revista *Nature Medicine*.

conductas arriesgadas o desafíos puede llegar a sobrestimular los circuitos de recompensa hasta corromperlos», advierte la experta.

Como hemos visto, los avances en técnicas de neuroimagen han permitido conocer con precisión qué áreas cerebrales se activan frente a los retos. Pero los investigadores también utilizan otro tipo de estudios para averiguar cómo influyen las situaciones desafiantes en el pensamiento y en el comportamiento.

Es el caso de un estudio codirigido por Thomas Maran, profesor en las universidades austriacas de Liechtenstein e Innsbruck. Los participantes tenían que observar tres fragmentos de películas: una asociada a estímulos positivos –una escena de sexo–, una negativa –una escena violenta– y otra neutral.

Después de verlas, lo voluntarios tenían que responder dónde estaban determinados objetos. «Nuestra investigación muestra claramente que los estados de alta excitación perjudican la capacidad de adquirir señales espaciales y temporales implícitas, es decir, dónde y cuándo ocurren las cosas», mantiene Maran, cuyo artículo publicó la revista *Frontiers in Behavioral Neuroscience*.

Según el investigador, en situaciones desafiantes centrarse en los aspectos esenciales y prestar menos atención a las señales que los rodean podría ser una forma de adaptación. Si pensamos que nuestros ancestros tenían que enfrentarse a depredadores para sobrevivir, tiene sentido que el cerebro se focalice en el enemigo y deje de lado los elementos secundarios del entorno. Una adaptación que demuestra cómo los desafíos nos han hecho evolucionar como especie.

«A lo largo de los dos o tres millones de años durante los que se produjo la construcción del cerebro humano, viajar, lo mismo que correr o luchar, ha sido consustancial a nuestra naturaleza», explica el catedrático de Fisiología Humana Francisco Mora en su libro *¿Se puede retrasar el envejecimiento del cerebro? 12 claves* (2010, Alianza Editorial).

Otra cuestión que investigan los científicos es cómo trabaja el encéfalo durante la vejez, y han descubierto que, frente a lo que se pensaba hasta hace unos años, la mente nunca deja de aprender ni de cambiar. De hecho, seguimos produciendo neuronas nuevas, aunque a un ritmo mucho menor que durante la infancia. Este proceso se conoce como neurogénesis.

El cerebro envejecido sigue siendo plástico y flexible. «Nunca somos demasiado viejos para enfrentarnos a nuevos desafíos», subraya Brennan. Por ejemplo, aprender un idioma es un reto estimulante para cualquier persona, no se trata de una experiencia reservada solo para los niños y los jóvenes. Es un mito.

Aquí entra en juego la reserva cognitiva, una especie de almacén donde vamos guardando la actividad física y mental realizada en etapas anteriores a la vejez. Esta reserva puede utilizarse en las etapas posteriores, cuando las demandas intelectuales sean superiores a las capacidades cerebrales que se tengan. «Las personas que no se atreven a nada, que eluden riesgos o que no ejercitan la mente tienen menos reserva cognitiva y un beneficio cerebral mucho menor», compara Portellano Pérez.

Como explican desde la Fundación Pasqual Maragall, en Barcelona, cuanto mayor sea esta especie de capital mental, más ayudará a compensar los efectos tanto del envejecimiento como del alzhéimer en nuestras capacidades cognitivas. Aunque hay que recordar que esta reserva no actúa como antídoto para prevenir enfermedades cerebrales ni evita el envejecimiento neuronal, sí es un factor que contribuye a retrasar el posible deterioro, favoreciendo una red neuronal más resistente.

¿Y cómo se puede potenciar una mayor reserva cognitiva? Como hemos visto, afrontar riesgos y ejercitar la mente van en la buena dirección, algo que la Fundación Pasqual Maragall sintetiza en estas cinco actividades: leer, jugar, aprender, ponerse a prueba y cambiar las rutinas.

Por último, no hay que olvidar que, sea a la edad que sea, para seguir afrontando nuevos retos el cerebro cuenta con dos aliadas: la curiosidad y la emoción. La primera es el motor que nos empuja a emprender retos que ni se nos habían pasado por la cabeza, mientras que la emoción que sentimos al lograrlo nos anima a seguir adelante. Sin esta pareja, los humanos no estaríamos hoy aquí, puesto que nuestros antepasados no se habrían atrevido al desafío más difícil de su vida: salir de África y colonizar la Tierra.

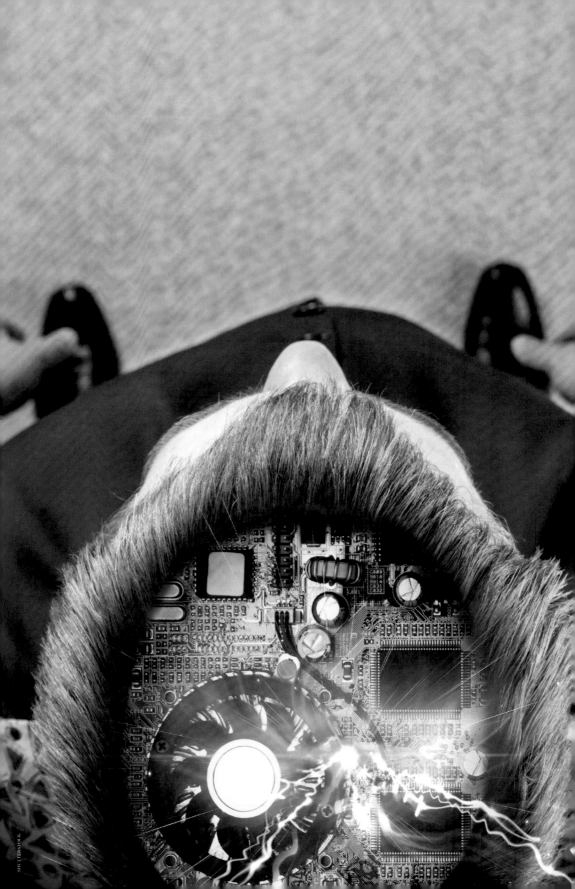

¿Enchufarías tu cabeza a internet?

LAURA GONZÁLEZ DE RIVERA

PERIODISTA CIENTÍFICA

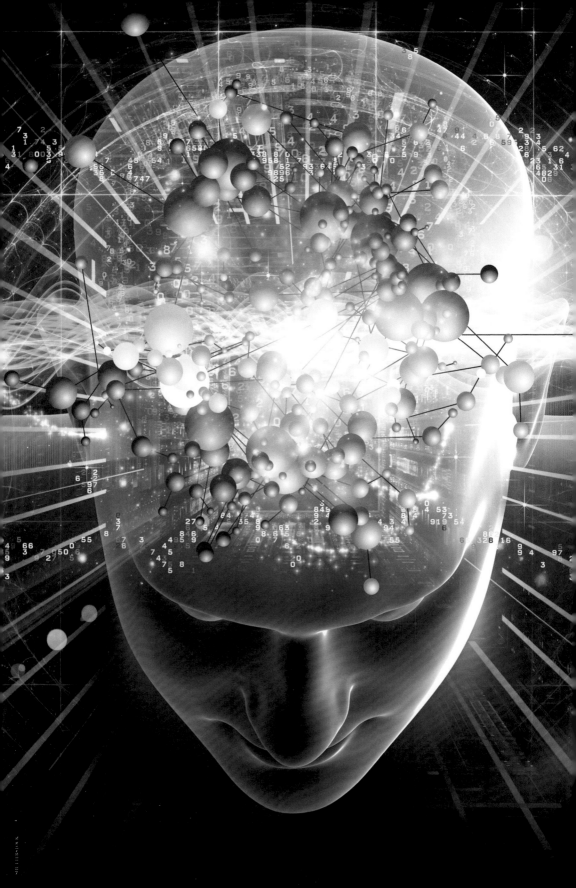

¿Qué pasaría si el cerebro hiciera las veces de teléfono móvil, teclado y mando a distancia y se pudiera comunicar directamente con el ordenador? Y, puestos a ser ambiciosos, ¿qué tal si tus neuronas pudieran conectarse a internet? Es la pregunta que lleva años haciéndose Adam Pantanowitz, ingeniero biomédico de la Universidad de Witwatersrand, en Johannesburgo (Sudáfrica). Su proyecto Brainternet recoge las señales eléctricas del encéfalo mediante un casco con electrodos de electroencefalograma (EEG) y las transmite a un Raspberry Pi, un ordenador muy básico de placa única. Este envía los datos a una aplicación que los traduce y los expone en tiempo real en una página de libre acceso en la Red. El software empleado está dotado de inteligencia artificial (IA) con capacidad de aprender a distinguir a qué acción corresponde cada gráfico cerebral. Así, en la pantalla, no solo vemos las líneas de la actividad eléctrica encefálica, sino también información sobre qué movimiento están haciendo los participantes. «Si las ondas son de determinada manera, sabemos que está moviendo el brazo derecho o el izquierdo o la mano», explica su creador.

El invento, presentado en sociedad en 2017, es sencillo. La clave radica en que abre el debate sobre el futuro de las comunicaciones entre seres humanos y máquinas. «El próximo paso será la transferencia de información en ambas direcciones», aventura Pantanowitz en declaraciones a la revista *Muy Interesante*. Es decir, poder también bajar datos desde internet a nuestra materia gris. Y convertir el cerebro humano en parte del internet de las cosas. «Igual que los móviles o los aparatos de aire acondicionado tienen direcciones IP, una persona podría conectarse a la Red a través de señales biológicas», asegura Pantanowitz.

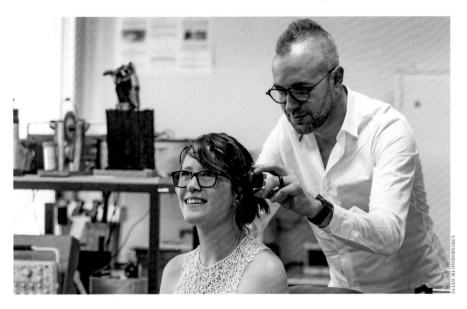

UNIVERSIDAD DE WITS

Brainternet es una creación del ingeniero Adam Pantanowitz –en la foto–.
Esta tecnología ha logrado conectar el cerebro a un ordenador muy básico de placa única.

Por otra parte, conocer en directo las señales eléctricas que emite tu mente «puede servir para entender tu estado mental y, así, darte la oportunidad de modificarlo». Pero, sobre todo, este ingeniero biomédico ve claras sus aplicaciones en medicina: «Si eres epiléptico, puede ser muy útil para monitorizar en tiempo real la actividad cerebral. Así, puedes hacer vida normal y, cuando te avisa de que estás cerca de sufrir una crisis, anticiparte y ponerte a salvo, por ejemplo, si vas conduciendo». Lo mismo sucedería con las migrañas, que siguen patrones cerebrales concretos antes de aparecer. «Además, no haría falta llevar un aparatoso casco con electrodos y cables. Se podría hacer de modo *wireless*, esto es, comprimirlo en una cinta para el pelo o, incluso, captar la señales desde un dispositivo en una patilla de las gafas», precisa.

Salida del horno en marzo de 2019, su nueva propuesta, BrainConnect, es lo que Pantanowitz define como una *red cerebral pasiva*. «Lo que hacemos aquí es usar el encéfalo como un mero intermediario entre la información y el ordenador», añade. Podríamos pensar en este sistema como una especie de código morse a través de señales luminosas: un ordenador emite destellos para transmitir un mensaje delante de los ojos de una persona que no hace nada, solo presta su cerebro a la operación. Su córtex visual, la zona del encéfalo que procesa la luz, registra los destellos parpadeantes. Estos datos son captados por un electroencefalograma (EEG) y transmitidos a un segundo ordenador, que descifra el mensaje. BrainConnect puede desentrañar diecisiete símbolos a una velocidad de cuatro segundos por símbolo; y cuanto más relajado esté el sujeto, mayor es el potencial para suscitar una respuesta. Es una prueba de cómo nuestra materia gris puede funcionar como una interfaz, igual que lo haría una herramienta informática.

Y otra advertencia de que, pronto, será algo normal conectar el cerebro a la máquina. «Dentro de menos de diez años –vaticina Pantanowitz–. Entonces es cuando realmente tendremos que preocuparnos, ya que nuestra privacidad más íntima, la mente, podría ser hackeada». Brainternet es, como nos confía, una forma de poner la polémica sobre la mesa y de «anticiparnos a los riesgos del futuro que se avecina, para poder prevenirlos».

También Eric Leuthardt, escritor de ficción futurista y neurocirujano de la Universidad Washington en San Luis (EE. UU.), asegura que una verdadera integración entre mente y ordenadores es inevitable: «Al paso que vamos, no es inconcebible que, en veinte años, todo lo que contiene un móvil quepa en algo más pequeño que un grano de arroz que podría introducirse en la cabeza de forma mínimamente invasiva y sería capaz de actuar como una interfaz mente-máquina».

Especializado en operar a personas con epilepsia que no responden a los fármacos, un día decidió aprovechar su oficio para algo más. Sus pacientes tienen que pasar días hospitalizados antes de la intervención, con unos electrodos implantados en la corteza cerebral para recoger información sobre los patrones neuronales que disparan sus crisis epilépticas; así, los cirujanos saben después dónde han de cortar para zanjar el problema. ¿Por qué no sacar partido de esa información para aprender cuál es el correlato cerebral de nuestras acciones y

Experimento llevado a cabo en una academia militar de Zhengzhou (China) en el que los estudiantes pueden controlar con la mente el movimiento de un robot y hacer que recoja objetos. Todo ello gracias a un casco especial que detecta e interpreta la actividad cerebral del sujeto.

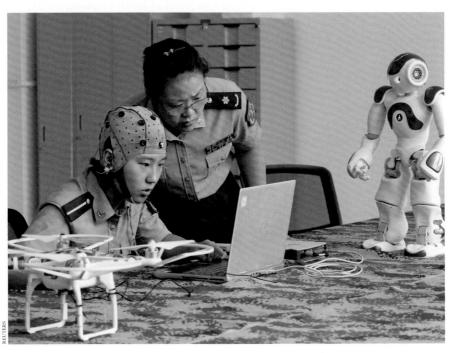

REUTERS

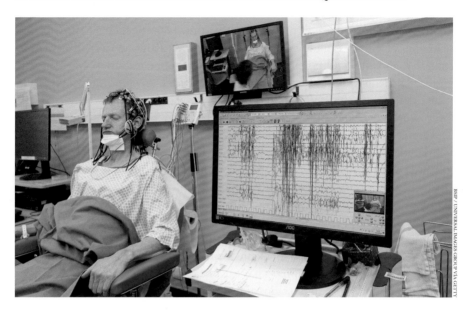

Paciente sometido a un electroencefalograma para medir su actividad eléctrica cerebral tras sufrir un ataque epiléptico. La neurotecnología del futuro, que no precisará aparatosos cascos con electrodos y cables, permitirá a estas personas prever una crisis antes de que se produzca.

pensamientos? De ese modo, se le ocurrió encargar a los pacientes determinadas tareas –moverse y hablar, incluso pensar que se movían o hablaban– y ver cómo estas quedaban retratadas en el EEG. Leuthardt continuaba así las investigaciones de Apostolos Georgopoulos, de la Universidad Johns Hopkins (EE. UU.), quien había localizado las neuronas específicas que se encienden de manera previa a determinados movimientos del cuerpo. Precisamente, ese es el mayor reto al que se enfrentan quienes quieren manipular la mente: aún no conocemos cuál es el lenguaje del cerebro ni el código por el que se comunican las neuronas entre sí y con el resto del organismo para ejecutar acciones cotidianas. Pero todo llegará, aseguran los neurocientíficos. Y el código que emplea el córtex motor para mover brazos y piernas es el más estudiado –y descifrado– por el momento.

Los pacientes de Leuthardt fueron capaces de jugar a *Space Invaders* –videojuego en el que el usuario puede desplazar su nave a ambos lados– solo con la mente. Al pensar que se movían a la derecha, los electrodos implantados en su cabeza captaban la activación de ciertas neuronas de su corteza motora, enviaban la información a un ordenador y este seguía las instrucciones, traduciéndolas en el movimiento de la nave en el juego. ¿Imaginas lo útil que sería esta técnica para mover miembros prostéticos? Es una aplicación que hoy está en fase de pruebas en humanos. Aunque también, conectados al internet de las cosas, podría servir para apagar la calefacción solo con mandar un mensaje mental al interruptor.

Este neurocirujano hizo otra prueba con doce de sus pacientes: les dio una hoja con 36 palabras que sonaban de forma similar –como *bat, beat* y *bet*– y les pidió que las pronunciaran en voz alta y, luego, que imaginaran que las decían.

Tal y como explicó Leuthardt en 2014 en la revista *Proceedings of the National Academy of Sciences (PNAS)*, un programa de IA para reconocer los patrones de activación de las neuronas, diseñado por el ingeniero Gerwin Schalk, del Departamento de Salud del estado de Nueva York, analizó los datos enviados por el EEG durante la tarea y buscó pistas en el cerebro para diferenciar cada palabra imaginada de las demás. Todo un logro, que daba sus primeros pasos en la capacidad de leer la mente desde un ordenador. Sin embargo, por el momento, este sistema solo da en el clavo el 45 % de las veces, según recoge un artículo de la publicación *MIT Technology Review*.

Pero Leuthardt no se rinde. Para seguir investigando, Schalk y él han fundado la compañía NeuroLutions, que ya ha creado una interfaz cerebral no invasiva para quienes han perdido la movilidad de un lado de su cuerpo tras sufrir un ictus. En la fase de pruebas en la Facultad de Medicina de la Universidad Washington en San Luis, los pacientes aprendieron a usar su mente para abrir y cerrar un dispositivo ortopédico en sus manos paralizadas, tal y como recogían los autores en la revista *Stroke*. Lo lograron gracias a unos electrodos colocados sobre el cráneo que captan las señales neuronales que indican una intención de movimiento. Los datos son enviados a un programa que los traduce y envía instrucciones al artefacto ortopédico para hacer realidad ese desplazamiento.

En el futuro, tal vez también podrán recrearse sensaciones y visiones mentalmente, «aunque todavía carecemos de la capacidad de grabar y estimular las neuronas necesarias para replicar una imagen en la mente», señala

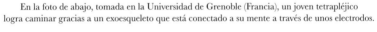

En la foto de abajo, tomada en la Universidad de Grenoble (Francia), un joven tetrapléjico
logra caminar gracias a un exoesqueleto que está conectado a su mente a través de unos electrodos.

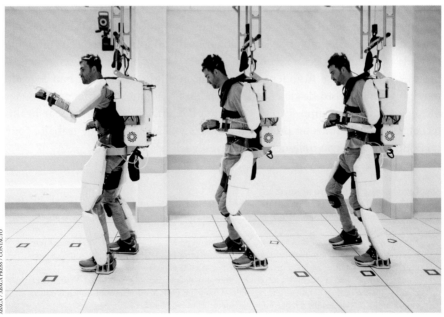

ABACA / ABACA PRESS / CONTACTO

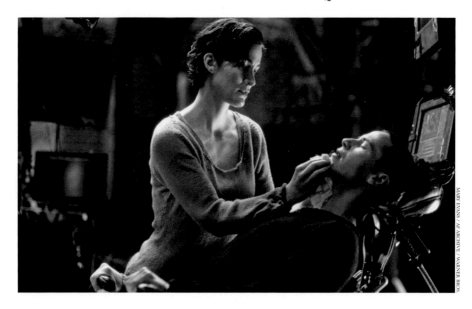

La ciencia podría depararnos un futuro en el que, como le ocurre a Neo –interpretado por Keanu Reeves– en la película Matrix, podamos conectar nuestras mentes a una máquina para aprender rápido todo tipo de materias.

Leuthardt. Traducir el lenguaje con el que hablan las neuronas es el gran reto. Según Schalk, «se trata de poder escuchar y hablarle de manera que el cerebro no pueda distinguirlo de la forma en que se comunica internamente. Es algo que aún no podemos hacer. Pero cuando eso suceda, nuestras vidas experimentarán un cambio sin precedentes».

Otros investigadores exploran este terreno como modelo de negocio. Hasta Mark Zuckerberg ha revelado que su compañía está trabajando en crear interfaces para que podamos introducir nuestros comentarios en Facebook o WhatsApp solo con pensarlos. Por no hablar de los millonarios Bryan Johnson –con su compañía Kernel– o Elon Musk –con Neuralink–, ambas con el objetivo de diseñar neuro-prótesis de IA que se fusionen con las neuronas. «Igual ellos ya han logrado manipular un cerebro desde el ordenador. No lo sabemos, porque guardan sus proyectos bajo el máximo secreto –comenta Pantanowitz–. Si para crear Brain-ternet solo necesitamos un puñado de dólares y ocho semanas de trabajo, ¿qué no podría hacerse con millones y más investigación?».

LAZO NEURAL, UN INVENTO DE NOVELA

«Ella adoptó una expresión de incertidumbre y, después, tras uno de esos semblantes ausentes a los que uno se acostumbra cuando la gente consulta un lazo neural u otro dispositivo implantado, sonrió».
Es un fragmento de la novela A barlovento, del británico Iain M. Banks, donde los personajes pueden consultar la infinita biblioteca de internet –entre otras cosas– con su mente, gracias a unos minúsculos electrodos –los lazos neurales– que llevan en la cabeza.
Este escritor de ciencia ficción ha inspirado el nombre del proyecto de Neuralink: Neural Lace, el implante cerebral en el que está trabajando el magnate Elon Musk. Entre sus muchas aplicaciones futuras, podría subir y bajar información directamente de un ordenador.

En su opinión, los implantes cerebrales son «una herramienta que, si se usa correctamente, puede sernos muy útil». Algunos sueñan con aprovechar esta tecnología para trascender las limitaciones físicas y cognitivas del ser humano, y no solo cuando exista un problema médico. Aunque también cabe la posibilidad de que sean diseñados para favorecer a las grandes compañías que copan la economía mundial.

¿Cómo sería tener la mente conectada a internet en tiempo real y, a cada momento, verte asaltado por publicidad personalizada dentro de tu propia cabeza? Una pesadilla, por no hablar del peligro de que tus pensamientos o recuerdos más íntimos resulten ser hackeados. O, peor aún, que tus acciones sean dirigidas o mediadas desde el exterior, enviando instrucciones directamente a tu cerebro. Para intentar evitarlo, Pantanowitz propone la idea de conectar nuestra mente con un tipo de red distinta de internet, «una red cuántica, que se modifica ante los intentos de hackeo y es más difícil de manipular».

Pero antes habrá que solucionar algunos problemas técnicos. Por ejemplo, las neuroprótesis actuales –para paliar los síntomas del párkinson o monitorizar la epilepsia– consisten en abrir el cráneo para colocar electrodos en el cerebro. Un método rudimentario, según Charles Lieber, profesor de Química en la Universidad de Harvard (EE. UU.), pues tiene el gran inconveniente de que el organismo puede reaccionar para defenderse del artefacto, un cuerpo extraño. Lieber es uno de los científicos contratados por Musk para crear su *lazo neural,* que pretende solucionar este problema. Se trata de «un circuito electrónico capaz de comunicarse con las neuronas y, por sus propiedades mecánicas y su tamaño, ser recibido por el organismo igual que si se tratara de parte de la red neural del cerebro», explicó Lieber en una entrevista en *Nautil.us.* El tejido del cerebro puede crecer a través del implante, fusionarse con él. «Cuando se inyecta con una jeringuilla en el encéfalo, es una estructura bidimensional y, una vez dentro, se desarrolla con forma de cilindro», contó. Entre otras cosas, este invento «podrá

Neuralink, la start-up de neurotecnología de Elon Musk, planea crear una interfaz cerebro-máquina. En 2019 llevaron a cabo con éxito unos test con ratas, por lo que preveían realizar experimentos con humanos cuanto antes.

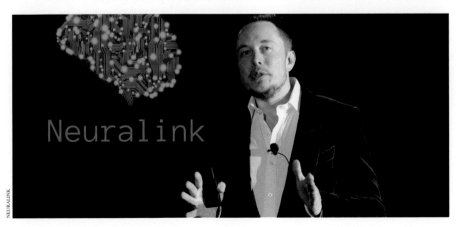

ofrecer información sobre lo que está pasando dentro de la cabeza a nivel biológico muy detallado. Con el escáner de imágenes por resonancia magnética (IRM) podemos ver que algo está pasando en determinada área, pero si quieres tratar una dolencia con precisión, necesitas un punto de vista más celular. Es el poder que tienen los implantes como instrumentos de medida de señales eléctricas», apuntó. Y no es ciencia ficción. «Ya podemos inyectar los circuitos electrónicos a través de una aguja en el encéfalo, conectar con ellos desde fuera y monitorizar la actividad cerebral», aseguró.

Pantanowitz, por su parte, sigue empeñado en alertar a la sociedad de lo que está por llegar. «En nuestro próximo experimento, me voy a ofrecer como marioneta para dejar que el movimiento de mis brazos sea manipulado a través de impulsos eléctricos enviados al cerebro y orquestados desde fuera, desde un ordenador», nos adelanta.

¿SUPERHUMANOS O SUPERESCLAVOS?

Neuroimplantes para aumentar nuestras capacidades intelectuales. Es el sueño anunciado por Elon Musk y Bryan Johnson con sus respectivas compañías: Neuralink y Kernel. Eso sí, «el primer paso será reparar lesiones cerebrales. Podría ayudar a personas parapléjicas o tetrapléjicas implantando un circuito neural desde el córtex motor a los músculos paralizados», dijo Musk en la rueda de prensa para presentar su empresa, en 2016.

Por su parte, Johnson afirma que las personas con trastornos cognitivos serán las primeras en probar sus implantes. Hoy, es lo máximo a lo que se puede llegar en Estados Unidos, de acuerdo con la legislación de la FDA –la Administración de Alimentos y Medicamentos– respecto a la amplificación de cerebros humanos. El segundo paso, eso sí, sería utilizar IA dentro de esos implantes para multiplicar las posibilidades de nuestra mente... o para influir en ella desde fuera.

Y la carrera para lograrlo empezó sin que nosotros lo supiéramos. «Ya todos somos cíborgs. Nuestro teléfono y todas las aplicaciones que usamos son una extensión de nosotros mismos... De lejos, tenemos más poder y más capacidades [aumentadas gracias a la tecnología] que el presidente de Estados Unidos tenía hace treinta años», asegura Musk. Su miedo, como ha confesado el millonario en varias ocasiones, es que la inteligencia artificial pronto sobrepase a la humana y, por eso, opina que es crucial dotar al cerebro de algoritmos de aprendizaje para ser más competitivos en comparación con las máquinas. Algo así como unirse al enemigo invencible.

Entre los científicos contratados en Kernel está Theodore Berger, profesor de Ingeniería Biomédica en la Universidad del Sur de California (EE. UU.) que probó en 2002 que mediante software de modelado matemático se podía crear una réplica del hipocampo, zona encargada de los recuerdos que se ve afectada en enfermedades neurológicas en las que se pierde la memoria. Años después, en 2011, Berger consiguió restaurar la memoria perdida y mejorar la capacidad de recordar en ratas con la implantación de un chip que hacía las veces de hipocampo. Su colega de la competencia, Charles Lieber, profesor de Harvard que trabaja en Neurolink, confiesa: «No me importaría añadirme un terabyte al hipocampo».

Las implicaciones éticas de todo ello son preocupantes. ¿Podrán solo los más ricos amplificar sus capacidades mentales con neurochips de IA? ¿Podrán implantarse memorias manipuladas? ¿Combatiremos plagas actuales como la ansiedad y la depresión desde dentro de la cabeza? ¿O nos convertiremos en esclavos de alguien que dicte instrucciones directamente a nuestra mente desde fuera? La lista de interrogantes asociados a esta cuestión no ha hecho más que empezar.

El arte del pionero

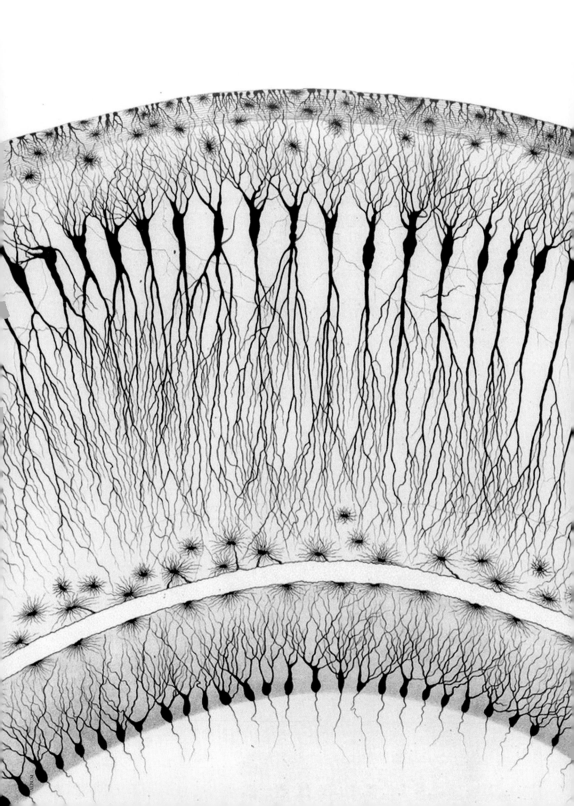

Inclinado hacia la pintura, Santiago Ramón y Cajal (1852-1934), el científico español y Premio Nobel de Medicina en 1906, galardón que compartió con el citólogo italiano Camillo Golgi «en reconocimiento de su trabajo sobre la estructura del sistema nervioso», acabaría por estudiar Medicina a instancias de su padre. De su posterior fascinación por la anatomía surgiría uno de los más grandes hallazgos de la historia: el cerebro está formado por neuronas interconectadas, como plasmó con exquisitas ilustraciones a medio camino entre el arte y la ciencia.

Corte longitudinal del hipocampo de un conejo. Situada en el sistema límbico, esta área cerebral está vinculada a la memoria, las emociones y la navegación espacial. Cajal realizó casi 3000 dibujos del sistema nervioso con un detalle minucioso que años más tarde ratificaron las modernas técnicas de microscopía.

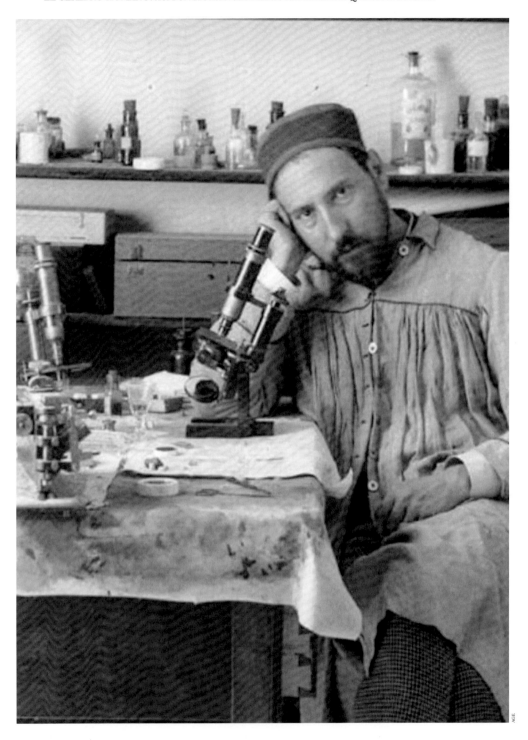

Ramón y Cajal, en su laboratorio de Valencia. La foto fue tomada cuando tenía unos 33 años. Veintiún años después recibiría el Premio Nobel, que compartió con Golgi, cuyo método de tinción aplicó durante mucho tiempo

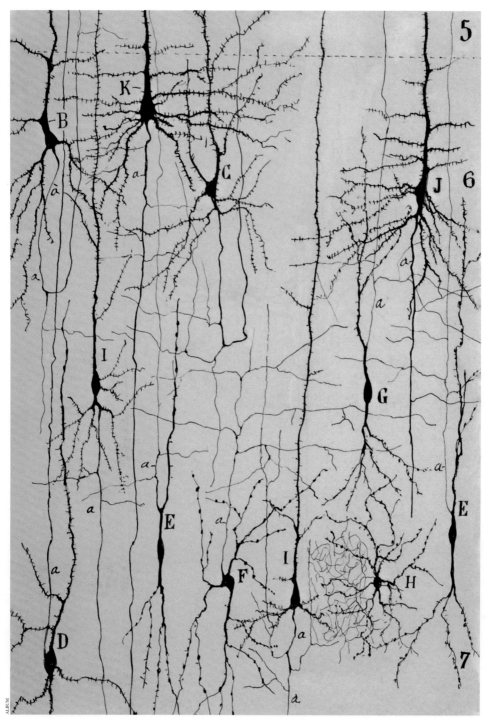

«¡Qué belleza la de las preparaciones obtenidas tras la precipitación de bicromato de plata depositado en exclusive en los elementos nerviosos! Pero, de otra parte, ¡qué tupidos bosques revelaban, en los que era difícil descubrir las terminaciones de su intrincado ramaje!», escribió Ramón y Cajal sobre sus investigaciones. En la imagen, células nerviosas de la corteza cerebral.

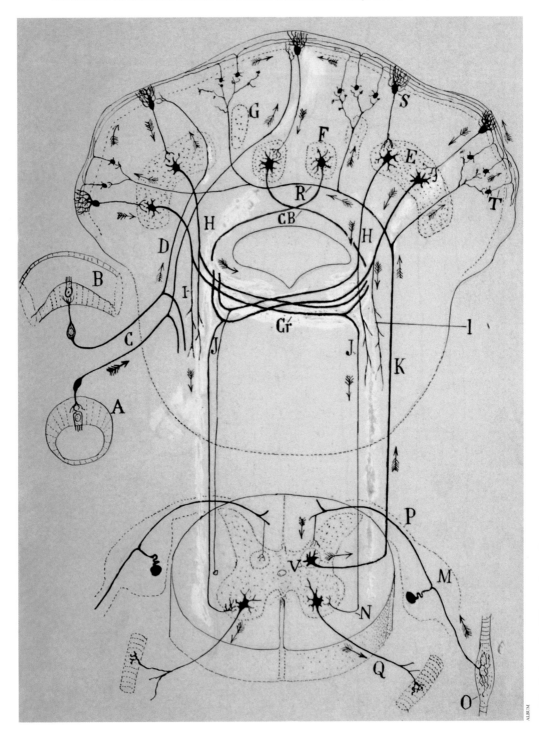

En estas páginas, diagrama del nobel español dedicados al cerebelo: a la derecha, estructura general, coloreada por un colaborador; y arriba, detalle de conexiones relacionadas con el sentido del equilibrio.

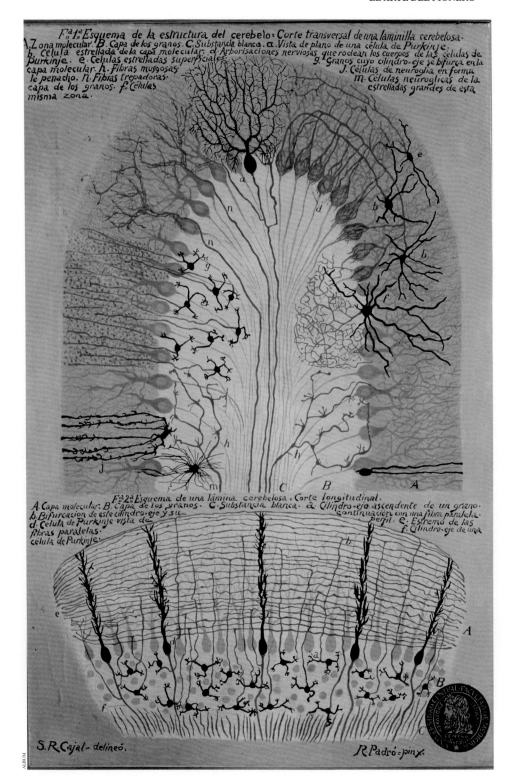

F.ª1ª Esquema de la estructura del cerebelo. Corte transversal de una laminilla cerebelosa.
A. Zona molecular. B. Capa de los granos. C. Substancia blanca. a. Vista de plano de una célula de Purkinje.
b. Célula estrellada de la capa molecular. d. Arborisaciones nerviosas que rodean los cuerpos de las células de
Purkinje. e. Células estrelladas superficiales. g. Granos cuyo cilindro-eje se bifurca en la
capa molecular. h. Fibras musgosas. J. Células de neuroglia en forma
le penacho. N. Fibras trepadoras. m. Células neuroglicas de la
capa de los granos. f. Células de esta estrelladas grandes de esta
misma zona.

F.ª2ª Esquema de una lámina cerebelosa. Corte longitudinal.
A. Capa molecular. B. Capa de los granos. C. Substancia blanca. a. Cilindro-eje ascendente de un grano.
h. Bifurcación de este cilindro-eje y su continuación con una fibra paralela.
d. Célula de Purkinje vista de perfil. e. Estremo de las
fibras paralelas. f. Cilindro-eje de una
célula de Purkinje.

S. R. Cajal - delineó.   R. Padró = pinx.

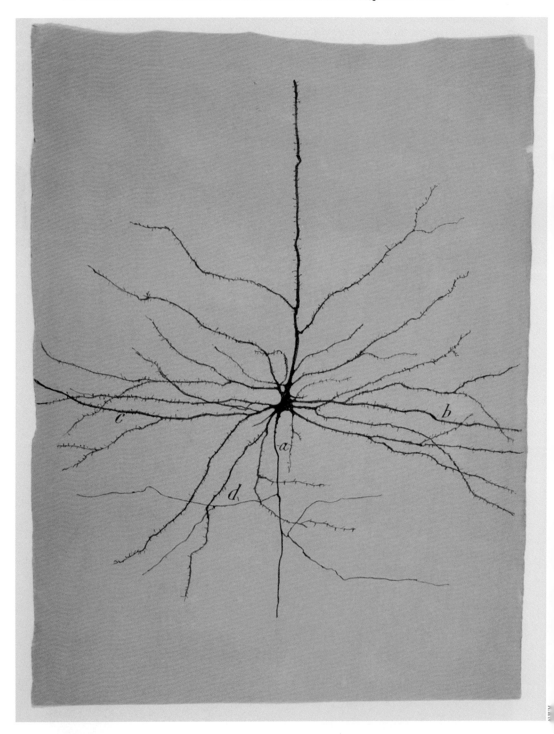

En está ilustración, pueden verse las ramificaciones —dendritas— de una célula piramidal.
Este tipo de neurona, descubierta precisamente por Ramón y Cajal, abunda en la corteza.

Expertos

JOSÉ RAMÓN ALONSO:

Doctor por la Universidad de Salamanca. Catedrático de Biología Celular e investigador del Laboratorio de Plasticidad Neuronal y Neurorreparación del Instituto de Neurociencias de Castilla y León. Ha escrito más de 150 artículos científicos y publicado 41 libros; el último, *La enfermedad invisible. Superar la depresión* (Shackleton Books, 2021). También ha recibido veinte premios científicos y literarios. Escribe regularmente sobre divulgación científica en medios de comunicación.

XURXO MARIÑO:

Biólogo especializado en neurociencia. Estudió en la Universidad de Santiago de Compostela y en el MIT. En la actualidad es profesor del Departamento de Fisioterapia, Medicina y Ciencias Biomédicas en la Universidad de La Coruña e investigador en el Grupo de Neurociencia y Control Motor de la misma institución. También desarrolla una actividad intensa como divulgador científico en medios de comunicación y es autor de varios libros. En 2020 publicó *La conquista del lenguaje. Una mirada a la evolución de la mente simbólica* (Ed. Shackleton Books).

LAURA CHAPARRO:

Licenciada en Periodismo por la Universidad Carlos III y Máster en Comunicación científica, médica y ambiental del IDEC-Universitat Pompeu Fabra. Periodista especializada en ciencia, medioambiente y salud. Fue jefa de prensa del Ministerio de Educación-Formación Profesional y Portavocía (2018-2019). Ha recibido numerosos premios por su labor como periodista científica, como el Boehringer Ingelheim al Periodismo en Medicina de 2018, por el reportaje *Enfermedades reumáticas, las grandes olvidadas* (revista *Estar Bien* de *Muy Interesante*).

Susana Martínez-Conde:

Profesora de Oftalmología, Neurología, Fisiología y Farmacología en la SUNY Downstate Health Sciences University, en Nueva York, donde también dirige el Laboratorio de Neurociencia Integrativa. Es coautora de los libros *Engaños de la mente. Cómo los trucos de magia desvelan el funcionamiento del cerebro* (Destino, 2012), que fue galardonado en los Prismas Casa de las Ciencias a la Divulgación 2013; y *Champions of Illusion: The Science Behind Mind-Boggling Images and Mystifying Brain Puzzles* (Scientific American, 2017).

Stephen Macknik:

Doctor en Neurobiología por la Universidad de Harvard. En la actualidad es profesor de Oftalmología, Neurología y Fisiología y Farmacología en la Universidad Estatal de Nueva York (Downstate Medical Center), donde dirige el Laboratorio de Neurociencia Traslacional. Es coautora de los libros *Engaños de la mente. Cómo los trucos de magia desvelan el funcionamiento del cerebro* (Destino, 2012) y *Champions of Illusion: The Science Behind Mind-Boggling Images and Mystifying Brain Puzzles* (Scientific American, 2017). Es miembro fundador de la Neural Correlate Society.

Laura González de Rivera:

Licenciada en Ciencias de la Información por la Universidad Complutense de Madrid, Máster de tres años en la Escuela de Letras de Madrid y Profesora de Lengua y Literatura (CAP por la UCM). Periodista especializada en sociedad digital, salud, ciencia y derechos humanos, colabora habitualmente en las revistas *Muy Interesante* y *Muy Historia*. Entre los premios periodísticos que ha recibido, cabe mencionar el Premio Prismas Casa de las Ciencias 2020 al Mejor artículo periodístico, el Premio de Periodismo Accenture 2020 y el Best Article of the Year de los CASE Platinum Awards 2020 Latinoamérica.

Luis Miguel Ariza:

Zoólogo y doctor *cum laude* en Periodismo por la Universidad Complutense de Madrid. Periodista científico colaborador habitual de la revista *Muy Interesante* y de otros medios, como *El País* y *La Vanguardia*. Ha sido jefe de la sección de Ciencia del diario *La Razón* y en el año 2000 coordinó la serie *2.mil* de Televisión Española. Ha publicado tres novelas: *La sombra del chamán* (Plaza & Janés ,2002), *Kraken. Atrapados en el abismo* (Plaza & Janés, 2005) y *Proyecto Lázaro* (Plaza & Janés, 2007).

Pere Estupinyà:

Estudió Bioquímica en la Universidad Rovira i Virgili de Tarragona. Divulgador científico, periodista, conferencista y presentador de televisión, Estupinyà fue el primer español becado en el Knight Science Journalism Fellowship del Massachusetts Institute of Technology (MIT). Como escritor es autor de los libros de divulgación *El ladrón de cerebros* (2010), *Rascar donde no pica* (2012), *S=EX2, la ciencia del sexo* (2013), *Comer cerezas con los ojos cerrados* (2016) y *A vivir la ciencia. Las pasiones que despierta el conocimiento* (2020).

ELENA SANZ:

Periodista y divulgadora especializada en ciencia, tecnología, salud, neurociencia y medioambiente. Colaboradora habitual de la revista *Muy Interesante*, ha obtenido reconocimientos profesionales como el Premio Boehringer Ingelheim al Periodismo en Medicina, el Prisma de la Casa de las Ciencias al mejor artículo de divulgación y el Premio de Periodismo Accenture de Tecnología. Es la autora del libro *La ciencia del chup chup* (Crítica, 2020)

LUIS ALFONSO GÁMEZ:

Licenciado en Historia y máster en Periodismo de El Correo y la Universidad del País Vasco. Trabaja en el diario *El Correo* de Bilbao, donde cubre la información de ciencia desde hace años, y es colaborador habitual de la revista *Muy Interesante*. Ha sido el conductor de *Escépticos* (ETB) y llevado la sección El archivo del misterio en *Órbita Laika* (La 2). Es fundador del Círculo Escéptico y su último libro se titula *El peligro de creer* (2015). También es el autor del blog Magonia, una ventana crítica al mundo del misterio.

FRANCISCO CAÑIZARES:

Estudió periodismo en la Universidad de Navarra. Periodista especializado en salud que escribe en Prisa Revistas y en la revista *Muy Interesante*. Hasta 2011 fue redactor en la publicación *Quo*. Entre 2010 y 2012 fue presidente de la Asociación Nacional de Informadores de la Salud (ANIS).

LUIS MUIÑO:

Psicoterapeuta y divulgador. Es uno de los conductores de Entiende tu mente, el pódcast en español sobre psicología más escuchado en el mundo. Puedes leer sus artículos de divulgación psicológica en *La Vanguardia*, *Muy Interesante* y *El confidencial*. Ejerce su labor docente en diversos másteres y a través de conferencias. He escrito varios libros: entre otros, *Perder el miedo al miedo* (2008), *No elijas: vive y trabaja* (2015) y *La mente del futuro. Psicología para después de un confinamiento* (2020).

ESTHER PANIAGUA:

Licenciada en Periodismo por la Universidad Rey Juan Carlos. Periodista especializada en Ciencia Y Tecnología que escribe en *El País*, *Xataca*, *El Español* y *Muy Interesante*, entre otras publicaciones. Ha sido reconocida como una de las *Top 100 Mujeres Líderes de España* en 2019 y 2020 y fue elegida entre las *100 Most Creative People in Business* por la revista *Forbes España*. Es autora del libro *Error 404. ¿Preparados para un mundo sin internet?* (Debate, 2020)

ALBERTO PAYO:

Licenciado en Comunicación Audiovisual por la Universidad Complutense de Madrid y en Periodismo por la Universidad Carlos III de Madrid. Periodista especialista en divulgación tecnológica y codirector editorial de Applicantes, web de información especializada en el mundo de las aplicaciones móviles, web y otros tipos de apps. También es colaborador de la revista *Muy Interesante*.

Este libro se acabó de imprimir
en el mes de enero de 2022 en
Lidergraf Sustainable Printing
(Portugal)